AF402490

MÉDECINE PRATIQUE

DES

FAMILLES

T^e ^18 674

CONSULTATIONS SPÉCIALES
POUR LES EAUX MINÉRALES
L'ACNÉ, LE PITYRIASIS ET LE CANCER

M. le docteur CONSTANTIN JAMES a son cabinet de Consultations ouvert toute l'année à Paris, rue Cambon, 51 (*ancienne rue de Luxembourg*), boulevard de la Madeleine, excepté dans les mois de septembre et d'octobre. Il reçoit tous les jours, sauf le Dimanche, de 2 à 4 heures.

OUVRAGES DU MÊME AUTEUR
A L'USAGE DES PERSONNES DU MONDE

Guide pratique aux eaux minérales, aux bains de mer et aux stations hivernales. — Contenant : La description détaillée des Établissements thermaux, des Plages balnéaires et des Stations hivernales, tant de la France que de l'Étranger, — Des Études sur l'hydrothérapie ancienne et moderne, — Enfin, un Traité thérapeutique complet des diverses Maladies pour lesquelles on se rend aux eaux.

1 volume cartonné. 12ᵉ édition. Prix : 10 francs. Paris, G. MASSON, BLOUD et BARRAL, éditeurs.

Toilette d'une Romaine au temps d'Auguste et Conseils à une Parisienne sur les Cosmétiques. — Ce livre, dont la lecture a l'attrait d'un roman, comprend la Description très exacte de tout ce que faisait une élégante de Rome dans un but de coquetterie, et le tout ce que doit faire une Parisienne dans un but d'hygiène. C'est, à vrai dire, le *Guide de la toilette d'une femme*.

Moïse et Darwin ou l'Homme de la Genèse comparé à l'Homme-Singe. — C'est une justification complète des récits de la Genèse. C'est de plus une réfutation scientifique et humoristique des théories de Darwin sur les prétendues TRANSFORMATIONS de l'homme en singe. C'est enfin le meilleur manuel d'enseignement spiritualiste à opposer à l'enseignement athée. 1 vol. broché. Prix : 3 fr. 50. BLOUD et BARRAL, éditeurs.

MÉDECINE PRATIQUE DES FAMILLES

PREMIERS SOINS

A DONNER

AVANT L'ARRIVÉE DU MÉDECIN

TROISIÈME ÉDITION AUGMENTÉE DE :

1° Conseils à une jeune Mère.
2° Un nouveau traitement de l'Acné, de la Couperose et du Pityriasis.
3° De la cure radicale du Cancer.
4° Guide Pharmaceutique des Familles.

PAR LE DOCTEUR

CONSTANTIN JAMES

Ancien collaborateur de Magendie
Chevalier de la Légion d'honneur, Commandeur de l'Ordre pontifical
de Saint-Sylvestre
Chevalier des Ordres de Léopold de Belgique
de Charles III d'Espagne, du Christ du Portugal
de Frédéric du Wurtemberg, d'Adolphe de Nassau, de Saint-Michel
de Bavière, d'Ernest de Saxe, de François Ier des Deux-Siciles
des SS. Maurice et Lazare de Sardaigne
Membre de plusieurs Académies françaises et étrangères.

PARIS

LIBRAIRIE BLOUD ET BARRAL

4, RUE DE MADAME, ET RUE DE RENNES, 59

AVANT-PROPOS

Le temps n'est plus où le seul mot de voyage effrayait par la perspective des fatigues et des ennuis inhérents alors à tout déplacement, et où, par exemple, nos Parisiens bornaient leur ambition à aller, une fois l'an, visiter les galeries de Versailles ou se promener sur la terrasse de Saint-Germain. Sous ce rapport, les chemins de fer ont complètement changé nos habitudes, je dirai presque nos mœurs. Ainsi, quand arrivent les premiers beaux jours, un besoin irrésistible de locomotion et de villégiature s'empare, non plus seulement des classes aisées de la population, mais de la population tout entière. C'est à qui prendra son vol hors de la grande cité, pour aller s'abattre à plus ou moins de distance, suivant les ressources ou les loisirs dont chacun dispose.

Les uns se contentent du voisinage de la banlieue, ou même y envoient simplement leur femme et leurs enfants, se bornant à y faire des apparitions quotidiennes ou hebdomadaires; d'autres vont habiter leurs terres ou leurs châteaux; un certain nombre rayonnent à l'intérieur; quelques-uns enfin, franchissant notre frontière, tentent à l'étranger de lointaines excursions.

C'est surtout aux époques de la saison des eaux que les départs prennent des proportions réellement phénoménales. Or, ce que je dis ici de Paris s'applique également à nos grands centres et jusqu'à nos moindres cités : partout se manifeste cette même fièvre de locomotion.

Mais, quand on entreprend un voyage, il faut savoir tout prévoir. Peut-être vous étiez-vous flattés de ne rencontrer sur votre chemin que de curieuses impressions ou de piquantes surprises. Qui vous dit, hélas ! que vous n'y rencontrerez pas au contraire la maladie ? Trop souvent, comme les noirs soucis dont parle Horace, « elle monte en croupe derrière le cavalier » (*post equitem sedet*). Or, vous êtes loin de votre médecin, souvent même de tout médecin. Qu'allez-vous donc devenir ?

C'est pour obvier à ces graves éventualités qu'on a depuis longtemps imaginé de réunir en un petit livre, d'un format portatif, les « Instructions » voulues pour qu'on puisse faire face soi-même au traitement de toute maladie ou de tout accident qui vient vous surprendre.

Sans doute l'idée est excellente; mais il s'en

faut de beaucoup que son exécution ait toujours été heureuse. C'est qu'on a voulu de plus tracer aux gens du monde la marche à suivre pour achever la cure commencée par la force des choses. C'était aller trop loin. La prétention de faire, pour les cas graves, de la « médecine sans médecin » devait forcément aboutir à des échecs et même à des catastrophes.

Eclairé par ces exemples nous nous sommes proposé dans ce travail un but plus restreint. Nous avons voulu simplement indiquer les *Premiers soins à donner avant l'arrivée du médecin,* laissant à celui-ci le soin de compléter l'œuvre.

Tel a été du reste le plan que nous avons suivi dans les précédentes éditions de cet ouvrage. La faveur qu'il a obtenue a été pour nous un puissant motif de persévérer et même elle nous a donné l'idée d'étendre à d'autres sujets cette manière de vulgariser la science.

Ainsi on s'occupe beaucoup aujourd'hui de l'enfance, beaucoup trop même sous le rapport de son éducation morale. Eh bien, laissant à d'autres, plus autorisés que nous, le soin de lutter contre de déplorables enseignements (1), nous avons

(1) Nous sommes loin du reste de nous désintéresser dans cette question, témoin notre livre de *Moïse et Darwin,* qui a eu surtout pour objectif d'opposer l'enseignement religieux à l'enseignement athée.

entrepris, nous aussi, son éducation, mais son éducation physique. C'est dans ce but que, prenant l'enfant au moment même de sa naissance, nous avons écrit nos *Conseils à une jeune Mère*.

Il nous a semblé également que les jeunes personnes, les jeunes femmes, en un mot tout ce qui est jeunesse nous sauraient quelque gré de leur faire connaître nos recettes pour combattre certaines Éruptions de la Face et du Cuir chevelu qui fait leur désespoir. Elles en trouveront l'exposé dans le chapitre qui a pour titre : *Nouveau traitement de l'Acné, de la Couperose et du Pityriasis.*

A plus forte raison, passant des Éruptions légères aux Éruptions infiniment plus graves, avons-nous tenu à indiquer la composition *vraie* et le mode d'emploi de la Préparation que l'Académie des Sciences elle-même a reconnue être le spécifique du Bouton chancreux. Nous en avons donc fait l'objet du chapitre intitulé : *Cure radicale du Cancer.*

Enfin nous avons cru ne pouvoir mieux clore notre volume, qu'en résumant dans un petit « Formulaire » les médicaments dont il a été parlé dans le cours de cet ouvrage, et en mentionnant au sujet de chacun ses qualités, son administration et ses doses. C'est ce formulaire que nous avons appelé : *Guide pharmaceutique.*

Tel est le livre dont nous publions aujourd'hui une nouvelle édition. Il résulte de la nature même des sujets qu'il traite et des additions nombreuses dont nous l'avons accru, nous pourrions dire enrichi, qu'il résume bien réellement ce qui constitue la MÉDECINE PRATIQUE DES FAMILLES.

Aussi a-t-il sa place marquée d'avance dans la malle de tout voyageur. Celui-ci, au moment du départ, pourra même s'écrier, comme le philosophe grec, et avec un degré de vérité de plus : « J'emporte tout avec moi ». OMNIA MECUM PORTO.

NOTA. — Afin de donner à notre livre un caractère encore plus pratique, nous y avons annexé une petite PHARMACIE PORTATIVE où se trouvent réunis, classés et divisés par doses tous les médicaments dont on peut avoir besoin à la campagne ou en voyage.

PREMIERS SOINS

A DONNER

AVANT L'ARRIVÉE

DU MÉDECIN

DE L'ACCIDENT ET DE LA MALADIE.

Les circonstances qui portent subitement atteinte à la santé peuvent se rattacher à deux genres de causes d'un ordre différent. Tantôt elles sont le résultat de quelque violence venue du dehors, et appartiennent ainsi à la chirurgie proprement dite; d'autres fois, au contraire, elles ont leur point de départ dans l'individu lui-même, et, par suite, rentrent plutôt dans les attributions de la médecine. Dans le premier cas, il y a ce qu'on appelle *Accident,* et, dans le second, *Maladie.* C'est cette division que nous avons cru devoir adopter pour notre travail.

Il s'en faut, sans doute, qu'elle soit irréprochable, car il n'est pas toujours facile de tracer une ligne de démarcation bien nette entre la maladie et l'accident. Ainsi, certains accidents se rattachent à des causes internes et certaines maladies à des causes externes. Mais comme, en définitive, aucune classification ne peut être réputée à l'abri de toute critique, on nous excusera d'avoir préféré celle qui doit se prêter le mieux à la description et à l'intelligence des matières que nous nous proposons de traiter.

Notre travail comprendra donc deux parties. L'étude des ACCIDENTS fera l'objet de la première; celle des MALADIES, l'objet de la seconde.

§ I

ACCIDENTS.

Nous ne saurions, on le comprend, nous flatter de décrire tous les ACCIDENTS, une pareille entreprise dépassant nécessairement les limites de notre travail. D'ailleurs, il en est dans le nombre qui ne sauraient être de votre compétence. Contentons-nous d'indiquer ceux pour lesquels votre intervention pourra être utile, ceux surtout qui, par leur spontanéité ou leur caractère plus ou moins grave, ne sauraient comporter sans inconvénient les délais nécessaires pour l'arrivée du médecin.

CORPS ÉTRANGERS.

Il ne saurait, bien entendu, être question ici des corps étrangers ayant pénétré par effraction dans nos tissus, tels que, par exemple, les projectiles de guerre. Non. Je veux parler simplement de ceux que nous y avons introduits nous-mêmes, soit par mégarde, soit intentionnellement, ainsi qu'on l'observe surtout chez les enfants, leur habitude ou plutôt leur manie étant de se faire un jouet de tout ce qui leur tombe sous la main. Voyons donc de quelle nature sont ces corps, quels sont les endroits où on les rencontre le plus ordinairement et quel genre de traitement ils réclament.

CORPS ÉTRANGERS DANS L'ARRIÈRE-GORGE.

C'est presque toujours un objet mince et pointu, tel qu'une épingle, une aiguille, une arête de poisson, implantée dans le voile du palais. Quel que soit cet objet, il faut se hâter de l'extraire avec les doigts ou une petite pince. Mais, si vous avez affaire à un enfant, il est rare qu'il s'y prête : presque toujours, au contraire, il ferme la bouche hermétiquement et se déjette de côté quand vous voulez la lui ouvrir. N'essayez pas de vaincre sa résistance par la force, car les muscles qui servent à rapprocher ainsi les mâchoires l'une contre l'autre ont une grande puissance. Vous arriverez plus sûrement à votre but en lui pinçant le nez assez pour intercepter complètement le passage de l'air, le besoin de respirer devant bientôt le forcer d'ouvrir la bouche. Profitez-en de suite pour y glisser le doigt ou la pince : une fois maître de la place, vous pourrez alors manœuvrer tout à votre aise.

Ces corps étrangers sont rarement l'occasion d'accidents sérieux; cependant ils pourraient en déterminer, s'il s'agissait d'objets offrant un certain volume, par suite de la disposition anatomique de l'arrière-gorge.

Le pharynx, en effet, qui n'en est que la continuation, se termine par deux conduits adossés comme les canons d'un fusil double : l'un, postérieur, c'est l'œsophage; l'autre, antérieur, c'est le larynx. Supposons maintenant qu'un corps quelconque arrivé jusqu'à cette bifurcation, s'y arrête ; ne pouvant aller plus loin, il bouchera non seulement l'orifice alimentaire, mais, ce qui est infiniment plus grave, il bouchera également l'orifice aérien, et deviendra ainsi une cause d'asphyxie trop subite pour qu'on ait le temps de rien tenter.

Je citerai comme preuve le fait suivant, qui s'est passé près de Dieppe :

Une maîtresse de maison voulant, à l'occasion de sa fête, régaler ses gens, leur donna des huîtres à manger à discrétion. (Elles coûtaient, je présume, un peu moins cher alors qu'aujourd'hui.) Désireuse de jouir de son œuvre, elle se rendit à l'office pendant leur repas. Or, qu'aperçut-elle? C'est qu'au lieu de manger l'huître en une fois, ils la coupaient par morceaux, ce qui, tous les gourmets le savent, lui enlève une partie de sa saveur. Elle leur en fit la remarque et, pour joindre l'exemple au précepte, elle choisit la plus belle huître, la détacha de sa coquille et l'avala d'un trait. Hélas ! je me trompe, elle ne l'avala pas, car le mollusque, ne pouvant franchir son gosier, provoqua un accès de suffocation qui l'étouffa sur place.

CORPS ÉTRANGERS DANS L'ŒSOPHAGE.

Il peut se faire que le corps étranger, après avoir franchi l'orifice de l'œsophage, s'arrête à l'intérieur de ce conduit au lieu d'arriver jusque dans l'estomac. Il en résultera une douleur fixe en un point, des besoins répétés de déglutition, et, pour peu qu'il soit volumineux, de la gêne à respirer par la pression qu'il exercera sur le larynx ou la trachée, que nous avons dit lui être adossés. On comprend quel inconvénient il y aurait à ce qu'il séjournât trop longtemps à cette place anormale. Il faut donc de toute nécessité qu'il remonte ou qu'il descende.

Il ne pourra remonter qu'à l'aide du vomissement. Si l'accident est arrivé peu de temps après le repas, vous essayerez de le provoquer par la titillation de la luette, car il n'y a pas à songer à un vomitif quelconque, puisque tout passage est intercepté. Mais, s'il s'est écoulé déjà un assez long temps, que pourrait vous servir de faire vomir à vide? Les mucosités stomacales seraient très probablement impuissantes à balayer l'œsophage. Mieux vaut donc se borner à faire descendre le corps étranger dans l'estomac au moyen de boissons ou d'aliments semi-liquides, tels que des purées ou des potages.

CORPS ÉTRANGERS DANS L'ESTOMAC.

Voilà, je suppose, un corps étranger réfractaire à la digestion, passé dans l'estomac. Qu'il y soit arrivé d'emblée ou seulement après avoir séjourné plus ou moins de temps dans l'œsophage, cela importe peu : il y est. Que va-t-il devenir ? Très probablement il parcourra sans encombre toute la longueur du tube intestinal pour venir s'échapper au dehors par les issues naturelles.

C'est chose réellement extraordinaire que la tolérance de l'estomac pour tout ce qu'on introduit ainsi dans sa cavité. Plus d'une fois même on l'a mise à contribution en vue des plus étranges stratagèmes. Ainsi, au dire de Josèphe, les Juifs de Jérusalem, lors du siège de cette ville par Titus, avalèrent leur or et leurs bijoux les plus précieux, dans l'espoir de les soustraire à la convoitise du vainqueur : il est vrai que cela ne servit qu'à les faire éventrer tout vivants.

On connaît de même l'histoire du Sancy, cet ancien joyau de la couronne de France, que le serviteur chargé de le porter à son maître avala plutôt que de le laisser tomber entre les mains des brigands qui l'exigeaient pour prix de sa rançon. On le retrouva, deux jours après, dans son cadavre, exempt de toute avarie, malgré ce scabreux itinéraire.

Enfin, ai-je besoin de rappeler que nos voleurs, pour mieux dérouter la police, ne se font pas scrupule d'avaler les objets qui pourraient servir contre eux de pièce de conviction ?

Ces divers corps étrangers ont, il est vrai, pour la plupart une forme ronde et des surfaces polies, ce qui explique pourquoi ils parcourent impunément les diverses sinuosités de l'intestin. Mais ce qu'on comprend moins facilement, c'est qu'il puisse en être de même pour des épingles ou des aiguilles. Qui ne sait cependant qu'on en a vu venir ainsi se fair jour au dehors, parfois même loin de leur siège primitif, sans provoquer d'autre douleur que la piqûre inhérente à leur sortie ?

Malgré ces exemples, il est toujours prudent, lorsqu'on s'aperçoit qu'un de ces objets à pointe acérée et fine a été avalé, de faire prendre à la personne, pendant quelques jours, des aliments féculents, afin de l'agglutiner de telle sorte qu'il ne puisse irriter ni blesser les parois intestinales. Un purgatif huileux pourra de même être utile en ce qu'il en favorisera le glissement et en hâtera l'expulsion.

Enfin n'oublions pas de mentionner les corps étrangers qui, par suite de leur volume ou de leur forme, restent forcément dans l'estomac dans lequel ils ont été introduits accidentellement. Le seul moyen, dans ce cas, est de les en extraire par la « gastrotomie » opération toujours grave, mais moins cependant qu'on ne serait tenté de le croire. Qui ne connaît l'histoire de cet employé du *Printemps* qui avait avalé une fourchette, et qui en a été débarrassé sans que sa vie ait été sérieusement en péril ?

CORPS ÉTRANGERS DANS LE LARYNX.

L'orifice supérieur du larynx est muni d'une soupape élastique et mobile, appelée épiglotte. Cette soupape, toujours redressée pour livrer passage à l'air pendant la respiration, s'abaisse au contraire et clôt hermétiquement le larynx à chaque mouvement que nous faisons pour avaler. Elle forme de la sorte un plan incliné sur lequel glissent les aliments solides ou liquides pour se diriger vers l'œsophage. Si, à ce moment, vous venez à parlez et surtout à rire, l'air, en s'échappant, entr'ouvre la soupape, et quelques parcelles d'aliments peuvent s'engager dans le larynx. Mais aussitôt un violent accès de toux, provoqué par une sorte de spasme, les en expulse, et le conduit redevient libre comme auparavant.

Toutefois, il peut se faire qu'un corps étranger plus ou moins volumineux pénètre dans l'intérieur même du larynx, et y reste à demeure. Voici comment presque toujours l'accident se produit :

Un enfant s'amusait à jeter en l'air de petits objets, une pièce de monnaie, par exemple, qu'il essayait ensuite de recevoir dans sa bouche en aspirant fortement pour mieux l'y attirer. Malheureusement la pièce franchit tout à coup l'orifice du larynx, avant que l'épiglotte ait eu le temps de se fermer, puis va se loger dans le renflement qui existe au niveau des cordes vocales. Parfois même elle s'y met en travers comme une sorte d'enclave : dans ce cas surtout l'angoisse devient extrême et la suffocation imminente. Que faire?

Le premier moyen qui se présente à l'esprit c'est de provoquer le vomissement. Mais, pour peu qu'on y réfléchisse, on comprendra qu'il ne saurait être d'un bien grand secours, les matières rejetées par l'estomac devant se borner à balayer l'œsophage sans avoir prise aucune sur l'intérieur du larynx, que nous savons former un conduit indépendant. Il ne pourra donc être utile, en supposant qu'il le soit, qu'à cause des secousses de toux que parfois il provoque. Or c'est là un moyen sur lequel il faut extrèmement peu compter.

La même remarque s'applique à une foule d'autres expédients qu'on a préconisés, tels que les sternutatoires, le massage du cou, un violent coup de poing appliqué dans le dos, etc., leur moindre défaut étant de faire perdre un temps précieux. Indiquons donc tout de suite une manœuvre bien simple, et qui a le double mérite d'être aussi efficace que rationnelle.

On soulève la personne en la tenant à bras-le-corps, puis, lui plaçant la tête en bas et les pieds en l'air, on la secoue vivement comme on secouerait une bouteille dont on voudrait extraire le bouchon engagé dans le goulot. S'il s'agit d'une pièce de monnaie, on est à peu près sûr qu'elle se détachera presque aussitôt et tombera entraînée par son poids.

C'est ce qui est arrivé à Brunel, l'illustre ingénieur du tunnel de la Tamise, qui avait avalé de la sorte un demi-souverain en jouant avec son fils.

J'ai sauvé de même, il y a peu de temps, un enfant d'une dizaine d'années à qui on s'apprêtait à faire l'opération de la trachéotomie pour la même cause.

Sans doute, il ne faudrait pas prolonger cette attitude renversée trop longtemps, de peur de congestionner le cerveau ; mais comme, presque toujours, le corps étranger est entraîné dès les premières secousses, elle ne saurait offrir, dans ces limites, d'inconvénient d'aucun genre.

CORPS ÉTRANGERS DANS LES NARINES.

C'est presque toujours un haricot ou un petit pois que l'enfant s'était amusé à s'introduire dans le nez, et qu'il a enfoncé trop profondément pour pouvoir ensuite le retirer. Il s'effraye; on s'effraye pour lui : alors commence une scène de désolation.

Rassurez-vous. Ce petit corps étranger n'a pu aller bien loin, l'enfant lui-même s'étant arrêté aussitôt que la douleur a commencé à succéder au chatouillement. Que vous lui disiez, pour lui donner une leçon, qu'il aurait pu ainsi se le faire entrer jusque dans la cervelle, je le comprends; mais sachez pour votre gouverne que toute une voûte osseuse y mettrait un obstacle infranchissable.

Cependant il faut l'extraire.

Vous vous servirez dans ce but d'une petite curette ou tout bonnement d'un simple passe-lacet, que vous essayerez de glisser derrière le corps étranger pour le ramener à vous. Si vous ne pouvez y parvenir, n'insistez pas, de peur qu'il ne tombe dans l'arrière-gorge et ne détermine une crise de suffocation.

Mieux vaut alors faire respirer à l'enfant

quelques grains de tabac par la narine restée libre, puis appuyer avec le doigt sur cette même narine au moment où l'éternument va se produire. L'air, n'ayant d'autre issue que la narine obturée, la débouchera en chassant devant lui le corps étranger, comme le ferait une trombe ou un ouragan.

CORPS ÉTRANGERS DANS L'OREILLE.

C'est un accident qui ne saurait que rarement atteindre des proportions graves, le cerveau, ce grand épouvantail, étant ici encore complètement hors de cause. C'est au point que la portion du crâne qui le sépare de l'oreille a reçu, par suite de sa résistance et de son épaisseur, le nom de *rocher*. Cependant il peut en résulter des troubles locaux assez sérieux.

Ainsi les tentatives faites par l'enfant pour retirer du conduit auditif le corps étranger qu'il y a introduit, n'ont d'habitude d'autre effet que de l'y enfoncer davantage. De là un sentiment de tension et de gêne qui ne tarde pas à se changer en une douleur plus ou moins vive ; puis des phénomènes inflammatoires se déclarent ; il peut même se faire que l'orifice du conduit se gonfle au point que sa cavité s'efface et que toute exploration devienne impossible. Aussi doit-on s'empresser d'extraire ce corps aussitôt qu'on est averti de

sa présence. Voici la meilleure manière de procéder :

On commence par effacer les courbures du conduit auditif en saisissant entre deux doigts le pavillon de l'oreille, et en le portant en haut en en
arrière. Ceci fait, le corps étranger s'aperçoit
très aisément. Il faut alors essayer de l'attirer à
soi. Si c'est, par exemple, un petit pois ou une
graine, on se servira de préférence de la pointe
d'un canif afin de l'accrocher en pénétrant dans
sa propre substance. S'agit-il, au contraire d'un
corps résistant et dur, tel qu'un noyau, une balle
ou une bille, on aura plutôt recours à une curette
qu'on glissera entre ce corps et la paroi du canal,
de manière à lui imprimer un mouvement de
retrait. Rarement on peut faire usage de pinces,
l'espace étant trop étroit pour permettre l'écar-
tement de leurs branches. De tous les instruments,
le meilleur est sans contredit l'*Extracteur de
Blanchet* (1), lequel représente une tige dont la
pointe, par un mécanisme ingénieux, se trans-
forme en une sorte de rabot ou de harpon, très
commode pour saisir l'objet qu'on veut ramener.

Enfin, si ce moyen échoue, on injectera dans

---

(1) C'est l'une des dernières inventions de cet illustre chirurgien, enlevé si prématurément à la science, dont il était
l'une des gloires, et à l'humanité, dont il fut l'un des bien-
faiteurs.

l'oreille une quantité d'eau suffisante pour qu'elle se fraye un passage entre le corps étranger et la paroi du canal : arrivée à la membrane du tympan qui forme barrage, cette eau se trouvera refoulée par une sorte de choc en retour et entraînera ainsi le corps étranger au dehors. Seulement il est bon de commencer par une injection huileuse, afin de préparer les voies en rendant leur surface plus glissante.

Disons en passant que ce dernier genre d'injection est utile encore dans le but d'asphyxier les insectes, tels que le perce-oreille, qui auraient pu s'introduire dans le conduit auditif. Comme l'huile ne contient pas d'air, et qu'aucun animal ne peut vivre quand il en est privé, ces insectes meurent très rapidement.

CORPS ÉTRANGERS ENTRE LES PAUPIÈRES.

Certains petits insectes noirs, voltigeant dans l'air, semblent avoir le privilège, je serais tenté de dire la spécialité, de venir brusquement se loger entre les paupières ; d'autres fois, c'est un grain de sable, de poussière ou de tabac ; ce peut être aussi une de ces flammèches éteintes qu'entraîne la fumée des locomotives. Quel que soit, du reste, le corpuscule ainsi introduit, il n'y a pas autre chose à faire que ce qui se fait habituellement, c'est-à-dire l'enlever avec un papier roulé ou à son défaut l'angle d'un mouchoir.

Un cas plus grave est celui où des parcelles de métal sont venues blesser l'œil lui-même. C'est un accident fréquent chez les serruriers et autres industriels qui manient la lime, fréquent surtout chez les enfants qui s'amusent au jeu dangereux de faire éclater des capsules.

Si le corps étranger n'a pas pénétré trop profondément, il suffit quelquefois pour l'extraire de maintenir les paupières largement ouvertes, puis d'en approcher un aimant le plus près possible, l'aimant possédant, comme chacun sait, la vertu d'attirer le fer à soi. Mais, s'il s'est implanté dans l'épaisseur même du globe de l'œil, contentez-vous d'appliquer sur les paupières et sur le front des compresses d'eau froide que vous renouvellerez sans cesse, vous en remettant pour le reste aux soins ultérieurs d'un médecin compétent.

CONTUSIONS.

Les contusions ne sont pas toujours occasionnées par des agents extérieurs qui frappent une ou plusieurs parties du corps, ou contre lesquels celui-ci se heurte ou se brise. Nos organes eux-mêmes peuvent être meurtris intérieurement par le fait d'une violente commotion qui les presse fortement les uns contre les autres, ou les déjette contre les saillies osseuses qui constituent notre charpente. Toutefois, on le comprend, il ne saurait être question ici de ce dernier genre d'accident, les symptômes qui le caractérisent étant d'un diagnostic par trop délicat. Qu'il nous suffise de nous occuper des contusions directes, c'est-à-dire de celles qui proviennent du dehors.

Dans les régions où la peau est mince et pourvue d'un tissu cellulaire un peu lâche, les contusions sont fréquemment suivies d'un gonflement considérable dû à l'infiltration de sang connue sous le nom d'*ecchymose*. Ceci s'observe surtout pour les paupières.

Quand, au contraire, le tissu cellulaire est dense et résistant, le sang extravasé, ne pouvant s'étendre plus ou moins loin, se réunit en un foyer tellement circonscrit qu'il représente une véritable *bosse*. Ce genre de tumeur est particulier à la tête.

Notons toutefois que, si c'est le front qui a porté, il peut se faire qu'au lieu d'une bosse il se forme une dépression, laquelle simule un enfoncement du crâne, et prête ainsi à de faciles méprises. En voici l'explication anatomique:

La voûte crânienne se compose en avant de deux

tablettes séparées l'une de l'autre par un intervalle très notable. La tablette superficielle peut donc être brisée et s'effondrer, sans que le cerveau soit atteint, protégé qu'il est par la tablette profonde restée intacte. C'est ansi, qu'on me pardonne cette comparaison qui fera mieux comprendre ma pensée, que, quand une place est entourée d'une double enceinte, la prise de la première enceinte n'entraîne pas nécessairement la reddition de la place.

Le traitement de ces contusions consistera simplement en lotions et applications fraîches rendues résolutives à l'aide d'arnica, d'extrait de Saturne, d'eau-de-vie camphrée ou autres liqueurs dites « vulnéraires. »

Nos commères ne manquent jamais d'*écraser la bosse,* comme elles disent, avec un gros sou. Sans doute il peut être bon d'exercer sur les tumeurs sanguines une compression douce et continue, de manière à donner plus de ressort à la peau qui les revêt, et à favoriser ainsi la résorption de l'épanchement; mais il ne faut pas non plus se laisser guider, comme elles le font, par une routine inintelligente et brutale.

D'ailleurs il faut être prévenu également que, dès l'instant où le sang est extravasé, il mettra nécessairement un certain temps pour rentrer dans la circulation. Vous assisterez même, on peut le

dire, à toutes les phases du phénomène, par les différents changements de coloration que subira la
peau. Elle deviendra successivement noire, brune,
jaune, puis marbrée, suivant que tel ou tel élément
du sang persistera dans l'épanchement, et c'est
seulement quand le dernier aura disparu qu'elle
reprendra sa teinte normale.

CHUTE SUR LES PIEDS.

Toute chute sur les pieds d'un lieu un peu élevé
exige qu'on y apporte une attention très sérieuse,
par les accidents graves qu'elle peut entraîner.

Si le blessé a perdu connaissance dans le moment, et qu'on voie un côté du corps s'entreprendre et se paralyser, il est à craindre qu'il ne se
fasse un épanchement à l'intérieur du crâne : la
mort, quoi que vous fassiez, en sera presque toujours la conséquence.

Il peut arriver, au contraire, que le blessé revienne assez promptement à lui. Deux circonstances alors peuvent se rencontrer.

Ou bien il y a eu simplement *Commotion* du
cerveau, et il en sera quitte pour un peu de mal
de tête pendant un ou deux jours ; puis tout ren-
trera dans l'ordre, sans laisser de traces.

Ou bien il y a eu *Contusion* du cerveau. Le mieux

dans ce cas ne sera qu'apparent et il en résultera l'inflammation consécutive de cet organe ; accident d'autant plus redoutable que la marche en est sourde, les progrès insidieux, et que c'est souvent à l'instant où on y pense le moins qu'elle se révèle par une terrible explosion. Le fait suivant va nous en fournir la preuve :

On amena un jour à l'Hôtel-Dieu, dans le service de Duyputren où j'étais alors attaché comme externe, un maçon qui venait de tomber d'une hauteur d'environ dix mètres. Ses pieds seuls avaient porté. Relevé sans connaissance, il revint à lui presque immédiatement et, lorsque nous le vîmes, il ne se plaignait plus que d'un grand étonnement dans la tête. Nous ne constatâmes du reste chez lui ni fracture ni désordre d'aucun genre. On le soumit aux traitements usités en pareil cas, et, au bout de trois ou quatre jours, il se sentait tellement bien qu'il demanda sa sortie de l'hôpital. Mais Dupuytren lui conseilla de patienter et, à ce propos, il nous fit une magnifique leçon sur la nécesssité de ne pas perdre de vue cette classe de blessés jusqu'au septième jour à dater de l'accident. L'événement ne vint que trop tôt justifier ses recommandations. En effet, le matin même du septième jour, nous trouvâmes notre malade étendu dans son lit, la respiration stertoreuse, la figure déviée, tout un côté du corps paralysé, offrant en un mot les signes caractéristiques d'une affection cérébrale. Dupuytren diagnostiqua un abcès profond du cerveau, et ici encore son coup d'œil ne le trompa point, car, le malade ayant succombé, l'autopsie fit reconnaître un épanchement de pus à la base du crâne.

Que cet exemple ne soit pas perdu pour vous. Sans doute il ne faudrait point passer d'une sécurité trop complète à des frayeurs exagérées, mais enfin, dans toute chute sur les pieds d'un lieu un peu élevé, il est prudent de se mettre, pendant les premiers jours, à ce qu'on appelle « le régime ». Si, ensuite, il survenait de la somnolence, de la gêne ou de la pesanteur vers la tête, votre médecin ne devra pas hésiter à recourir à une forte application de sangsues derrière les oreilles ou mieux au siège, ainsi qu'aux autres moyens les plus propres à obtenir un effet dérivatif.

ENTORSES.

Le mot « *Entorse* » donne une idée assez exacte du mode de production de l'accident. Il y a eu en effet « torsion » d'une articulation. c'est-a-dire du point mobile où deux os au moins se rencontrent par une partie de leurs surfaces. Pour que ces surfaces ne puissent se disjoindre, la nature les a pourvues de ligaments élastiques et résistants qui leur donnent tout à la fois leur solidité et leur souplesse. Ces ligaments sont disposés de manière à permettre des mouvements plus ou moins étendus et faciles, mais qui ont toujours des limites naturelles. Se trouvent-ils soumis à une traction trop puissante ou déviés de leur direction, ils s'allongent outre mesure et alors il y a entorse.

L'articulation du pied y est la plus sujette. C'est la conséquence des efforts considérables qu'elle est obligée de supporter dans la marche et la station, et des inégalités imprévues du sol d'où résultent les faux pas.

Les symptômes qui caractérisent l'entorse sont aisés à reconnaître. Ainsi, au moment de l'accident, le malade éprouve une douleur plus ou moins vive dans l'articulation, avec sensation de craquement; mais les mouvements ne sont pas perdus et le membre n'est pas déformé. Ce n'est qu'au bout de quelques instants qu'il survient de la tension et du gonflement.

Dans les entorses un peu fortes, il y a rupture des ligaments et aussi des petits vaisseaux; de là des épanchements de sang sous la peau comme dans les contusions.

L'entorse même légère peut amener les conséquences les plus fâcheuses. Presque toujours, en effet, l'articulation conserve de la faiblesse, ce qui l'expose à éprouver de nouveau le même accident. Il n'est pas rare non plus qu'elle contracte une roideur qui rend les mouvements difficiles et gêne les fonctions du membre, d'où résultera plus tard un commencement d'ankylose. Il peut se faire enfin que la santé générale en éprouve de graves préjudices, surtout chez les personnes prédisposées aux congestions et à l'obésité, par suite de l'immobilité plus ou moins absolue à laquelle elles se trouvent condamnées pour un temps qui peut être extrêmement long.

Le traitement de l'entorse consiste à plonger de suite le membre dans un seau ou mieux dans un baquet d'eau froide. L'immersion a pour effet immédiat de calmer la douleur : seulement il faut de plus prévenir l'inflammation. Vous n'y parviendrez qu'en prolongeant le bain le plus longtemps possible : sans cela, il déterminera une réaction d'autant plus vive que la température de l'eau aura été plus basse, absolument comme quand on s'est frotté les mains dans la neige et qu'elles deviennent ensuite rouges et brûlantes.

C'est dans ces cas que les irrigations froides rendent de très réels services.

Mais n'est-il pas à craindre que l'eau froide n'entraîne quelques fâcheuses conséquences chez les personnes nerveuses ou à poitrine délicate?

La chose est moins probable qu'on ne pourrait le croire ; en voici le pourquoi :

Le froid n'agit pas sur un membre sain comme il le ferait sur un membre malade. Dans le premier cas, il s'attaque au calorique normal, et peut ainsi amener des frissons, des malaises et même des répercussions sur les parties faibles de l'organisme. Dans le second, au contraire, il ne fait qu'enlever l'excès de calorique qui se développe dans l'articulation affectée, sans faire descendre la chaleur beaucoup au-dessous du type naturel. On en est averti du reste par une sensation désagréable persistante ; il faut alors se hâter de retirer le membre de l'eau.

Pour mieux assurer les bénéfices du froid, il est de précepte de recouvrir pendant quelque temps encore l'articulation de compresses imbibées d'eau blanche, qu'on renouvelle à mesure qu'elles s'échauffent afin de prévenir toute réaction.

Certains empiriques ont recours à une tout autre méthode. Immédiatement après l'accident, ils massent et pétrissent l'articulation, l'allongent, la distendent, lui font exécuter des mouvements de flexion et d'extension, puis obligent les malades à marcher tout de suite afin, disent-ils, « d'empêcher les jointures de se rouiller. » Ce sont là des pratiques en apparence peu rationnelles. Cependant, je connais des personnes qui s'en sont fort bien trouvées, et, en définitive, je ne vois aucun inconvénient, dans les entorses légères, à en faire l'essai.

LUXATIONS.

La luxation diffère de l'entorse en ce que les ligaments, au lieu d'être simplement tiraillés ou partiellement rompus, sont rompus en totalité et avec violence ; elle en diffère surtout en ce que les surfaces articulaires ne conservent plus leurs rapports naturels.

La luxation est presque toujours le résultat de quelques violences extérieures, telles qu'un coup ou une chute. Toutefois elle ne se produit facilement qu'autant que l'individu a été surpris tout à fait à l'improviste ; autrement les muscles, avertis et préparés à résister, s'y opposent d'une manière efficace, à moins qu'ils n'aient à lutter contre des forces trop supérieures, agissant surtout dans un sens inverse de la direction de leurs fibres.

Les signes de la luxation peuvent être distingués en *rationnels* et *sensibles*.

Les signes rationnels se tirent de la situation du membre au moment de l'accident. Ainsi, par exemple, on peut supposer qu'un individu s'est démis l'épaule lorsqu'on apprend qu'il est tombé avec violence et de côté sur un sol dur, ayant le bras écarté du corps, et qu'au même instant, il a éprouvé une sensation de déchirement dans le creux de l'aisselle.

Les signes sensibles se tirent de l'aspect de l'articulation luxée. C'est d'abord la formation de saillies là où existaient des dépressions et de dépressions là où existaient des saillies ; c'est aussi l'impossibilité de faire exécuter à la jointure ses mouvements ordinaires, parfois même une facilité plus grande de la mouvoir dans le sens du déplacement qu'elle a subi ; c'est encore l'allongement ou le raccourcissement du membre ; c'est enfin et surtout le changement survenu dans la direction de son axe.

Il semblerait, d'après cet ensemble de symptômes, que peu de maladies pussent être plus facilement reconnues que les luxations. Mais la rapidité du gonflement qui se manifeste à leur suite, les meurtrissures, les épanchements de sang qui les accompagnent si souvent, ne permettent pas toujours de distinguer les divers signes que nous avons dit leur appartenir. Que de fois on a confondu ainsi une luxation avec une simple contusion et surtout avec une fracture siégeant au voisinage des articulations !

Le traitement de la luxation consiste à replacer

les os dans leurs rapports naturels, et, une fois
ce résultat obtenu, à les y maintenir. Plus on agit
à un moment voisin de l'accident, plus la réduction
est facile. Mais la tension violente de certains
muscles, le spasme produit par le tiraillement de
certains nerfs, et, de plus, l'appréhension de la
douleur créent, dans toutes les parties qui enve-
loppent l'articulation, une rigidité telle qu'elle ne
peut céder qu'à de puissantes tractions. Or ces
tractions exigent, pour être bien faites, des connaissances anatomiques très précises, qui rendent indispensable l'intervention d'un chirurgien
et même d'un chirurgien expérimenté. Il vous
faut donc, malgré l'urgence du cas, ne rien tenter
jusqu'à son arrivée, vous bornant à donner au
blessé l'attitude qui le fera le moins souffrir.

Au lieu de cela, que fait-on généralement, surtout dans nos campagnes ? On s'adresse aux
Rebouteurs.

Les rebouteurs ! Je sais combien ce titre parle
à l'imagination, et de quel prestige il entoure ces
« enfants de la nature ». On se plaît à voir sous leur
grossière enveloppe la sûreté de coup d'œil et la
dextérité de main que donne seule une longue
expérience, confondant ainsi l'empirisme aveugle
que le temps ne saurait éclairer, avec la pratique
intelligente qu'a préparée l'étude et que l'habitude rectifie. J'ai vu de près leurs méprises et

leurs bévues ; or j'affirme que, pour une entorse qu'ils guérissent, il y a vingt luxations qu'ils aggravent ou méconnaissent.

Mais à quoi bon vouloir ramener à des idées plus saines un public prévenu? Il attribuerait nos critiques à des froissements d'amour-propre ou à des rivalités de métier. C'est au point que la brutalité, j'ai presque dit la sauvagerie de ces industriels, devient au besoin pour eux un gage et un élément de succès. Qu'il me soit permis de citer comme exemple le fait suivant, bien qu'il me soit un peu personnel :

Je me trouvais dernièrement dans un petit village de Normandie, voisin de ma propriété de Baron, lorsqu'on m'amena un paysan qui venait, disait-on, de se décrocher la mâchoire en bâillant. Je constatai qu'effectivement la luxation était complète. Or il y avait dans les environs un rebouteur très en renom pour ce genre d'accidents, lequel se contentait, pour tout traitement, d'administrer de vigoureux coups de poing sous le menton du patient. — Patient est bien le mot. — C'était, comme on le voit, un procédé quelque peu primitif. Il est vrai qu'il le maniait si habilement qu'il eût pu s'écrier, comme Rodrigue dans *le Cid* :

Mes pareils à deux fois ne se font pas connaître,

Un seul coup de poing lui suffisait d'habitude

pour remettre la mâchoire en place! Si on ne l'avait pas appelé d'emblée, c'est qu'on ne l'avait pas trouvé chez lui. On s'était donc, faute de mieux, rabattu sur moi.

Peu habitué à ce genre de manœuvres, je crus devoir recourir à notre méthode classique. Glissant mes doigts au niveau des dernières dents, j'abaissai les deux branches de l'os, et, comme cela ne manque jamais d'arriver, une brusque contraction musculaire exécutée machinalement par le malade les fit rentrer tout de suite dans leurs cavités respectives.

Déjà je mapplaudissais de ce succès, moins encore pour le fait en lui-même, qui n'avait rien que de très ordinaire, que par le petit avantage qu'il devait me donner sur mon terrible concurrent. Mais, hélas! j'avais affaire à trop forte partie, car savez-vous ce qu'il advint? Le rebouteur, informé du fait, prétendit que la mâchoire n'était pas réellement décrochée, sans quoi les choses ne se seraient point passées si simplement. Et on le crut sur parole!

FRACTURES.

On appelle *Fracture* la solution de continuité d'un ou de plusieurs os par cause externe.

Les fractures s'observent plus souvent dans les os longs que dans les os courts, les os longs formant nos principaux leviers de locomotion et, par cela même, étant plus exposés aux violences du dehors.

Les fonctions que remplissent certains os expliquent la fréquence plus grande de leurs fractures. Ainsi le radius qui supporte la main y est plus exposé que le cubitus ; de même la clavicule, qui soutient le membre supérieur dans les mouvements généraux qu'il exécute sur le tronc, est très sujette aussi à se fracturer. Enfin, à mesure qu'on avance en âge, les os, s'incrustant de plus en plus de phosphate de chaux, perdent l'élasticité, la souplesse qu'ils avaient dans les premiers temps, et deviennent de la sorte très fragiles ; aussi les vieillards sont-ils plus sujets aux fractures que les enfants. J'en excepte toutefois les enfants rachitiques chez lesquels les os, au contraire, offrent une singulière friabilité.

Les fractures se reconnaissent d'habitude à des symptômes assez tranchés. Ainsi, par exemple, on constate une mobilité insolite sur un point quelconque d'un membre, et à ce point correspond une douleur plus ou moins vive. Essaye-t-on d'imprimer au membre certains mouvements de va-et-vient, on détermine, par le frottement des fragments osseux l'un contre l'autre, le petit bruit sec appelé « crépitation ». C'est même là le seul signe réellement caractéristique de ce genre d'accident. Toutefois il peut manquer quand existent deux os juxtaposés et parallèles, comme dans la jambe et l'avant-bras, et qu'un seul est fracturé, l'os resté intact agissant à la manière d'un tuteur et s'opposant ainsi tout à la fois au déplacement et au frottement des fragments.

Nous avons vu que, dans les luxations, l'articulation ne peut être remise en place qu'à l'aide de puissantes tractions, très difficiles à diriger, ce qui oblige le plus souvent à s'abstenir. La résistance n'est pas la même pour les fractures, leur réduction exigeant plus d'adresse que de force. Il en est même pour lesquelles les manœuvres se réduisent à si peu de chose qu'elles équivalent presque à ne rien faire. Ainsi, pour les fractures des côtes, comme il n'y a pas de déplacement possible des fragments, puisqu'elles sont reliées entre elles comme les cercles d'un baril, on se contente de fixer autour de la poitrine une serviette modérément serrée. Les fractures de la clavicule comportent de même un pansement des plus simples, car, le bras constituant par son poids le principal déplacement, il suffit, pour y remédier, de le relever, puis de le maintenir en place à l'aide d'une écharpe.

Le pansement sera un peu plus compliqué pour

les fractures des membres, à cause de la mobilité des fragments qui, s'ils ne sont pas contenus, exposent à blesser et à irriter les chairs. Il faut donc se hâter d'intervenir. Voici en quoi consistera cette intervention :

Vous commencerez par enlever avec une extrême précaution les vêtements qui recouvrent la partie lésée, vous servant au besoin de ciseaux pour mieux prévenir tout ébranlement douloureux. Pendant ce temps, un assistant soutiendra le membre dans la position demi-fléchie qui est celle où les muscles sont dans le plus grand état de relâchement. Vous aidant alors des deux mains, vous opérerez de légères tractions sur le membre dans le sens qui se rapproche le plus de sa conformation naturelle, les suspendant pour les reprendre de nouveau jusqu'à ce que les extrémités osseuses aient été remises en place. Un léger craquement vous avertira presque toujours du succès de votre manœuvre.

Il s'agit maintenant de disposer la fracture de manière qu'elle ne puisse plus subir de déplacement ultérieur. Pour cela, le membre sera étendu horizontalement sur un coussin de crin ou mieux de balle d'avoine. Vous assurerez son immobilité par un drap plié en cravate qui le croisera, à sa partie moyenne, et dont les deux bouts seront attachés aux barreaux du lit. Une simple compresse mouillée recouvrira le point fracturé. Enfin, comme il faut éviter jusqu'au frôlement des couvertures, un cerceau sera disposé au-dessus du membre, de manière à lui servir de voûte protectrice.

A l'aide de ces manœuvres et de ce petit appareil, vous pourrez facilement attendre l'arrivée du médecin chargé du pansement définitif.

HERNIES.

On appelle généralement *Hernies* le déplacement des viscères du bas-ventre à travers les ouvertures naturelles ou accidentelles de cette cavité. Elles prennent des noms variables suivant la région qu'elles occupent. Les plus fréquentes sont les hernies dites *inguinales, crurales* ou *ombilicales*, parce qu'elles siègent au pli de l'aine, au haut de la cuisse ou à l'ombilic (nombril).

Les hernies ont été distinguées en réductibles ou irréductibles, suivant qu'elles peuvent ou qu'elles ne peuvent pas rentrer dans l'abdomen. Voici à quels caractères on reconnaît les hernies réductibles :

Elles forment une tumeur souple, indolente, non fluctuante, sans changement de couleur à la peau, et immobile à sa base quand on lui imprime des mouvements latéraux. Cette tumeur grossit lorsqu'on est debout, que l'on tousse ou que l'on fait un effort quelconque. Si on la presse dans la direction opposée à celle du trajet qui lui a donné passage, elle fuit sous le doigt et rentre dans le ventre en faisant entendre un bruit particulier qu'on appelle « gargouillement. »

Tant qu'une hernie peut être réduite, elle constitue une simple infirmité à laquelle on remédie facilement à l'aide d'un bandage. Mais quand, par une circonstance quelconque, elle cesse tout à coup d'être réductible, elle peut devenir une cause d'accidents fort graves, surtout si, comme cela arrive le plus ordinairement, elle est formée par une anse d'intestin. On voit alors survenir les symptômes suivants :

La tumeur devient tendue, douloureuse, et la peau qui la recouvre ne tarde pas à prendre part à l'inflammation. Le ventre se ballonne. Il survient des hoquets, des nausées, bientôt même des vomissements qui, d'abord glaireux et formés de matières alimentaires, ne tardent pas à devenir bilieux puis stercoraux. La soif est vive et chaque gorgée de liquide renouvelle les coliques et les vomissements : la constipation est opiniâtre. Les traits s'altèrent; les yeux se cavent; le pouls devient petit et misérable; le météorisme augmente et, si on ne vient au secours du malade, l'anse intestinale comprise dans la hernie finit par tomber en gangrène.

Le seul moyen de prévenir une semblable terminaison c'est de réduire la hernie, c'est-à-dire de faire rentrer l'intestin dans l'abdomen et de lui rendre ainsi sa perméabilité.

Comptez peu, pour cela, sur les topiques tels que l'eau froide ou la glace. N'ayez de même qu'une confiance très médiocre dans les lavements purgatifs. Sans doute on a vu quelquefois le saisissement et les contractions qui en résultent, opérer le retrait de l'intestin à l'intérieur du bas-ventre; par conséquent, ce sont des moyens qu'il ne faut pas négliger. Mais, je le répète, le succès en pareil cas est chose rare, et il vous faudra presque toujours recourir aux pratiques manuelles.

Ces pratiques consisteront d'abord à placer le malade dans une position telle que les muscles dont les contractions pourraient s'opposer à la réduction de la tumeur, se trouvent dans le plus grand état de relâchement possible. Si, par exemple, vous avez affaire à une hernie de la région de l'aine, la cuisse devra être fléchie et ramenée vers le bas-ventre. Les choses ainsi disposées, vous pressez avec ménagement la tumeur de son fonds vers son collet, la pétrissant légèrement de manière à la vider à l'intérieur de l'intestin et à faciliter ainsi sa rentrée en diminuant son volume. Surtout ayez soin, au lieu de la refouler en masse, de l'allonger en la comprimant, afin que trop de parties ne se présentent pas à la fois à l'ouverture herniaire. Vous serez averti du succès de votre manœuvre par le gargouillement dont je parlais à l'instant et par la disparition de la tumeur.

Mais il est rare que vous réussissiez ainsi du premier coup. Ne craignez pas alors d'y revenir à plusieurs reprises, en ayant soin toutefois de ne rien violenter de peur de meurtrir l'intestin, ce qui, ainsi que j'en ai vu tout récemment un cas, pourrait amener la rupture de ses tuniques.

Une fois la réduction opérée, vous réappliquerez le bandage de manière à prévenir un nouveau déplacement, et tout sera terminé, en ce sens, du moins, que le reste ne sera plus qu'une affaire de soins et d'hygiène.

PLAIES.

Les plaies présentent de nombreuses différences relativement à leur situation, à leur grandeur, à leur forme, aux causes qui les ont produites et à la nature des parties intéressées.

Parlons d'abord des plaies *simples*, c'est-à-dire de celles qui consistent uniquement dans la solution de continuité des tissus; nous parlerons ensuite des plaies compliquées d'accidents, surtout d'hémorrhagie.

Les plaies peuvent siéger dans toutes les régions du corps, aucune n'étant à l'abri des violences extérieures. Toutefois c'est à la face qu'on les observe le plus communément, comme étant la partie la plus exposée et en même temps la moins défendue, privée qu'elle est de la protection des vêtements. Or, comme c'est également à la face que leur traitement exige le plus de surveillance, dans la crainte de quelque cicatrice trop apparente ou même difforme, c'est là que nous allons tout spécialement les étudier.

PLAIES DE LA FACE.

La face se présente presque toujours la première dans les chutes contre le sol : de là une des causes les plus fréquentes de ses blessures. Il semblerait que le nez devrait être habituellement le plus maltraité, par suite du poste avancé qu'il occupe. Mais remarquez que la nature n'a rien négligé pour que, par sa structure, il pût résister aux chocs les plus violents. Toute sa partie proéminente est formée d'un tissu élastique et mou que supporte une charpente semi-osseuse, de telle sorte « qu'il plie et ne rompt pas »; ainsi s'explique l'espèce d'immunité relative dont il jouit.

Le front et le menton, bien qu'offrant une saillie moins accentuée, courent des dangers plus grands. Viennent-ils, en effet, à heurter un corps dur et surtout anguleux, le plan sur lequel ils reposent n'étant pas suffisamment matelassé, la peau qui les recouvre se fend et même se coupe, comme par l'action d'un instrument tranchant.

Il est d'observation que, dans les blessures de ce genre, la cicatrice est d'autant moins visible que la plaie a été plus hermétiquement fermée, ce qui ne peut se faire qu'au moment même de l'accident. Si vous attendez quelque temps, du sang va s'épancher entre ses bords, la suppuration s'y établira, des bourgeons charnus s'y développeront et, quoi que vous fassiez ensuite, vous n'arriverez jamais à un résultat aussi parfait. Il vous faut donc procéder, sans retard, au pansement.

Vous n'avez besoin pour cela que de petites bandelettes de diachylon, d'un peu de charpie sèche et d'une bande de vieux linge. Pendant ces préparatifs, vous abstergez légèrement la plaie avec de l'eau pure, et non additionnée du sel classique de nos commères, qui serait un irritant sans profit, puis vous en rapprochez avec précaution les bords, jusqu'à ce qu'ils se touchent. Vous procédez ensuite à l'application des bandelettes, en les faisant chauffer légèrement, puis en les disposant les unes à côté des autres, sur toute

l'étendue de la plaie, de manière qu'elles en main-
tiennent les lèvres en contact immédiat. Vous
recouvrez alors ces bandelettes d'un peu de charpie sèche, destinée à absorder le sang qui pourra
suinter; puis vous assujettissez le tout à l'aide
d'une bande modérément serrée et fixée par des
épingles.

Comme le diachylon se ramollit légèrement par
l'action de la chaleur, il permet le gonflement de
la plaie, dans le cas où elle s'enflamme, ce qui
arrive presque toujours quand elle est un peu
considérable; c'est ce qui doit le faire préférer
aux bandelettes de linge, qui, par leur extrême
rigidité, opposeraient une résistance qui pourrait
aller jusqu'à l'étranglement.

Si, au contraire, la plaie est petite, je vous conseille plutôt le collodion, la baudruche gommée
ou tout simplement le taffetas d'Angleterre; seulement évitez le taffetas noir, sa matière colorante
l'exposant à s'imbiber dans la plaie, à la manière
d'un tatouage, et à laisser ainsi après elle une
tache indélébile.

Ce que je viens de dire de la réunion immédiate
des plaies de la face est applicable également à
celles qui siégeraient dans toute autre région, leur
traitement reposant absolument sur les mêmes
principes. Je n'ai donc rien à ajouter de particulier
à leur égard.

— Nous ne nous sommes occupés jusqu'à présent que des plaies que je serais tenté d'appeler les plaies « sèches », c'est-à-dire qui ne s'accompagnent d'aucune perte de sang un peu notable. Dans le cas contraire, non seulement ce mode de pansement ne serait plus applicable, mais même les indications se trouveraient déplacées, en ce sens que la plaie ne viendrait plus qu'au second plan, tandis que l'hémorrhagie occuperait le premier. Quelle serait alors la conduite à tenir?

Cette question des Hémorrhagies est une question trop grave pour que je puisse la passer sous silence; je me propose même de la traiter avec quelques détails dans un chapitre à part : seulement je ne pourrai être bien compris qu'autant que je l'aurai fait précéder de quelques généralités sur les lois qui président au cours du sang dans ses vaisseaux. Disons donc un mot de la CIRCULATION.

LA CIRCULATION.

Lorsqu'à la Grande Exposition dernière, je voyais la foule se presser dans la galerie des machines, et admirer, comme j'admirais moi-même, ces prodigieuses merveilles du génie de l'homme, je ne pouvais m'empêcher de songer combien peu, parmi les visiteurs, se doutaient que chacun de nous porte en soi une machine bien autrement perfectionnée, puisqu'elle fonctionne sans combustible, sans mécanicien et sans bruit, et que, de plus, elle se suffit à elle-même pour réparer ses avaries : cette machine, c'est le cœur. Ce n'est ni le lieu ni le moment de vous initier à tous les détails de son harmonieux ensemble. Qu'il me suffise de vous donner un simple aperçu du jeu de ses principaux rouages.

Le cœur, par ses deux moitiés adossées l'une à l'autre, figure un double appareil hydraulique destiné à mouvoir le sang. Parlons d'abord de sa moitié gauche ou *Cœur gauche*, pour arriver ensuite à sa moitié droite ou *Cœur droit*.

CŒUR GAUCHE.

La cavité centrale du cœur gauche, appelée *ventricule*, représente une pompe aspirante et foulante. Seulement, voyez combien la nature a su en simplifier la structure et le jeu ! Tandis que, dans les pompes ordinaires, il est besoin d'un piston pour faire mouvoir le liquide, ici le piston est remplacé par l'alternance de contraction et de dilatation du corps même de la pompe : première économie. De même, au lieu de vapeur dégagée à l'aide du calorique, il y a tout simplement la force inhérente à tout tissu vivant : deuxième économie.

Enfin l'absence de vapeur implique nécessairement l'absence de réservoirs de condensation : troisième économie. La machine humaine est dont infiniment moins compliquée que les machines industrielles ; or, ici comme dans tout, qui dit simplicité dit perfectionnement.

Mais le sang n'est point un liquide homogène. Il se compose d'éléments complexes : globules, albumine, fibrine, sels, etc., qui ont besoin d'être combinés ensemble et comme fondus pour devenir aptes à circuler. Aussi, par une disposition dont vous ne trouverez l'analogue nulle part ailleurs, le ventricule est-il garni intérieurement d'une multitude de petits cordages fibreux qui, successivement tendus et relâchés, opèrent ce mélange à la manière d'un van ou d'un crible.

Et les *valvules* dont sont garnis les orifices du cœur ! Ce sont des soupapes qui agissent absolument comme celles des machines, c'est-à-dire qu'elles s'abaissent pour faciliter le passage des liquides dans un sens, et se redressent pour s'opposer à leur retrait dans l'autre. Il y a toutefois cette différence que, tandis que les soupapes usitées dans l'industrie sont résistantes et fermes, comme les tuyaux auxquels elles s'adaptent, celles dont le cœur est pourvu sont formées d'un tissu si élastique et si flexible qu'il se prête à toutes les variations de volume que subit l'intérieur de cet organe. Or, c'est là encore un problème dont la solution est mécaniquement impossible et que, cependant, la nature a de même admirablement résolu.

Mais ce qui met en quelque sorte le comble à l'immense supériorité de la machine humaine, c'est, nous l'avons déjà dit, la faculté qu'elle possède de se suffire pour réparer ses propres avaries. Chaque fois en effet que nous nous faisons une piqûre ou une coupure, le sang qui s'échappe ne tarde pas à s'arrêter par la coagulation de sa fibrine à l'orifice des vaisseaux divisés. Qui ne sait au contraire que, quand une fuite se déclare dans un conduit hydraulique, l'eau continue de couler jusqu'à ce qu'on ait obturé mécaniquement l'ouverture qui lui donne issue ?

—Maintenant que voilà, en quelque sorte, le problème de la circulation un peu dégrossi, jetons un coup d'œil sur la manière dont le sang se meut au sein de l'économie, et sur les principales transformations qu'il y éprouve.

On donne le nom d'*artères* aux vaisseaux qui doivent transporter le sang du cœur gauche dans tous les organes. Ces vaisseaux naissent du ventricule par un seul tronc appelé *aorte*, et bientôt se divisent en branches, en rameaux et en ramuscules de plus en plus nombreux et déliés, jusqu'à ce qu'ils arrivent à ne plus former qu'une sorte de chevelu qui prend, à cause de cela, le nom de *ré-seau capillaire.* C'est là que le sang se distribue pour coopérer à tous ces actes mystérieux et intimes qui constituent la nutrition. C'est là également que les dernières ramifications artérielles s'abouchent et se continuent avec les premières ramifications veineuses pour donner naissance aux *veines* proprement dites, dont le volume augmente en même temps que leur nombre diminue, et qui s'acheminent vers le cœur droit où nous allons à l'instant les retrouver.

La distribution, je devrais plutôt dire la disparition du sang dans les capillaires rappelle assez ce qui arrive pour certains fleuves que l'on voit s'abîmer dans le sol pour aller ressortir un peu plus loin. Telle est, entre autres, la fameuse « perte » du Rhône. Il y a toutefois cette différence que, tandis que l'eau, après ses migrations souterraines, s'offre à sa sortie la même qu'auparavant, le sang, au contraire, en traversant les capillaires, subit une transformation véritable. De rouge et de spumeux qu'il était, il devient noir et terne ; ses propriétés vivifiantes font ainsi place à des qualités tout autres, et c'est dans cet état que les veines le reçoivent.

Quant à la force qui le met en jeu, la même impulsion du cœur qui l'avait lancé dans les artères le fait mouvoir dans les veines ; seulement, par suite de la distance et des obstacles apportés par la circulation capillaire, elle est rendue moindre dans les veines. Aussi ces derniers vaisseaux sont-ils munis intérieurement d'un grand nombre de valvules membraneuses qui ont pour effet, lorsque le sang romente contre son poids, ainsi que cela a lieu pour les membres, de l'empêcher de trop peser sur les couches inférieures et par conséquent de gêner son ascension.

— Une fois arrivées au terme de leur parcours, les veines se réunissent en deux gros troncs : ce sont la *Veine cave supérieure* et la *Veine cave inférieure*, lesquelles vont s'ouvrir dans le cœur droit.

CŒUR DROIT.

Ce que nous venons de dire de la disposition du cœur gauche est parfaitement applicable à la disposition du cœur droit. Sa cavité, appelée de même *ventricule* (1), représente également, par le double jeu de ses soupapes, une pompe aspirante et foulante. Aussi va-t-il nous suffire de très-peu de mots

(1) C'est avec intention qu'en parlant du ventricule droit j'omets, comme je l'ai fait pour le ventricule gauche, de mentionner l'appendice appelé *oreillette* qui leur sert de vestibule. Comme le rôle de cet appendice n'est pas indispensable à connaître pour l'intelligence de la circulation, j'ai préféré le passer sous silence que de compliquer ma description d'un détail qui eût pu la rendre moins facile à saisir.

pour faire comprendre ce second temps de la circulation.

Le sang apporté par les veines caves est lancé par les contractions du ventricule droit dans l'*artère pulmonaire*, c'est-à-dire dans le vaisseau qui fait communiquer le cœur avec les poumons. A ce moment, les soupapes, correspondantes aux veines, qui s'étaient abaissées pour le laisser entrer se redressent pour prévenir son reflux dans ces vaisseaux ; celles au contraire qui garnissent l'artère pulmonaire s'abaissent pour qu'il pénètre librement dans les poumons. Mais à la contraction du ventricule droit succède sa dilatation ; les soupapes alors fonctionnent d'une manière inverse. Ce sont celles de l'artère pulmonaire qui se redressent pour empêcher le sang de refluer dans le ventricule, tandis que celles qui correspondent aux veines s'abaissent pour faciliter son entrée dans cette cavité ; et ainsi de même pour chaque répétition des battements du cœur.

Voilà donc le sang qui, lancé par la pompe droite, se dirige vers le cœur emporté par l'artère pulmonaire. Cette artère se divise bientôt en deux troncs, lesquels se distribuent à l'un et à l'autre poumon ; puis chaque tronc se divise et se subdivise en une infinité de petits tubes d'une ténuité prodigieuse, appelée, comme ceux de la pompe gauche, « capillaires. »

C'est dans ces capillaires que se passe le grand acte de la respiration lequel a pour but la révivification du sang. Seulement ces petits tubes, par une disposition dont la nature s'est réservé le secret, sont assez poreux pour que l'air y pénètre et pas assez pour que le sang en sorte. C'est donc à travers leurs parois que s'opèrent ces combinaisons chimiques qui font que le sang, de noir et impropre à la circulation qu'il était, devient au contraire rutilant et éminemment réparateur.

Transformé de la sorte, ce liquide quitte les capillaires pour passer dans des vaisseaux de plus en plus volumineux, lesquels, au nombre de quatre, deux pour chaque poumon, viennent sous le nom de *veines pulmonaires* rapporter le sang au cœur gauche d'où nous l'avions supposé partir. C'est de là qu'il va partir de nouveau pour aller recommencer à travers les organes cette incessante pérégrination circulaire, appelée à cause de cela « circulation », dont nous venons de suivre les principales étapes.

Ainsi donc, pour nous résumer, les deux moitiés du cœur représentent deux machines hydrauliques qui, bien qu'adossées l'une à l'autre et séparées par une simple cloison, non seulement fonctionnent sans se nuire, mais de plus concourent au même but par une action tout à la fois indépendante et commune. Jamais, je ne saurais trop le répéter, l'industrie humaine n'a rien produit ni d'aussi simple ni d'aussi parfait. Comment donc peut-il se rencontrer des hommes qui, témoins de semblables merveilles et surtout les comprenant, se refusent à y voir la main d'un Créateur? En d'autres termes, comment un savant peut-il être matérialiste ?

HÉMORRHAGIES.

Maintenant que nous connaissons les lois essentielles qui président à la Circulation, nous pouvons aborder l'étude des HÉMORRHAGIES.

On donne le nom d'Hémorrhagie à tout écoulement de sang qui prend des proportions assez considérables pour menacer la santé ou même la vie. Les hémorrhagies, suites de blessure, ont été divisées, d'après la nature des vaisseaux qui les fournissent, en *Hémorrhagies artérielles* et en *Hémorrhagies veineuses*. Quand elles sont foudroyantes, c'est qu'il y a eu quelque gros tronc d'intéressé; mais d'autres, infiniment moins graves, résultent soit de la réouverture d'une saignée, soit d'une simple application de sangsues. Enfin il en est qui surviennent spontanément par le fait de l'exhalation du sang à travers ses capillaires, comme cela a lieu pour le saignement de nez.

Nous parlerons successivement des « Hémorrhagies artérielles » et des « Hémorrhagies veineuses ».

HÉMORRHAGIES ARTÉRIELLES.

Lorsque vous voyez le sang s'échapper d'une blessure par saccades et par jets, que ces jets et ces saccades correspondent aux battements du pouls, que le sang est spumeux, qu'il offre une teinte rouge, vermeille, écarlate, vous pouvez affirmer qu'une artère a été ouverte. Ce n'est pas sans motifs qu'un pareil accident inspire un sentiment d'effroi, car il n'en est pas qui crée de danger plus immédiat. Il n'y a donc point un instant à perdre pour agir.

Vous commencerez par rapprocher le plus hermétiquement possible les lèvres de la plaie, et, une fois leur contact obtenu, vous exercerez sur elles une pression suffisante pour empêcher le sang de sortir. Quelquefois cela suffit pour que l'hémorrhagie s'arrête. Gardez-vous alors de retirer vos doigts avant plusieurs minutes, afin de donner au caillot obturateur le temps de se former. Quand enfin vous jugerez le moment opportun, vous les soulèverez très lentement et en évitant la moindre secousse, puis vous recouvrirez la plaie d'un gâteau de charpie sèche qui devra être assujetti à l'aide d'une compresse et d'une bande un peu serrée. Ceci fait, malade et pansement seront maintenus dans une immobilité absolue.

Malheureusement, il est très rare qu'on se rende ainsi maître de l'hémorrhagie, ou que, suspendue un instant, elle tarde à se reproduire. Dans ce cas, vous tamponnerez la plaie, c'est-à-dire que vous la bourrerez intérieurement de charpie sèche, ou mieux de charpie imbibée de perchlorure de fer, puissant hémostatique qui agit tout à la fois sur le sang en le coagulant, et sur les vaisseaux en en resserrant les parois.

Mais le perchlorure peut échouer également. Que vous restera-t-il donc à faire ? Avant de répondre à cette question ou plutôt afin d'en faciliter la réponse, je crois devoir aller au-devant d'une objection qui s'est déjà présentée peut-être à l'esprit de plus d'un lecteur.

Vous exaltiez, me dira-t-on, l'immense et merveilleux privilège dont aurait joui notre appareil circulatoire de se suffire à lui-même pour réparer ses avaries. Comment donc se fait-il que ce privilège lui fasse défaut juste à l'instant où il devrait lui rendre le plus de services ? Car enfin, ce serait le cas ou jamais pour la fibrine du sang de se solidifier de manière à boucher la blessure faite aux parois artérielles.

Sans doute : seulement toute chose a sa mesure

et ses limites. Un caillot aura beau se former autour de la blessure de l'artère, il ne pourra l'obturer qu'autant qu'il y adhérera, et il n'y aura d'adhérence possible que si l'ondée de sang que continue à lancer le vaisseau lui permet de s'organiser. Sans cela, il sera emporté à la manière de ces fascines ou de ces remblais qu'on oppose à la rupture d'une digue, et que chasse de même devant soi l'impétuosité du courant.

Or, c'est là précisément ce qui arrive pour les artères de gros calibre. L'impulsion du cœur s'y fait trop vivement sentir pour laisser au caillot le temps de se prendre en masse.

Que ferez-vous donc ? Vous ferez ce qui se fait chaque jour sous vos yeux, quand une fuite se déclare dans une de ces nombreuses conduites d'eau qui parcourent le sous-sol de nos cités. Avant d'entreprendre les travaux nécessaires pour boucher l'ouverture, on commence par s'opposer à l'arrivée d'une nouvelle eau, en en interceptant le cours. Il n'est besoin pour cela ni d'un ingénieur ni d'un mécanicien ; la clef d'un ouvrier suffit. Eh bien ! une hémorrhagie, qu'est-ce donc, sinon une fuite qui se déclare également par rupture d'un tuyau ? Pourquoi dès lors s'obtiner à vouloir boucher l'ouverture avant d'avoir rendu tout d'abord le tuyau imperméable ? Sans doute il ne saurait être question ici d'une simple clef à tourner : mais la chose est également praticable, grâce à la disposition anatomique que voici :

Les artères ont des parois élastiques et flexibles qui cèdent très aisément à la pression des doigts, pression qu'il n'est même pas nécessaire de pousser bien loin pour effacer complètement leur cavité. Il devra donc suffire, pour arrêter l'hémorrhagie, de comprimer le vaisseau qui la fournit.

Seulement c'est supposer que l'artère est toujours superficielle et qu'elle repose sur un plan suffisament résistant, ce qui est au contraire l'exception, la nature s'étant attachée à soustraire ces vaisseaux aux violences extérieures. Ainsi elle les a placés dans la profondeur même des tissus et les a entourés de parties molles qui forment autour d'eux une sorte de rempart. Il est toutefois trois points où des artères de gros calibre sont parfaitement accessibles à la compression. Ce sont : la *tempe*, le *pli du coude* et le *pli de l'aine*. Un mot sur chacun de ces points.

Compression exercée à la tempe. — L'artère temporale est tellement voisine de la peau qu'elle forme un relief assez sensible pour qu'on puisse apercevoir ses battements à l'œil nu. De plus, elle repose sur une surface osseuse, lisse et polie, qui offre la dureté de l'écaille. Aussi est-il presque toujours facile d'arrêter ses hémorrhagies par la compression pratiquée entre l'oreille et la blessure, direction dans laquelle marche le sang. Un seul doigt, convenablement appuyé, suffit même pour obtenir ce résultat.

Compression exercée au pli du coude. — Le pli du coude est le seul endroit où l'artère brachiale devienne assez superficielle pour être accessible à la compression ; par conséquent, les blessures situées à l'avant-bras ou à la main, sont les seules qui puissent en recueillir les bénéfices. Les hémorrhagies qui la rendent nécessaire sont presque toujours produites par une chute sur un corps tranchant ou anguleux.

Le point précis qu'occupe l'artère au pli du coude se trouve à l'endroit appelé la « saignée. » Vous reconnaîtrez facilement sa place à ses battements. Surtout ayez soin, pour cette exploration, de tendre fortement le bras du blessé ; c'est la meilleure manière de mettre le vaisseau en relief : vous avez de plus l'avantage de donner au plan fibro-musculaire sur lequel doit porter la compression une plus grande résistance. Cette compression sera pratiquée à l'aide du pouce appliqué directement sur l'artère, tandis que les autres doigts, contournant l'articulation, prendront leur point d'appui en arrière du coude.

Compression exercée au pli de l'aine. — Le membre inférieur est alimenté par une grosse artère, l'artère crurale, laquelle change de nom suivant les places qu'elle occupe. Elle sort du bassin au niveau du pli de l'aine, devient en ce point tout à fait superficielle, puis s'incline en dedans pour plonger dans les muscles de la cuisse et gagner ainsi le creux du jarret, d'où elle descend dans l'épaisseur même de la jambe : elle se termine enfin par deux branches qui couvrent les faces dorsale et plantaire du pied d'un véritable réseau vasculaire. C'est donc au pli de l'aine que l'artère crurale est le plus superficielle : aussi est-ce là que vous devrez appliquer vos doigts, réunis en faisceau, pour exercer la compression. Surtout ayez soin, comme pour l'avant-bras, de bien étendre la cuisse de manière à mettre le vaisseau dans tout son relief, sans quoi le plan mobile sur lequel il repose n'offrirait par son relâchement qu'une résistance insuffisante.

— Je n'insisterai pas davantage sur ces compressions artérielles, car c'est un moyen auquel vous n'aurez recours que dans des cas heureusement très rares. Il est toutefois une dernière recommandation que je ne saurais omettre.

Lorsque vous êtes ainsi parvenu à vous rendre maître du sang, ne perdez pas de vue que ce n'est qu'une simple trève et que vous êtes toujours sous le coup d'une hémorrhagie consécutive. De là l'impérieuse nécessité de maintenir la compression en vous faisant au besoin relayer (par des aides et cela jusqu'à l'arrivée du chirurgien qui devra lier l'artère, seul moyen de sauvegarder la vie du blessé.

HÉMORRHAGIES VEINEUSES.

Les Hémorrhagies veineuses se distinguent des Hémorrhagies artérielles par deux caractères bien tranchés : d'abord, le sang est noir au lieu d'être rouge ; puis, il s'échappe en nappe et non par jets.

Ces caractères, du reste, sont parfaitement d'accord avec ce que nous avons dit de ces deux sangs dans notre aperçu physiologique sur la Circulation. Ainsi, le sang de rouge est devenu noir parce qu'en traversant les capillaires, il a perdu les propriétés vivifiantes qu'il avait en y entrant, et qu'il ne pourra recouvrer qu'au contact de l'air dans les poumons ; il a cessé également de se mouvoir par jets parce que l'impulsion saccadée qu'il avait reçue du cœur a été décomposée par les obstacles rencontrés dans le réseau capillaire, et aussi par les combinaisons nouvelles auxquelles a donné lieu le grand acte de la nutrition.

Mais il est un autre signe qui différencie non moins nettement les hémorrhagies veineuses des hémorrhagies artérielles : c'est la facilité avec laquelle on les arrête. Presque toujours il suffît de rapprocher les lèvres de la plaie, ou de la tamponner légèrement avec de la charpie soit sèche, soit imbibée de perchlorure de fer, pour que le sang cesse de couler.

Ce résultat s'explique en ce que les parois des veines, minces et flexibles, ont de la tendance à revenir sur elles-mêmes, tandis que celles des artères, à cause de leur rigidité, tendent à rester béantes. Il s'explique également en ce que, le nombre des veines l'emportant de beaucoup sur celui des artères, le sang, quand une veine est ouverte, a, pour continuer son cours, bien d'autres voies détournées. Enfin il s'explique surtout en ce que l'effort du cœur se fait bien moins vivement sentir dans les veines que dans les artères.

Mais en voilà assez sur ces généralités. Arrivons maintenant à quelques applications particulières, choisies parmi les plus pratiques.

HÉMORRHAGIES SUITE DE SAIGNÉE.

La saignée n'est pas toujours cette petite opération facile et anodine que chacun se figure. Jugez-en plutôt.

Tantôt la veine n'offre point assez de volume ou est trop masquée par les chairs pour que la pointe de la lancette puisse l'atteindre, ou du moins y faire une piqûre suffisante pour que le sang s'en échappe ; il y a alors ce qu'on appelle « saignée blanche. » D'autres fois elle est tellement accolée à l'artère qu'il peut arriver que l'instrument, s'il n'est pas manié par une main assez habile, blesse les parois de celle-ci : c'est un cas toujours grave en ce qu'il rend nécessaire la ligature du vaisseau et peut même entraîner l'amputation du bras. Enfin, on a vu quelquefois la saignée, en apparence la mieux réussie, déterminer une *phlébite,* ou inflammation de la veine, et devenir ainsi une cause de mort : c'est à un accident de ce genre qu'a succombé l'illustre chimiste Darcet, pour une simple saignée de précaution.

Mais ce n'est pas de cela qu'il s'agit. Je veux parler des hémorrhagies qui surviennent lorsqu'à la suite d'une saignée la veine se rouvre. On en est averti par le sentiment de défaillance qu'éprouve le malade, et surtout par la vue du sang qui tache l'appareil.

Ne vous effrayez pas. L'accident ne peut offrir rien de grave, et toute personne est apte à y porter remède. Il faut tout de suite enlever les diverses pièces du pansement, et, la veine mise ainsi à découvert, appliquer le doigt sur le point même d'où le sang s'échappe. A l'instant ce sang s'arrête. Vous en profitez pour laver les bords de la plaie et la débarrasser des caillots qui s'y sont formés, puis, vous fléchissez l'avant-bras du malade sur le bras, jusqu'à ce qu'ils se trouvent en contact ;

en même temps, vous retirez votre doigt avec précaution, ayant soin d'attirer la peau légèrement à vous, afin de détruire le parallélisme entre l'ouverture de la veine et celle des téguments.

Dans cette attitude, il est impossible que le sang s'échappe de nouveau. Laissant alors s'écouler quelques minutes pour donner au caillot le temps d'agglutiner les lèvres de la plaie, vous entr'ouvrez très doucement le pli du bras, assez pour apercevoir la piqûre de la lancette, pas assez pour en tirailler les bords, puis vous y appliquez un petit morceau de taffetas d'Angleterre. Quand il est suffisamment sec, vous le recouvrez, pour éviter le frottement, d'une bande médiocrement serrée, puis le bras est mis en écharpe et tout est terminé.

HÉMORRHAGIES PAR PIQURES DE SANGSUES.

Les piqûres de sangsues sont, chez l'enfance, une cause fréquente d'hémorrhagie. Cela se comprend, les vaisseaux étant à cet âge infiniment plus spongieux qu'ils ne seront plus tard, d'abord à cause de la nutrition plus active à laquelle ils président ; puis aussi pour qu'ils puissent se prêter plus facilement aux exigences de la croissance dont le temps d'arrêt deviendra le signal de leur fixité organique.

On combat d'habitude ces hémorrhagies par

l'application sur les piqûres de petits morceaux d'amadou, de la toile d'araignée pulvérisée ou de la cendre de vieux linge. Ce sont là de bons moyens, les deux derniers surtout, en ce qu'ils ne laissent pas comme l'amadou de petites élévations que le moindre frottement peut enlever, et qui deviennent ainsi l'occasion d'un nouveau suintement.

Lorsque, malgré cela, l'hémorrhagie persiste, on est dans l'usage de toucher les petites plaies avec la pierre infernale. Mais il vaut mieux laisser tomber sur leur surface une goutte de perchlorure de fer; c'est plus expéditif et plus sûr.

Enfin, si rien n'y fait, n'hésitez pas, à l'exemple des vétérinaires, à traverser la peau sous la piqûre avec une épingle et à rouler sur cette épingle un fil fortement serré. Sans doute, c'est un procédé un peu douloureux, mais qu'est-ce qu'un peu de douleur quand la mort est là chez l'enfant qui frappe à la porte ?

Une remarque en passant. Les sangsues ne font pas une piqûre unique, comme on le croit généralement, mais une piqûre à trois branches, d'où résulte une plaie triangulaire. Gardez-vous donc, à moins d'une nécessité absolue, d'en appliquer sur la figure ou sur le cou d'une jeune fille ou d'une jeune femme, dans la crainte qu'elles ne laissent après elles des cicatrices indélébiles.

HÉMORRHAGIES NASALES.

Le saignement de nez n'est souvent qu'un procédé que la nature emploie pour nous débarrasser d'un excès de sang; il constitue alors un heureux accident. Mais il est des cas où il atteint des proportions trop considérables, et où il est essentiel d'aviser aux moyens d'y porter remède.

Ces moyens, j'aurai peu de chose à en dire, car chacun les connaît. Ce sont : les réfrigérants sur le front; la projection d'eau froide au visage; l'attitude assise, la tête étant tenue droite, découverte et exposée à l'air vif; l'élévation des bras; les révulsifs irritants vers les pieds et les mains; quelquefois aussi un saisissement brusque par un corps froid, tel qu'une clef entre les deux épaules.

Si, malgré cela, l'*épistaxis* (c'est le terme scientifique) n'a pas cédé, vous aurez recours à des injections dans les fosses nasales d'eau froide coupée de perchlorure de fer : au besoin, vous les badigeonnerez intérieurement à l'aide d'un bourdonnet imbibé de cette substance tout à fait pure.

Enfin, dans les cas heureusement fort rares où l'on ne peut parvenir par aucun moyen à se rendre maître du sang, le tamponnement des fosses nasales devient la seule ressource; mais alors c'est une opération qui est exclusivement du ressort du médecin.

HÉMORRHAGIES HÉMORRHOÏDALES.

Le flux hémorrhoïdal, tant qu'il ne dépasse pas certaines limites, constitue une de ces affections qu'il serait dangereux de guérir. Souvent en effet, de même que le flux menstruel, il provoque une déplétion salutaire des vaisseaux sanguins; il a contribué aussi plus d'une fois à arrêter la marche de phthisies commençantes; enfin son apparition subite peut devenir le signal de convalescences inespérées. Ainsi s'explique pourquoi, dans le cours de certaines maladies aiguës ou chroniques, nous cherchons à le provoquer artificiellement.

Mais il peut se faire qu'il prenne tout à coup le caractère hémorrhagique, ou qu'il donne lieu à un suintement interminable, lequel par sa continuité épuisera plus encore les malades qu'un écoulement abondant et rapide, ne revenant que par intervalle. Dans l'un comme dans l'autre cas, il sera utile, sinon de l'arrêter tout à fait, du moins d'en tempérer les excès.

Le moyen le meilleur consistera dans l'emploi de compresses froides appliquées à l'orifice anal, ou de quarts de lavements froids répétés de temps en temps, de manière à produire une véritable réfrigération de l'intestin. L'ingestion de boissons froides constituera encore un utile auxiliaire. Mais dans les suintements rebelles qui tiennent surtout à l'érosion des tumeurs hémorrhoïdales, il faut localiser davantage le traitement. Des lotions faites sur les tumeurs avec une solution astringente d'alun, d'extrait de Saturne ou de perchlorure de fer, constituent alors le moyen par excellence.

HÉMORRHAGIES UTÉRINES.

L'hémorrhagie utérine, vulgairement appelée *perte*, est un écoulement de sang se faisant par l'utérus, hors le temps des règles, ou bien aux époques menstruelles, mais en quantité plus grande qu'à l'état normal. Cette hémorrhagie s'établit peu à peu ou tout à coup; elle a lieu sans interruption ou bien elle se suspend pour se renouveler à de courts intervalles; en général, elle est continue et redouble par instants. Les malades rendent habituellement beaucoup de caillots. Il est rare toutefois qu'elle soit suivie de symptômes anémiques comme les autres hémorrhagies. J'en excepte cependant les cas où, chez les jeunes filles recemment formées, les règles constituent, par leur répétition et leur abondance, de véritables pertes.

Mais ce qu'il importe surtout de savoir, c'est si ces hémorrhagies utérines sont essentielles, c'est-à-dire si elles constituent un écoulement simple, ou si, au contraire, elles sont le symptôme de

quelque maladie de matrice plus ou moins grave.
Se défier de celles qui s'accompagnent de douleurs
intermittentes, vives et expulsives, surtout quand
elles alternent avec des flux séreux et odorants;
presque toujours elles se rattachent à un engorge-
gement, à une ulcération du col, ou à la présence
de quelque polype.

Le traitement de ces hémorrhagies, quelle que
soit d'ailleurs la cause qui les ait déterminées,
consiste dans l'emploi de certains soins qu'on peut
résumer ainsi qu'il suit :

La malade sera soumise au repos le plus absolu
et couchée sur un lit dur, le bassin fortement relevé et soutenu par un traversin passé au-dessous
des reins. On veillera à ce que l'air de la pièce
qu'elle occupe soit frais et renouvelé ; on évitera
de même que ses couvertures soient trop chaudes. Elle prendra des boissons aigrelettes, ou
mieux, rendues astringentes pas quelques gouttes
de perchlorure de fer : peu ou point d'aliments.
En même temps, on promènera sur ses avant-bras
et ses mains des cataplasmes sinapisés ou des
ventouses sèches ; mais on se gardera de rien faire
de semblable aux cuisses, aux jambes ou aux
pieds, car, en attirant ainsi le sang par en bas, on
augmenterait la perte.

Si, malgré ces moyens, l'hémorrhagie continue,
appliquer sur le bas-ventre ou au haut des

cuisses une vessie remplie de glace pulvérisée, ou tout au moins des linges imbibés d'eau très froide, qu'on aura soin de changer à mesure qu'ils se réchaufferont. Insister sur les lavements froids. On fera de même des injections intra-vaginales d'eau froide, soit pure, soit additionnée d'une bonne cuillerée d'alun ou d'une quarantaine de gouttes de perchlorure de fer. Enfin, si tout échoue, il faudra recourir soit à la compression de l'aorte, soit au tamponnement, mais alors cela regarde exclusivement le médecin, qu'il ne faut jamais manquer de prévenir dès le début, ces hémorrhagies prenant quelquefois subitement des proportions tout à fait alarmantes.

HÉMATURIE.

L'hématurie ou *pissement de sang* se reconnaît non pas à la couleur rouge des urines, mais au contraire à leur teinte brune ou même tout à fait noire. Autant elle est fréquente dans les pays chauds, autant elle est rare dans nos climats tempérés. Quand on l'observe chez nous, elle est presque toujours l'indice de quelque calcul soit des reins, soit de la vessie. Elle constitue donc simplement un symptôme qu'il faut se contenter de combattre par des moyens palliatifs, tels que lavements froids et boissons acidulés, en attendant qu'on s'attaque à la cause qui l'a produite et qui, tant qu'elle persistera, deviendra l'occasion d'incessantes récidives.

Il faut savoir aussi que l'hématurie succède quelquefois à l'application d'un grand vésicatoire ou à l'absorption des cantharides sous une autre forme. On devra, dans ce cas, insister tout particulièrement sur les boissons mucilagineuses et les bains tièdes prolongés.

MORSURES VENIMEUSES.

Les seules morsures dont nous ayons à nous occuper ici sont celles qui proviennent d'animaux infestés de quelque virus ou de quelque venin (1), les morsures simples rentrant dans le traitement des plaies ordinaires, dont nous avons déjà parlé.

Il est, dans nos climats, deux espèces d'animaux surtout qui offrent cette redoutable complication ; ce sont les *Chiens* enragés et les *Vipères*.

MORSURES DE CHIENS ENRAGÉS.

La rage est de toutes les maladies la plus terrible, ne fût-ce que par la nature de ses symp-

____

(1) Bien que les expressions de *virus* et de *venin* s'emploient souvent indistinctement l'une pour l'autre, le mot « virus » désigne plutôt un poison particulier à certaines maladies, et le mot « venin », un poison sécrété par un animal.

tômes. Seulement, c'est à tort qu'on la désigne par l'expression d'*hydrophobie* (horreur de l'eau), car l'enragé, bien loin d'avoir l'eau en horreur, est généralement tourmenté par une soif ardente ; il demande sans cesse à boire et supplie qu'on lui donne le moyen d'avaler. Il a donc la volonté et le désir de boire. Mais, dès qu'il voit un liquide, une convulsion épouvantable s'empare des muscles de la déglutition et de la respiration ; sa gorge se ressère ; il éprouve un sentiment de constriction et d'étouffement, qui semble augmenter en raison même des efforts qu'il fait pour le surmonter. Enfin l'écume, qui s'échappe à flots de sa bouche et de ses narines, prend de telles proportions qu'il meurt comme terrassé par la suffocation.

Malheureusement, contre d'aussi affreux accidents, la science ne possède aucun remède. C'est au point qu'elle en est arrivée à ne plus en tenter aucun. Il est vrai que l'empirisme, au contraire, en possède toute une collection aussi variée que curieuse. Le plus souvent, c'est un breuvage sudorifique qu'on fait suivre de courses effrénées, dans le but d'éliminer le virus par les sueurs ; ou bien c'est une omelette dans laquelle on a fait entrer certaines herbes mystérieuses cueillies à tel jour, à telle heure et sous tel quartier de la lune ; quelquefois enfin, ce sont tout simplement·

des pratiques et des formules cabalistiques où la superstition le dispute comme toujours à la crédulité, et où les deux principaux personnages sont habituellement une dupe et un fripon.

Voilà où nous en sommes aujourd'hui pour le traitement de la rage. Ce qui n'empêche pas que vous entendrez tous les jours répéter dans le monde des phrases telles que celle-ci : « Qu'importe la bizarrerie du moyen, si le malade guérit ? Or, quantité de personnes mordues par des chiens enragés et qui avaient pris de ces remèdes, ne sont pas devenues hydrophobes. Donc, il faut bien qu'ils aient quelque valeur, car, en définitive, rien n'est brutal comme un fait. »

Rien n'est brutal comme un fait! C'est maintenant la phrase obligée et sacramentelle. Seulement vous m'accorderez qu'un fait ne commande brutalement la conviction qu'autant que l'interprétation en est juste et l'application intelligente. Voyons donc si ces conditions se trouvent réunies dans les exemples que vous citez.

Une personne mordue par un chien enragé prend l'un de ces remèdes et ne contracte pas la rage. En conclurez-vous que c'est au remède qu'elle a dû cette immunité! Oui, si tant est que toute personne mordue ainsi et non traitée doive fatalement devenir hydrophobe. Mais c'est là une conséquence qui n'est nullement rigoureuse. D'abord la dent de l'animal a pu n'effleurer que l'épiderme ou avoir été essuyée par les vêtements, et, par suite, l'inoculation du virus ne s'est point effectuée. Puis toute personne n'est pas apte à contracter la rage, de même que, quand règne une maladie contagieuse, tout le monde n'en est pas nécessairement atteint. Peut-être aussi l'animal n'était-il pas enragé et aura-t-on pris pour de la rage l'exaspération, d'ailleurs bien naturelle, dans laquelle le jetaient les clameurs et les mauvais traitements de ceux qui le poursuivaient. Puis enfin, eût-il été enragé, il n'est pas impossible que chez lui le virus eût perdu de ses propriétés contaminantes.

Je citerai, à l'appui de cette dernière hypothèse, les expériences suivantes de Magendie que je crois avoir le premier fait connaître.

On fait mordre par un chien enragé un chien qui ne l'est pas ; celui-ci, au bout de quarante jours, offre tous les symptômes de la rage. On se sert alors de ce second chien pour en faire mordre un troisième, lequel, au bout du même temps, devient enragé à son tour. Ce troisième chien pourra également communiquer la rage à un quatrième; mais là s'arrête la faculté transmissible du virus, car aucun des animaux que mordra ce quatrième chien ne deviendra hydrophobe.

Partant de ces expériences, que M. Pasteur toutefois m'a dit n'admettre que sur toutes réserves et que, du reste, il ignorait, on peut se demander comment la rage ne s'est pas déjà éteinte d'elle-même depuis longtemps par épuisement de la vertu inoculable de son virus.

C'est que, chez l'animal en liberté, il existe des sources où ce virus se retrempe, chose qui échappe à nos expériences de laboratoire.

Je crains bien même qu'elle ne doive pas de sitôt disparaître, à en juger par les expédients que l'on emploie pour la détruire. Ainsi, on répand sur nos voies publiques des boulettes empoisonnées à l'adresse des chiens hydrophobes. L'intention sans doute est excellente, mais il n'en est pas tout à fait de même du moyen, le propre des chiens hydrophobes étant précisément de ne point manger; vous ne faites donc de victimes que parmi ceux qui ont de l'appétit, par conséquent parmi les bien portants. Tant il est vrai que, dans l'espèce canine également, les innocents payent souvent pour les coupables!

On objectera peut-être que c'étaient des animaux vagabonds, et que l'état de vagabondage peut devenir une cause occasionnelle de rage. N'en croyez rien. Nulle part vous ne trouverez plus de chiens vagabonds qu'en Orient; témoin ce qui se passe à Constantinople et au Caire où, à la tombée de la nuit, leurs bandes prennent littéralement possession de la ville; or, en Orient, la rage est complètement inconnue.

Il semble donc que c'est une maladie particulière à nos climats ou à la domestication des animaux. Surtout gardez-vous, en cas de morsure, de perdre un temps précieux en spécifiques dérisoires, au lieu de recourir tout de suite au traitement rationnel que voici :

On commence par presser la blessure dans tous les sens, de manière à la faire saigner le plus possible, afin d'entraîner tout ou partie du poison qu'elle contenait.

On se hâte également d'appliquer une ligature fortement serrée, au-dessus du point mordu. Servez-vous pour cela d'un mouchoir plié en cravate, d'un ruban, d'une corde, d'un lien quelconque. Cette constriction aura pour effet d'intercepter la circulation dans les vaisseaux, et d'empêcher le virus d'être charrié vers le cœur. Tant qu'il reste confiné dans la plaie, le danger est conjuré.

Ne pas négliger non plus de laver la blessure à grande eau. L'eau chaude aurait l'avantage de délayer les caillots et d'entraîner ainsi plus de sang et de poison : à son défaut, on se servira d'eau froide. Au besoin, si on se trouvait isolé dans la campagne, on pourrait employer du lait. Il n'est pas jusqu'à l'urine, — l'urgence ne permet pas de se montrer difficile, — qui ne puisse être utilisée pour ces lotions.

Enfin, l'application d'une ventouse sur la surface même de la plaie aura pour effet de pomper le virus et de l'empêcher d'être absorbé, en déterminant l'arrêt de la circulation périphérique.

Mais, quel que soit leur degré d'utilité, ce sont là tous moyens essentiellement temporaires. Il n'y a en définitive que la cautérisation qui puisse constituer une chance certaine de salut : plus tôt donc on y aura recours et mieux cela vaudra.

On recommande en général de la pratiquer avec un fer rougi à blanc, et de la diriger sur tous les points que la dent de l'animal a pu atteindre. Sans doute c'est la meilleur méthode ; seulement, on n'a pas toujours ainsi un fer rouge à sa disposition, ni surtout le courage voulu pour le manier ou s'y soumettre. On peut, à la rigueur, le remplacer par un caustique liquide, tel que le nitrate acide de mercure, mais à la condition qu'il pénétrera profondément. On en touche la plaie d'après les règles que j'indiquerai plus loin dans mon *Guide pharmaceutique*, puis, quand on juge que celle-ci en a été suffisamment imprégnée, on panse simplement avec de la charpie sèche. Le malade, il est vrai, gagne peu au change, car la douleur produite par le caustique dure plus longtemps, et n'est guère moins vive que celle qui résulte du fer rouge; mais il y a la frayeur en moins, et c'est bien quelque chose.

Nous avons dit qu'on ne saurait recourir trop tôt à la cautérisation. Si déjà une ou plusieurs heures s'étaient écoulées depuis l'accident, faudrait-il y renoncer comme arrivant trop tard? Non, certainement. D'abord il peut se faire qu'une cause quelconque se soit opposée à l'absorption du poison déposé dans la plaie; puis, eût-elle déjà commencé, tout porte à croire qu'il s'y en trouve encore assez pour continuer d'être une source d'infection. Or, comme nous ignorons la quantité qu'il faut pour déterminer la rage, le plus prudent est d'annihiler ce qui reste. Je n'hésite même pas à poser en principe qu'à quelque date que remonte l'accident, la cautérisation est de rigueur.

Que faire maintenant si, ce moyen ayant été négligé ou, ce qui arrive quelquefois, ayant été employé vainement, un accès se déclare? Hélas! Ce que nous avons dit de l'impuissance des remèdes pour prévenir le développement de la rage n'est de même que trop applicable à ceux qui ont pour but d'en arrêter les progrès.

Magendie avait, un instant, fondé quelque espoir sur la transfusion de l'eau dans le sang. Nous en avons injecté ainsi plusieurs litres dans les veines de divers enragés, mais le seul résultat obtenu a été de rendre leurs derniers moments un peu moins affreux : quant à la mort, l'instant n'en a pas même été sensiblement retardé.

L'arrêt prononcé par Hippocrate est donc aussi vrai aujourd'hui qu'il y a plus de deux mille ans : « Tout enragé, à partir du premier accès, meurt avant le troisième jour. »

— Ces lignes étaient écrites lorsqu'a paru le fait publié par M. Denis-Dumont, chirurgien de l'Hôtel-Dieu de Caen, d'un malade atteint de la rage qui a guéri par des injections sous-cutanées de chlorydrate de pilocarpine. Ce fait sans doute est loin d'être concluant ; toutefois, ne fût-ce que par l'impuissance absolue de tous les remèdes tentés jusqu'à présent, il mérite une attention très sérieuse et devra être l'objet de nouveaux essais.

MORSURES DE VIPÈRES.

La vipère est à peu près le seul reptile venimeux que nous ayons dans nos climats. Elle se distingue de la couleuvre, avec laquelle son aspect permet de la confondre, par les crochets mobiles dont sa mâchoire supérieure est armée. Ces crochets figurent une dent aiguë percée d'un petit canal, lequel donne issue à une liqueur secrétée par une glande située sous l'œil. C'est cette liqueur qui porte le ravage dans l'économie, à la manière des poisons les plus violents et les plus

subtils. Tant que l'animal ne veut pas s'en servir, la dent se cache sous un pli de la gencive;
est-il irrité, elle se redresse, prête à verser dans
les chairs le virus qui y afflue. Ce n'est pas tout.
Derrière elle, par une précaution redoutable, sont
disposés plusieurs germes d'autres dents destinées à la remplacer et à remplir le même office
si elle se casse dans la blessure.

Contrairement à ce que l'on observe pour le virus
de la rage, où existe une longue période d'incuba-
tion, le venin de la vipère développe des accidents immédiats. Ce sont : une douleur profonde
et pulsative, du gonflement atteignant parfois des
proportions énormes, des rougeurs caractérisées
par des marbrures et des ecchymoses, des défaillances, des nausées, des vomissements bilieux,
souvent aussi de graves désordres cérébraux.

Il est rare toutefois que la mort en soit la conséquence. Voici la raison physiologique qu'en a
donnée Fontana, d'après ses ingénieuses expériences sur le venin de la vipère :

Ce venin agit avec d'autant plus d'activité sur
les animaux que ceux-ci ont moins de volume.
Ainsi un centigramme suffit pour tuer un moi-
neau; il en faut près de deux pour tuer un pigeon;
cinq ou six sont nécessaires pour tuer un fort
chien, et ainsi de suite pour les animaux d'un
plus fort calibre : d'où Fontana conclut que,

pour faire périr un homme, il n'en faudrait pas moins de dix-huit à vingt. Or, le plus que puisse en fournir la vipère commune, c'est dix environ.

Ce sont là des explications plus spécieuses que probantes, les poisons de cette nature se comportant à la manière des ferments, et la puissance d'un ferment ne se calculant point d'après sa quantité, mais bien d'après son activité.

Une particularité à noter, c'est que le venin de la vipère n'agit qu'autant qu'il est mis en contact avec une plaie ou une surface privée de son épiderme. Appliqué sur les lèvres ou introduit dans la bouche et même jusque dans l'estomac, il est absolument inoffensif. Ce fait explique pourquoi on conseille de sucer la blessure au moment même de l'accident, afin de pomper le venin que la dent de l'animal y aurait déposé. C'est là effectivement une pratique très utile, mais qu'il faudrait bien se garder d'imiter pour le virus rabique, ce virus étant parfaitement inoculable par cette voie. Il l'est d'autant plus que ce sont les glandes salivaires qui président à sa sécrétion.

Le traitement de la morsure de la vipère repose sur les mêmes indications que celui de la morsure du chien hydrophobe. Il faut s'attacher à prévenir l'absorption du poison, à l'aide des mêmes moyens que nous venons d'indiquer.

Ainsi on pressera la plaie pour en exprimer le

plus de sang possible ; on l'isolera du cœur par un lien fortement serré ; on la lavera à grande eau ; au besoin on y appliquera une ventouse. Seulement, de même que pour la rage, la seule médication réellement certaine, c'est la cautérisation.

Le fer rouge serait ici un moyen par trop brutal : aussi a-t-on généralement recours à l'ammoniaque. Pourquoi l'ammoniaque, plutôt que tout autre caustique ? C'est à Bernard de Jussieu qu'est due sa vogue. L'illustre botaniste était à herboriser dans la forêt de Fontainebleau, entouré de ses élèves, lorsqu'il fut mordu par une vipère. Ayant su que l'un deux avait sur lui un flacon de cette substance, l'idée lui vint d'en verser quelques gouttes sur la plaie et l'accident n'eut pas de suites : de là une réputation que l'expérience est loin d'avoir démentie. Il semble en effet, que l'ammoniaque ait le degré de causticité le plus en rapport avec la nature du venin qu'il s'agit de neutraliser : par suite, il faut se hâter d'y avoir recours. On en imprègne un bourdonnet de coton ou de charpie qu'on fait pénétrer dans la plaie le plus profondément possible, précaution essentielle, car c'est tout au fond que le venin a été déposé par la pointe de la dent de l'animal.

Il est d'usage de faire prendre en même temps à l'intérieur quelques gouttes d'ammoniaque délayées dans de l'eau sucrée; mais ne comptez que sur la cautérisation.

A défaut d'ammoniaque, on pourrait cautériser avec l'acide phénique, le vinaigre anglais, ou simplement le premier caustique venu.

Quant à des spécifiques proprement dits, je ne puis que répéter encore, à propos des morsures de la vipère, les mêmes remarques que pour les morsures des chiens enragés, à savoir qu'on ne saurait trop se tenir en garde contre tout ces remèdes auxquels on attribue si gratuitement des vertus merveilleuses. Et ce ne sont pas seulement les personnes du monde qui sont ainsi la dupe de trompeuses apparences : les savants eux-mêmes n'en sont point exempts. Témoin le fait suivant que j'emprunte au souvenir de mes relations avec Magendie :

C'était en janvier 1838. L'éminent professeur venait d'être chargé par l'Académie des Sciences de faire un rapport sur un prétendu spécifique contre la morsure des animaux venimeux, lequel consistait en une petite pierre verte, insoluble, qu'un voyageur anglais avait rapportée des Indes. Elle y était, racontait-il, en très grande vogue et d'ailleurs il se faisait fort d'en démontrer l'immanquable efficacité. Rendez-vous fut donc pris avec lui au laboratoire du Collège de France. Or, voici comment nous le vînes procéder :

Il fit mordre successivement plusieurs lapins par une vipère qu'il avait apportée dans une boîte, puis il nous dit : « Si je touche avec la petite pierre la blessure de ces animaux, je vais immédiatement neutraliser les effets du poison et prévenir tout accident. » Magendie lui fit remarquer que, pour que l'épreuve fût réellement concluante, il fallait, une fois les animaux mordus, ne rien faire et attendre les effets de l'inoculation. Nous attendîmes donc. Mais, quelle ne fut pas la surprise de notre voyageur de voir que les animaux n'éprouvaient pas le moindre effet de la morsure du reptile! Il répéta les mêmes essais sur d'autres lapins, et les résultats furent également négatifs. Aussi convint-il de très bonne grâce qu'il s'en était laissé imposer par de fausses apparences et prit-il congé de nous, non sans quelque confusion.

« Voyez, nous dit à ce propos Magendie, avec quelle réserve il faut savoir conclure. Voilà un très galant homme qui, n'ayant pas une habitude suffisante des expériences, n'a pas réfléchi que l'absence de phénomènes d'empoisonnement pouvait dépendre non pas de la toute-puissance de sa petite pierre, qui, par cela même qu'elle est insoluble doit être inerte, mais de l'innocuité même du venin, innocuité qui provient sans doute de ce que le reptile est encore plongé dans sa torpeur hivernale. Supposons, au contraire, que l'épreuve eût eu lieu en été, ou qu'on eût préalablement surexcité l'animal, il est probable que des accidents graves se seraient manifestés. Ces accidents auraient même pu avoir les conséquences les plus regrettables, car, dans son enthousiasme pour son remède, l'expérimentateur avait proposé de se faire mordre lui-même par sa vipère. »

PIQURES VENIMEUSES.

Nous ne nous occuperons ici, comme nous venons de le faire pour les morsures, que des piqûres produites par des animaux venimeux. Ces animaux appartiennent à deux classes différentes : celle des *Insectes* et celle des *Poissons*. Et encore, est-ce seulement pour nous conformer à l'usage que nous rangerons certains poissons dans la classe des animaux venimeux, car, ainsi que nous allons le voir, la malignité de leur piqûre paraît tenir à des causes tout autres qu'à la présence d'un virus ou d'un venin.

PIQURES D'INSECTES.

Il existe un assez grand nombre d'insectes dont la piqûre ne paraît pas être exempte de quelque venin, tels sont : la puce, le cousin, la punaise et certains parasites de la tête encore plus mal famés. Cependant nous n'en dirons rien, comme étant tous hôtes plus incommodes que dangereux.

Nous ne parlerons pas davantage de la tarentule, grosse araignée napolitaine dont la piqûre produirait, assure-t-on, ces danses effrénées qui leur ont valu le nom de *tarentelles*, car enfin le fait est-il exact ? Tout ce que je puis dire, c'est que ni Magendie ni moi, pendant le voyage scientifique (1) que nous avons fait en Italie, n'avons réussi à observer aucun de ces étranges effets chorégraphiques. On n'est même pas sûr de l'espèce d'araignée ! Je présume donc qu'il en est un peu de la tarentule comme de ces fameuses herbes de Sardaigne, auxquelles on attribuait le pouvoir de provoquer certain rire moqueur, appelé aujourd'hui encore, à cause de cela, *rire sardonique*. Elles n'ont jamais existé sans doute que dans l'imagination des faiseurs de légendes.

Il nous faut, au contraire, prendre beaucoup plus au sérieux les effets produits par la piqûre de l'*abeille*, de la *guêpe* ou du *bourdon*, effets qu'il est inutile que je décrive, chacun de vous ne les connaissant peut-être que trop par sa

(1) J'ai publié la relation de ce Voyage dans mon *Guide aux Eaux*.

propre expérience. Quant à l'instrument vulnérant, voici de quoi il se compose :

C'est un dard, caché et contractile, creusé
dans toute sa longueur par un petit conduit central. Ce dard est terminé à son extrémité libre
par une pointe aiguë et acérée : son extrémité
adhérente, au contraire, communique avec une
vésicule où s'ouvrent les glandes chargées d'éla-
borer le virus. Ce virus représente une liqueur
limpide et incolore que lance la vésicule par
l'action d'un muscle situé à son pourtour. Il
existe du reste quelque différence suivant les
espèces. Ainsi l'aiguillon est plus fort chez la
guêpe que chez l'abeille ; il est denteló et crénelé
comme une scie dans le frelon ; enfin la vésicule
est moins grande chez les abeilles dites « ou-
vrières » que chez leur reine.

Supposons maintenant que vous avez affaire
à une piqûre produite par l'un ou l'autre de ces
insectes ; quelle conduite devrez-vous tenir ?

Votre premier soin devra être de vous assurer
si l'aiguillon ne serait pas resté dans la plaie, ce
que vous reconnaîtrez au léger relief qu'il formerait à sa surface. C'est une complication assez
fréquente, surtout pour la piqûre de l'abeille ;
quelquefois même il y a en plus la vésicule.
Dans ce cas, il faut commencer par couper avec
de petits ciseaux la partie saillante de l'aiguillon.

en évitant d'appuyer, de peur de vider la vésicule dans la plaie ; puis on extrait le dard lui même, comme on extrait une épine ordinaire.

Mais, par le fait même de la piqûre, un peu de venin aura toujours pénétré dans la plaie : il faut donc le neutraliser. Ici encore la cautérisation est le meilleur remède. Vous la pratiquerez à l'aide de l'ammoniaque ou mieux de l'acide phénique, l'ammoniaque réussissant moins bien que dans la morsure de la vipère.

Rarement ces sortes de piqûres, même quand on les abandonne à elles-mêmes, sont suivies d'accidents sérieux. Je lisais, il est vrai, dernièrement l'histoire d'un jardinier de Nancy qui, mordant à même une pomme où une guêpe s'était retirée, fut piqué près du voile du palais et périt suffoqué en quelques instants. Cela se comprend, le gonflement de la plaie ayant déterminé l'occlusion des voies aériennes ; mais en vérité c'était jouer de malheur, car je ne sache pas qu'on puisse citer un second cas de cette espèce.

Presque toujours, en effet, les piqûres siègent à la main ou au visage ; le gonflement peut donc se développer librement sans compromettre aucun organe essentiel et encore moins la vie. Lorsqu'il s'annonce devoir prendre des proportions trop considérables, de simples cataplasmes émollients en font promptement justice.

On a beaucoup vanté les fomentations avec le miel. N'y a-t-il pas plutôt là une réminiscence des vertus attribuées à la lance d'Achille, guérissant les plaies qu'elle faisait, qu'une observation rigoureuse? Je sais, pour mon compte, n'en avoir jamais obtenu d'avantages marqués.

— Un mot maintenant sur un insecte bien autrement terrible que ceux qui viennent de nous occuper, non pas par le virus qu'il secrète, mais par celui qu'il colporte : cet insecte est le *taon*.

Le taon a pour arme une trompe composée de six lamelles écailleuses, terminées en fer de lance. Peu difficile dans ses choix, il aime à butiner sur les débris d'animaux épars dans les champs. Or, parmi ces animaux, il peut s'en rencontrer qui aient succombé à quelque maladie contagieuse telle que la pustule maligne ou le charbon. Vient-il dans ses conditions à s'attaquer ensuite à l'homme, il dépose dans le point piqué la portion de virus restée dans sa trompe, et peut inoculer de la sorte les poisons les plus délétères. C'est pour les cas de cette espèce qu'il serait essentiel de cautériser tout de suite la blessure. Malheureusement il est impossible de distinguer à première vue une plaie simple d'une plaie contaminée. Mieux vaut donc pratiquer pour tous les cas la cautérisation, car, si on attend que sa nature se dessine, souvent il est trop tard.

Ainsi, pour n'en citer qu'un exemple, Paris n'a point oublié et n'oubliera pas de sitôt la fin prématurée de cette jeune et gracieuse femme, dont le père a été longtemps l'une des gloires du barreau, Mme Gr...., qu'une piqûre venimeuse enleva si rapidement qu'on apprit presque en même temps et la nouvelle de l'accident et celle de la catastrophe.

PIQURES DE POISSONS.

Les poissons qui fréquentent nos côtes et que nous faisons servir soit au plaisir soit à l'industrie de la pêche, sont pour la plupart d'une nature éminemment inoffensive. Sans doute ils s'entre-dévorent, mais cela se passe en famille et par conséquent c'est leur affaire; d'ailleurs ils obéisssent ainsi à la première loi de leur existence, car ils ne sauraient trouver au sein des mers d'autre aliment qu'eux-mêmes. Jamais, du reste, sauf peut-être la *pieuvre* (1) ils ne s'attaquent d'emblée à l'homme; tout au plus se permettent-ils, dans le cas de légitime défense, de lui faire de simples piqûres.

Les poissons dont il nous faut plus particu-

(1) Aussi faut-il ranger au nombre des fables ce que Victor Hugo a écrit sur la pieuvre (poulpe) dans un livre où le burlesque le dispute avec un avantage marqué au sublime.

lièrement nous défier, sont : la *vive*, la *brème* et le *chaboisseau*.

La vive. — C'est un poisson très répandu sur les côtes de Normandie. La finesse des pointes de sa nageoire dorsale qu'il redresse vivement, à l'approche du danger, en rend le contact redoutable. Redoutable est le mot, car (j'en sais quelque chose), il n'est pas de douleur plus pénétrante, ni *qui aille plus au cœur* que celle qui résulte de sa piqûre. Les amateurs de la pêche à la crevette doivent tout spécialement l'éviter au moment où ils versent leur butin sur le sable, ou plutôt où ils en font le triage dans leurs filets. Nos ménagères ne sauraient non plus se tenir trop en garde contre la vive, quand elles la grattent à brousse-écaille. les sensations que lui fait éprouver la « fatale toilette » amenant de sa part des représailles qui ne sont, je le reconnais, que trop justifiées. Il est vrai que, d'après les ordonnances de police, elle ne devrait être amenée sur nos marchés qu'après qu'on lui aurait coupé sa terrible nageoire; mais ces ordonnances, comme tant d'autres, ne sont pas toujours exécutées fidèlement.

La brème. — La brème est une espèce de carpe, du genre des cyprinoïdes. qui voyage par bandes sur nos côtes, aux mois de mai, de juin et de juillet; on la trouve également à l'embouchure de quelques rivières. Les arêtes de ses nageoires, plus particulièrement de la dorsale, sont presque aussi dangereuses que celles de la vive. Si elles causent moins d'accidents, c'est qu'il est rare que la brème se laisse prendre dans les petits filets qui servent à l'amusement de nos baigneurs.

Le chaboisseau. — C'est un poisson d'une extrême laideur, reconnaissable surtout à sa grosse tête toute hérissée de dards, à sa bouche fendue jusqu'aux ouïes et aux grognements sourds qu'il fait entendre : ajoutez à cela qu'il est sournois et vorace. Aussi ne lui a-t-on pas ménagé ses vérités dans les différents noms qu'on lui a imposés, tels que : *Crapaud de mer*, *Têtard, Scorpion* et même *Diable de mer*. Enfin les Anglais l'appellent *Father-lasher* (qui frappe son père), comme si un être aussi hideux ne devait même pas reculer devant le parricide ! Les armes dont il dispose et qui représentent une série de piquants, sont situées de chaque côté des opercules. Il est rare du reste qu'il ait l'occasion de s'en servir, car, sa chair étant très peu estimée, on le rejette d'habitude à la mer avant même de l'avoir retiré des filets.

— De ces trois espèces de poissons, c'est la vive qui mérite le plus de nous occuper, sa piqûre, je le répète, étant affreusement douloureuse ; ajoutons qu'elle peut devenir l'occasion des plus graves complications.

Serait-ce donc, ainsi qu'on l'affirme, que l'aiguillon inoculerait quelque principe intoxicant ? Je ne le pense pas, une dissection très attentive ne m'ayant permis de reconnaître chez ces poissons, en fait de venin, ni organe sécréteur, ni conduit, ni réservoir.

Toutefois j'ai cru devoir, pour mieux élucider ces questions, faire appel aux connaissances toutes spéciales du docteur Le Cœur, que sa pratique dans une grande ville (Caen), peu éloignée de la mer, et sa longue expérience de ce genre d'accidents, mettaient à même d'être si bien informé. Or voici ce que m'écrivait ce regrettable confrère, peu de temps avant sa mort :

« Je ne crois pas à l'existence d'un virus spécifique et je ne crains même pas d'affirmer qu'il n'y en a pas. Si des accidents graves ont été la suite de semblables piqûres, ils procèdent, selon moi, des causes suivantes :

« 1° Les pointes très aiguës des appendices défensifs de ces poissons sont en même temps très fragiles. La nature semble avoir été, dans leur texture, fort avare de principes gélatineux, mais, en revanche, elle y a prodigué le phosphate de chaux et les sels calcaires. Le dard a-t-il pénétré dans la peau, au moindre mouvement de retrait que l'on fait en se sentant piqué, il s'opère une torsion du corps vulnérant et sa pointe se brise dans les tissus. Elle y agit alors comme un corps étranger et détermine une inflammation à tendance suppurative, en rapport direct avec la profondeur à laquelle a pénétré l'aiguillon. Cette inflammation peut rester bénigne mais aussi elle peut devenir fort grave et se propager jusqu'aux parties profondes, à la gaîne des tendons, par exemple, car je suppose la blessure à la main, ne l'ayant jamais observée que là, mais l'y ayant observée nombre de fois.

« 2° Si l'on prend son bain au moment même de la piqûre, et qu'une fois piqué, on continue l'immersion de la partie blessée dans ce milieu irritant, l'eau pénètre dans la plaie et aide à rendre l'inflammation plus aiguë.

« 3° Enfin la gravité consécutive du mal reconnaît souvent comme principale ou même comme unique cause, l'emploi de caustiques ou autres applications intempestives que l'on fait dans le but de remédier à une lésion qui, abandonnée à elle-même sans imprudences, se fût, dans la grande majorité des cas, bornée à très peu de chose. »

Telles sont les causes les plus ordinaires que

le docteur Le Cœur attribuait à la malignité de ces blessures. Il réprouvait donc d'une manière absolue la cautérisation. Voici quels devraient être, d'après lui, les moyens curatifs :

« Applications émollientes et sédatives; cataplasme froid ou eau froide ; repos et abstention de tout topique irritant. Si le corps vulnérant est resté dans la plaie, l'extraire en totalité et sans retard. Comme il se broie facilement sous la pression de la pince, on est souvent obligé de recourir au débridement, ce qui, bien entendu, ne peut être fait que par le médecin. Mais souvent on perd un temps précieux avant de réclamer ses soins. « Je viens précisément, disait-il comme « exemple, de pratiquer ma cinquième ampu- « tation d'un des doigts de là main, pour bles- « sure négligée produite par cause pareille, et « vingt fois peut-être j'ai été dans la nécessité « de débrider avec l'instrument tranchant de « graves panaris ou des abcès phlegmoneux « qu'on eût pu certainement prévenir, si on s'y « fût pris à temps. »

Telle est l'opinion du docteur Le Cœur, opinion que je partage d'autant plus volontiers que les divers cas qui ont été soumis à ma propre observation n'ont fait qu'en confirmer la justesse. Je crois donc, comme lui, que la seule chose à faire quand on a été piqué par un de ces poissons, c'est d'extraire le dard et de recourir à des fomentations adoucissantes.

Que penser maintenant de l'efficacité attribuée par nos pêcheurs à la chair du poisson lui-même, appliquée en topique sur la plaie? Je ne serais pas surpris qu'il y eût là quelque chose d'assez fondé. Remarquez, en effet, que cette croyance date d'extrêmement loin, car voici ce qu'on lit dans Pline le naturaliste :

« Pour neutraliser le venin (*venenum*) du piquant de la *Vive*, le remède le meilleur est la chair du poisson lui-même ou seulement sa cervelle appliquée immédiatement sur la blessure. »

Si cette pratique n'offrait aucun avantage, il y a longtemps probablement qu'on serait désabusé à son endroit. Notons en passant le mot « venin » dont se sert Pline. C'est que, je le répète encore, telle est la malignité de ces piqûres qu'il paraît impossible, à défaut de preuves matérielles du contraire, de ne pas l'attribuer à l'existence d'un principe venimeux.

BRULURES.

La brûlure est quelquefois produite par l'action trop intense ou trop continue des rayons solaires : elle prend alors le nom de *coup de soleil*. La partie supérieure de la tête, le visage, le cou et les mains en sont le plus ordinairement le siège. Ce genre de brûlure guérit habituellement tout seul : si, cependant, la rougeur et la cuisson étaient trop vives ou se plongeaient trop longtemps, on se trouverait bien de recourir à des fomentations d'huile, de glycérine ou de lait.

Le calorique rayonnant dégagé d'un corps en ignition peut également produire la brûlure à une distance assez considérable, mais il faut pour cela que les parties qui y sont exposées ne soient plus averties par la douleur, sans quoi un mouvement tout à la fois raisonné et instinctif les porterait à s'y soustraire. C'est ce qui s'observe surtout chez les paralytiques et chez les vieillards dont la sensibilité est émoussée.

Les brûlures qui doivent plus spécialement nous occuper sont celles qui résultent de l'action directe du calorique sur la peau. Ces brûlures peuvent être ramenées à deux types principaux : les brûlures *superficielles* et les brûlures *profondes*.

Brûlures superficielles. — Les brûlures superficielles sont celles qui, limitées en quelque sorte à l'épiderme, ont pour caractère une simple rougeur, disparaissant sous la pression du doigt, une douleur plus ou moins cuisante et un léger gonflement. Elles vont, d'habitude, en s'amendant et peuvent à la rigueur se passer de traitement. Cependant mieux vaut plonger la partie brûlée dans de l'eau très froide, puis la recouvrir de compresses réfrigérantes qu'on renouvelle à mesure qu'elles se réchauffent, et qu'on n'ôte que quand la sensation âcre a disparu.

Brûlures profondes. — Je comprends sous le nom de brûlures profondes toutes celles qui, non seulement s'attaquent à la peau proprement dite, mais même peuvent s'étendre aux tissus sous-jacents, au point quelquefois de carboniser tout un membre. Les divers corps ne sont pas également aptes à les produire : ce sont surtout les métaux, à cause de leur capacité plus grande pour le calorique. Les huiles, le suif et la poix fondue occasionnent également des brûlures très profondes, par la quantité énorme de chaleur qu'ils absorbent. Il en est de même de la conflagration des vêtements, par l'espèce de fournaise où se trouve plongé l'individu, entouré qu'il est de flammes qui le ceignent de toutes parts. L'eau bouillante fait moins de ravages, sa température ne dépassant jamais cent degrés. Quant aux gaz, leur action est trop rapide pour pénétrer beaucoup au delà des limites du derme.

Ces brûlures, quel que soit d'ailleurs leur degré de gravité, ont pour caractère dominant la douleur, laquelle atteint parfois de terribles proportions. Aussi la première indication est-elle de calmer et d'adoucir. Comptez peu sur cette multitude de pommades dites *Onguents contre la brûlure* dont chaque commère possède la recette nécessairement infaillible. Tout cela peut être excellent contre les brûlures superficielles, mais échoue tristement contre les brûlures profondes. Il n'en est pas de même du coton cardé, appliqué par couches sur toute l'étendue des parties atteintes. J'ai vu quelquefois les souffrances les plus affreuses cesser ainsi comme par enchantement. Le coton n'agit pas seulement sur ce que je saurais tenté d'appeler « l'élément douleur » ; il prévient de plus les accidents inflammatoires et hâte la cicatrisation. Témoin l'expérience faite par Anderson à l'hôpital de Glascow, sur une jeune fille dont les deux jambes avaient été brûlées au même degré. On employa comparativement le coton sec sur une jambe, et la charpie enduite de cérat sur l'autre ; or, la première était entièrement guérie le vingt et unième jour, tandis que la seconde ne mit pas moins de trois mois à se cicatriser.

Le chlorure de chaux tant vanté par Lisfranc ne paraît pas avoir de propriétés beaucoup plus sérieuses que l'encre et la pulpe de pomme de terre, dont les vertus ont été de même singulièrement surfaites. Ces moyens soulagent dans le moment, mais là se borne à peu près toute leur action. Le coton lui-même ne saurait être d'une bien grande utilité si les brûlures sont générales, comme dans le cas de conflagration des vêtements, la mort arrivant presque toujours, soit dans le moment même par l'atrocité des souffrances, soit plus tard par l'état d'épuisement où les suppurations intarissables jettent l'organisme.

Quel que soit du reste le mode de pansement que vous adoptiez, ne négligez jamais, pour les brûlures générales de la main, d'isoler les doigts par un peu de linge, de charpie ou d'ouate, de manière à les empêcher d'adhérer entre eux en se cicatrisant. Sans cela, une fois la guérison obtenue, ils figureront, par les brides membraneuses qui les uniront l'un à l'autre, la patte d'un palmipède, et ce n'est que par la section de ces points d'union que vous parviendrez à leur restituer leurs mouvements. Or, c'est là une opération très douloureuse, qui exige qu'on y revienne à plusieurs reprises, et dont le succès est incertain.

Combustions spontanées. — Que penser maintenant de ces combustions dites « spontanées » dans lesquelles l'individu prendrait tout à coup feu par le simple contact d'un corps en ignition ? La science en possède aujourd'hui trop d'exemples parfaitement authentiques pour qu'on puisse contester le fait. On les observe surtout chez les ivrognes dont le sang, imprégné d'alcool, brûle à la manière d'un punch, et peut d'autant moins s'éteindre que la graisse fournit à la flamme un nouvel aliment qui l'active. En voici un cas qui s'est passé tout récemment à Paris, et qu'on a pu lire dans tous les journaux :

« Le sieur Xavier, auquel ses habitudes d'intempérance avaient fait donner le surnom de « M. Pochard », étant à boire dans un cabaret de la barrière de l'Etoile avec plusieurs de ses camarades, paria qu'il mangerait une chandelle tout allumée. On l'en mit au défi. A peine l'eu t il introduite dans sa bouche, qu'il poussa un léger cri et s'affaissa sur lui-même, au milieu de la stupeur générale : en même temps on vit errer sur ses lèvres une flamme bleuâtre. On tenta de le secourir; mais les assistants, lorsqu'ils voulurent le soulever, furent saisis d'effroi en s'apercevant que cet infortuné brûlait à l'intérieur. En moins d'une demi-heure, toute la partie supérieure de son corps se trouva ainsi carbonisée. Deux médecins appelés aussitôt furent impuissants à empêcher la combustion du pauvre ivrogne, dont il ne resta bientôt plus que d'informes débris, perdus dans un amas de cendres. »

Incombustibilité. — Par contre, peut-il se rencontrer des individus méritant le titre d'incombustibles? J'avais jusqu'à présent traité de fables tout ce qui se débite à cet égard, lorsqu'une circonstance toute fortuite est venue m'apprendre que je possédais moi-même, à mon insu, cette faculté.

Me trouvant, en effet, dernièrement à Batignolles dans une usine où l'on fait fondre le caoutchouc, je vis à plusieurs reprises les ouvriers plonger le bras tout entier dans la chaudière en ébulition, soit pour y déposer, soit pour en retirer les moules, et cela si tranquillement qu'on eût dit que c'était la chose la plus naturelle du monde; seulement, ce bras, ils avaient la précaution de bien se le mouiller tout d'abord avec un certain liquide placé dans un bassin à leur portée. Quel pouvait être ce liquide? Sans doute quelque décoction de salamandre? Pas du tout. C'était tout simplement de l'eau ordinaire. Me rappelant alors les expériences que j'avais vu faire, il y a quelques années, sur ce qu'on appelle « l'état sphéroïdal » de l'eau, je compris comment cette eau, au lieu de se vaporiser sur le bras de l'ouvrier, s'y étalait en myriades de globules, de manière à former autour de la peau une atmosphère impénétrable au calorique. Fort de ces raisonnements et entraîné par l'exemple, je plongeai bravement ma main, préalablement mouillée, dans le caoutchouc en fusion, et l'en retirai intacte sans avoir ressenti rien autre chose qu'un frisson de frayeur.

C'est sans doute par quelque procédé analogue qu'au moyen âge, dans l'épreuve si improprement appelée « Jugement de Dieu », des individus ont pu impunément plonger leur main au milieu de l'huile ou de la poix bouillante, pour en retirer l'anneau bénit qui devait être la preuve de leur innocence.

CONGÉLATION.

Les cas de *congélation* sont rares dans nos climats, les hivers n'étant pas généralement assez rigoureux pour amener des accidents de cette gravité. On ne compte, à vrai dire, de victimes que parmi les personnes que la neige a surprises dans la plaine, ou l'avalanche dans la montagne. Il peut, toutefois, se rencontrer telle circonstance où votre intervention deviendra nécessaire ; seulement, pour qu'elle soit profitable, il importe que vous soyez préalablement renseignés sur la manière dont le froid impressionne l'organisme. Laissez-moi donc entrer avec vous dans quelques détails.

Le sang est le véhicule qui distribue dans tout notre être la chaleur et la vie. Tout ce qui augmente la rapidité de son cours accroît notre puissance de résister au froid. De même aussi, tout ce qui tend à la ralentir diminue en nous cette faculté : de là le danger du repos vers lequel on est porté irrésistiblement par un froid trop intense. « Quiconque s'assied s'endort, disait Solander à ses compagnons, et quiconque s'endort ne se réveille plus. » Et cependant lui-même, quelques instants après, suppliait qu'on le laissât se coucher. Mais, à peine s'était-il étendu que déjà il perdait l'usage de ses membres : c'en était fait de lui, si on ne l'eût contraint de mettre en pratique ses propres préceptes. Rappellerai-je l'exemple du célèbre Larrey ? Je lui ai entendu raconter à lui-même que la marche non interrompue à laquelle il se livra pendant la retraite de Russie, jointe au soin qu'il prit de ne point s'approcher du feu, le garantit de la congélation.

L'explication de ces faits va nous être donnée par le microscope.

Lorsque, sur un animal dont l'épiderme transparent permet d'apercevoir les vaisseaux capillaires superficiels, on soumet l'un de ces vaisseaux à l'action du froid, on voit le cours du sang se ralentir à son intérieur à mesure que la température devient de plus en plus basse; arrive même un moment où ce liquide cesse complétement de s'y mouvoir. Or, ce qui se passe ainsi à la périphérie du corps se reproduit de même, de proche en proche, jusque dans la profondeur des tissus. Cet arrêt du sang à l'intérieur de ses vaisseaux, joint à l'effort que fait le cœur pour le pousser en avant, finit par amener la distension de leurs parois et, par suite, la compression des organes : il en résulte l'engourdissement général, la difficulté de parler, l'hébétude, puis enfin l'assoupissement léthargique, prélude à peu près constant de l'asphyxie.

— Faisons maintenant l'application de ces données autant physiques que physiologiques au traitement de la congélation.

La première indication consiste à rétablir le mouvement du sang dans ses canaux que le froid a plus ou moins frappés d'inertie : de là le précepte de recourir de suite aux frictions. Seulement vous ne les ferez point avec des liniments chauds ni même tièdes, tout ce qui est chaleur devant être sévèrement proscrit. Vous les ferez, au contraire, avec de la neige. La neige, du reste, a une température relativement élevée, si on la compare à celle qui a pu amener la congélation, le froid, dans nos climats, pouvant descendre jusqu'à 15 et 18 degrés au-dessous de zéro, tandis que zéro est précisément la température de la neige.

Ce n'est pas uniquement parce qu'ici la chaleur est inutile qu'il ne faut y recourir sous aucune forme, c'est aussi parce qu'elle est dangereuse. Hippocrate l'avait déjà dit : « De simples lotions chaudes ont sufli pour faire tomber les pieds gelés en gangrène. » Or, tous les observateurs, depuis lui, on fait des remarques plus ou moins analogues. Il n'est pas jusqu'au rayonnement du foyer qui ne puisse causer de graves préjudices. Larrey raconte qu'après la bataille d'Eylau, plusieurs soldats s'étant inconsidérément approchés du feu, quelques-uns tombèrent raides morts, comme foudroyés; d'autres, pris d'un délire furieux, se précipitèrent en vociférant dans les flammes.

Voilà ce que peuvent causer des pratiques imprudentes. Quand, au contraire, on sait opposer à la congélation un traitement méthodique et rationnel, aucun cas, à vrai dire, ne doit être réputé désespéré. Dufour a publié l'histoire de vingt prisonniers autrichiens qui, dans l'hiver de l'an X, furent perdus, pendant vingt-six heures, au milieu des neiges du mont Cenis, et qu'on retrouva ne donnant plus signe de vie. Placés aussitôt dans un lit froid, puis frictionnés avec de la neige à laquelle on substitua de l'eau d'abord froide et ensuite simplement dégourdie, ils guérirent tous assez promptement.

Le fait cité par Ruvo est plus extraordinaire encore. Une femme fut assaillie, au retour du marché, par un tourbillon de neige qui l'ensevelit à plus de six pieds de profondeur. Elle resta dans cette espèce de linceul pendant huit jours, et cependant on put, au bout de ce temps, la rappeler à la vie, à l'aide des mêmes moyens.

Ainsi votre conduite est très nettement tracée. Tout individu gelé doit être frictionné avec de la neige. A défaut de neige, vous vous servirez d'eau froide, dont vous n'élèverez la température que successivement et avec les plus grandes précautions.

Mais, je le répète, ces cas de congélation absolue sont excessivement rares.

Il n'en est pas de même de certains autres accidents qui résultent de l'immersion subite du corps en sueur dans un bain froid. Seulement, dans ce dernier cas, c'est moins encore la température basse de l'eau qui produit le saisissement, que ce n'est l'élévation exagérée de la chaleur normale du corps au moment où il en subit l'impression (1). Que d'exemples je pourrais invoquer ici comme preuves!

(1) Et encore les personnes qui ont l'habitude du traitement hydrothérapique peuvent-elles impunément s'exposer

Mais il en est un qui, par le retentissement qu'il a eu, les conséquences qu'il a failli entraîner et l'importance du personnage, domine tous les autres ; c'est celui qui a trait au bain pris si intempestivement par Alexandre dans le Cydnus. On en trouvera tous les détails dans le Traité d'Hydrothérapie de mon *Guide aux eaux*.

CLOU ET ANTHRAX.

Le *clou*, autrement appelé « furoncle » et l'*anthrax* appartiennent au même genre d'inflammation et peuvent être considérés comme formant plutôt deux variétés que deux espèces distinctes de maladies : seulement autant l'un est naturellement anodin, autant l'autre peut devenir dangereux.

Ce qui ne contribue pas peu à accroître la gravité de l'anthrax, c'est la facilité extrême avec laquelle, au début, on le confond avec le clou. La méprise est d'autant plus aisée qu'ils ont l'un et l'autre pour siège les glandules situées dans les alvéoles de la peau, et s'annoncent de même par un bouton ou une vésicule remplie

au bain froid ou à la douche, ayant le corps inondé de .:eur. Il n'y a de danger, dans de telles conditions, que pour celles qui n'ont pas fait encore l'apprentissage de l'eau froide.

d'un liquide roussâtre : bientôt les parties voisines s'engorgent et il en résulte une sorte de nœud donnant une sensation chaude et doulou--reuse. Le seul caractère qui les différencie, c'est que le clou tend à un certain moment à se limiter et à se ramollir, tandis que l'anthrax continuant, quoi qu'on fasse, à s'étendre et à s'indurer, ne tarde pas à revêtir l'aspect que voici :

La peau qui le recouvre prend une teinte foncée et livide; cette teinte devient même noire chez les vieillards. La chaleur y est âcre et brûlante. la douleur beaucoup plus forte, beaucoup plus prolongée que dans le clou, qui est pourtant déjà si douloureux. Arrive un moment où la tumeur semble devoir aboutir. Ainsi la peau se perce sur plusieurs points à la fois; elle est criblée de petits trous, et de ces trous s'échappent de petits bourbillons qu'on dirait passés à la filière. Cependant le gonflement ne diminue pas pour cela et le malade n'est aucunement soulagé; il reste une sorte de paquet central que rien n'entame. Presque toujours, à cette période, la douleur cesse et l'anthrax est frappé de gangrène. Vous en êtes averti par l'odeur fétide qui s'en exhale, le développement de gaz qui se fait sous la peau à son pourtour, la dénudation des muscles et des tendons, en un mot la mortification générale des tissus.

L'anthrax peut se manifester dans toutes les parties du corps. Cependant, défiez-vous plus particulièrement de toute tumeur qui se déclare à la nuque. C'est là son siège de prédilection; c'est là aussi que, par le voisinage du cerveau, il est le plus à redouter.

Lorsque l'anthrax débute, on peut espérer de le faire avorter en appliquant un petit morceau d'amadou imbibé d'alcool sur le bouton qui en est le premier indice. Mais si, malgré cela, il continue à prendre de l'accroissement, il n'y a plus qu'un seul moyen réellement efficace à lui opposer : l'incision. Vainement vous auriez recours aux cataplasmes les plus émollients, aux emplâtres les plus maturatifs, et même aux saignées locales par de nombreuses sangsues; là ne saurait être le remède. Ce qui forme le cachet de l'anthrax et en constitue l'essence, c'est l'étranglement des tissus; à cet étranglement, il faut de toute nécessité opposer le débridement chirurgical de la tumeur. Et encore doit-on se hâter d'y recourir.

C'est à un anthrax méconnu ou du moins opéré trop tard que succomba, il y a quelques années, Mgr Ollivier, évêque d'Évreux, alors qu'il se trouvait encore dans toute la vigueur de la santé et, on peut le dire, dans toute la plénitude de la vie.

PANARIS.

On donne le nom de *panaris* à l'inflammation des parties molles qui entrent dans la structure des doigts.

Tout petit que paraisse le doigt, il offre six sortes de tissus qui sont superposés dans l'ordre suivant : 1° la peau; 2° le tissu cellulaire ou graisseux; 3° des gaînes fibreuses; 4° des tendons, pris souvent pour des nerfs, qui traversent ces gaînes pour fléchir ou étendre le doigt; 5° le périoste, ou membrane qui revêt l'os; 6° enfin, l'os lui-même.

Ces divers tissus peuvent être isolément affectés d'inflammation, ce qui comporte autant d'espèces ou plutôt de degrés de la même maladie. Toutefois, en pratique, il est plus simple et plus facile de ne reconnaître que deux sortes de panaris : le panaris *superficiel*, celui où l'inflammation réside dans la peau, et le panaris *profond*, celui où elle s'étend aux couches sous-jacentes.

Panaris superficiel. — Le panaris superficiel, appelé vulgairement *mal blanc, mal d'aventure, tourniole*, siège sur les côtés ou autour de la racine de l'ongle. Il se produit le plus souvent à la suite d'une piqûre ou d'une envie arrachée, et s'annonce par de la rougeur et de

la tuméfaction de la peau, accompagnées de pulsations douloureuses dans le doigt; bientôt ap-
paraît sous l'épiderme un liquide purulent, formant une sorte de bourrelet, de vessie, à peu
près comme dans certaines brûlures. Le plus
souvent ce petit abcès s'ouvre seul : cependant
il vaut mieux hâter sa terminaison en donnant
issue au pus avec une épingle.

Ce genre de panaris est sans gravité. De simples
cataplasmes de fécule, de mie de pain et de lait,
ou de farine de graine de lin, constituent tout
son traitement.

Panaris profond. — Le panaris profond, quel
que soit le point qu'il occupe, représente toujours
un accident sérieux et même grave. C'est que le
propre de toute inflammation est de déterminer
du gonflement; or, les différentes couches qui
entrent dans la composition des doigts, sont si
serrées et si peu élastiques, qu'il ne saurait
y avoir place pour la distension; de là l'étranglement.

Le panaris profond s'annonce d'habitude par
une douleur sourde, siégeant au niveau du pli
d'une phalange. Cette douleur fait bientôt place
à des élancements d'une extrême intensité, qu'accompagne un sentiment de constriction de tout
le doigt, puis elle finit par prendre des proportions telles qu'elle jette le malade dans une

angoisse inexprimable. Cependant le doigt, par la raison que j'ai indiquée, est peu gonflé ; seulement la peau qui le recouvre est tendue et luisante, et le moindre contact y provoque des souffrances atroces. Nouvelle preuve que le mal consiste surtout dans l'étranglement des tissus, et qu'il ne pourra cesser que quand cessera cet étranglement.

Ce que nous venons de dire du traitement de l'anthrax est parfaitement applicable à celui du panaris. Ici encore, lorsqu'on voit les adoucissants et les maturatifs ne pas amener de détente, le débridement est de rigueur. Il l'est d'autant plus que, tandis que le pus ne peut se diriger vers la peau dont le séparent des tissus inextensibles, rien ne l'empêche au contraire de fuser le long des gaines des doigts et de s'étendre ainsi très loin de son siège primitif. Si donc vous attendez que le *dépôt soit mûr*, ainsi qu'on le dit vulgairement, vous laisserez à la suppuration le temps de dénuder les os et d'exfolier les tendons, ce qui amènera des suppurations intarissables, suivies de cicatrisations difformes, peut-être même la triste nécessité de recourir à l'amputation.

Le professeur Velpeau ne manquait jamais, dans ses leçons, d'insister sur ces déplorables conséquences, et il avait d'excellentes raisons pour cela. Atteint d'un panaris profond alors que, très jeune et très pauvre, il tenait le pied des chevaux que son père ferrait dans son village, il avait perdu, faute de soins immédiats, la première phalange de l'index de la main droite, ce qui, du reste, ne l'empêchait pas de faire, avec cette main mutilée, les plus délicates opérations.

La crainte de la douleur est, pour le panaris comme pour l'anthrax, le motif qui retient beaucoup de malades. J'avoue en toute humilité que je ne suis pas de ceux qui dédaignent ce genre d'argument. Mais ne possédons-nous pas aujourd'hui, dans le chloroforme, un précieux moyen de procurer l'insensibilité? D'ailleurs, ce n'est pas seulement la conservation d'un doigt ou d'une phalange qui pourra être le prix d'un instant de courage, ce peut être la vie elle-même. Comment dès lors pourriez-vous hésiter?

§ II

MALADIES.

Les maladies qui vont maintenant nous occuper ont pour caractère spécial de se rattacher non plus à des influences extérieures, mais à des causes internes, c'est-à-dire ayant leur point de départ dans l'organisme. Par conséquent, les médicaments joueront un beaucoup plus grand rôle que pour les affections que nous venons de décrire, celles-ci étant surtout du ressort de la chirurgie, laquelle, comme chacun sait, réclame bien plutôt des pratiques manuelles. Aussi n'ai-je rien négligé pour rendre aussi complet que possible le *Guide pharmaceutique* que vous trouverez à la fin de ce volume, ce guide devant être consulté par vous toutes les fois que je prononcerai le nom de quelque médicament.

Maintenant donc que vous allez avoir, on peut le dire, le remède tout préparé sous la main, abordons l'étude des maladies qui réclament un secours immédiat. Nous en excepterons toutefois celles qui s'attaquent à l'enfance; car, ainsi que nous l'avons déclaré en commençant, elles seront l'objet d'une description à part sous le titre : *Conseils à une jeune mère.*

SUETTE.

La *Suette* est une fièvre caractérisée par de grandes sueurs et par une éruption de boutons ayant à peu près la forme et le volume d'un grain de mil; c'est ce qui lui a fait donner le nom de *suette miliaire* ou simplement *miliaire.*

La sueur et l'éruption ne débutent pas au même moment; voici, en général, dans quel ordre elles se succèdent :

La sueur paraît la première. Ainsi, l'individu qui s'était couché bien portant est pris tout à coup, au milieu de la nuit, d'une transpiration abondante. Celle-ci, loin de se calmer, continue de s'accroître et bientôt il semble que tous les liquides du corps se dirigent vers la peau. En même temps, et comme conséquences de ces déperditions incessantes, les urines deviennent de plus en plus rares; il survient également de la constipation, par suite de la sécheresse de l'intestin.

L'éruption se montre d'habitude vers la fin du troisième jour ou le commencement du quatrième.

Le malade est averti de sa venue par une sensation de fourmillement par tout le corps, dont il doit se réjouir et non s'inquiéter, car ce doit être la terminaison de la crise. A mesure, en effet, que les boutons sortent, le malaise diminue ainsi que les autres symptômes, et leur évolution amène une détente générale.

La suette, bien qu'elle puisse se manifester isolément, affecte surtout la forme épidémique. On la regarde aujourd'hui comme étant moins meurtrière qu'autrefois. Je le crois aussi : seulement cela tient beaucoup moins à des modifications survenues dans sa nature intime qu'aux changements apportés dans la manière dont on la traite. On a cru fort longtemps, en effet, que la meilleure manière de combattre la suette était de faire suer davantage. Aussi vous étouffait-on sous un amas de couvertures de laine, que surmontait un vaste édredon, et vous gorgeait-on de tisanes presque brûlantes : c'est même encore là ce qui se fait journellement dans la plupart de nos campagnes. Or, rien de plus détestable qu'une semblable pratique. Son moindre inconvénient est de torturer inutilement le malade, en lui donnant de toute pièce la fièvre quand il ne l'a pas, ou en la rendant plus intense quand il l'a déjà. Voici, au contraire, comment il convient de procéder :

Le malade ne sera pas plus couvert que de coutume et, à moins que le temps ne soit trop froid, on laissera les fenêtres de sa chambre largement ouvertes, pour que l'air puisse y circuler en pleine liberté. Il n'est même pas nécessaire qu'il garde le lit; il pourra rester debout, ou étendu sur un canapé. Son corps est-il baigné de sueur, on le séchera à l'aide de serviettes modérément chauffées; de même on remplacera son linge à mesure qu'il se mouillera par du linge très sec. Enfin, au lieu de boissons chaudes, on lui donnera des boissons complètement froides ; pour éviter même qu'elles ne puissent porter à la peau, on préférera des boissons aigrelettes ou acidules, telles que des limonades. Tout cela, sans doute, ne constitue qu'une médication purement hygiénique; mais c'est déjà beaucoup de mettre le malade dans des conditions favorables et de préparer ainsi la guérison que la médecine seule sera en mesure de compléter.

URTICAIRE:

L'urticaire, appelée encore *fièvre ortiée*, s'annonce ordinairement par un accès fébrile, et consiste en une éruption de plaques plus ou moins proéminentes, ordinairement fugaces et toujours accompagnées d'une démangeaison fort incommode, qu'on a comparée à celle que produiraient des orties : d'où son nom. Ces plaques se manifestent surtout aux épaules, à la région des reins, à la face interne des avant-bras, aux cuisses et autour des genoux. Presque toujours il s'y joint des phénomènes gastriques caractérisés par des nausées, de l'amertume et de l'empâtement de la bouche.

L'urticaire reconnaît pour cause habituelle l'ingestion de certains aliments tels que moules, écrevisses, œufs de brochet, coquillages et enfin poissons fumés, desséchés ou salés. Il peut se faire sans doute que la maladie dépende de ce que ces aliments étaient un peu « avancés » lors de leur préparation : mais il faut bien admettre aussi l'influence des prédispositions particulières. Il est même de remarque que, sur plusieurs personnes qui ont fait usage du mets incriminé, une seule peut-être sera prise d'éruption.

L'urticaire se manifeste dans toute saison, mais plus particulièrement au printemps et en été, alors que la peau fonctionne davantage. Aucune personne ne peut s'en dire à l'abri ; cependant elle s'attaque de préférence aux femmes, aux jeunes gens et généralement aux individus d'un tempérament nerveux.

Le traitement consiste surtout à faire vomir. Faites prendre au malade cinq centigrammes d'émétique, délayés dans un verre d'eau ; puis, une fois le résultat obtenu, si l'estomac continue d'être douloureux, administrez-lui quelques gouttes d'éther sulfurique sur du sucre. Ces moyens devront suffir , pour que les troubles généraux se dissipent et que la peau revienne à son état normal.

FIÈVRES ÉRUPTIVES.

La plupart des Éruptions dont nous venons de nous occuper n'étaient, en quelque sorte, qu'un accident d'un état plus général. Celles dont je veux maintenant vous entretenir, constituent, au contraire, des entités morbides très réelles. Ce sont : la *petite vérole*, la *scarlatine*, la *rougeole* et la *roséole*. Si, malgré leurs différences de nature et d'aspect, je les réunis ainsi dans un même groupe, c'est qu'elles ont toutes, à leur début, des symptômes à peu près communs, et que l'apparition de l'éruption dessine seule plus tard les caractères de leur individualité. Voici, en effet, comment d'ordinaire les choses se passent :

Il survient du malaise, des lassitudes, du dégoût pour les aliments, de la fièvre, des maux de tête, tout cela à des degrés variables; en même temps, il y a de l'enchifrènement et des éternuments. Le nez coule, les yeux sont larmoyants et injectés, la langue blanche au milieu et rouge sur les bords. Qu'indiquent ces signes ? Sont-ils les avant-coureurs d'un rhume de cerveau, ou au contraire d'une éruption qui couve ? Rien encore n'est assez tranché pour que vous puissiez vous prononcer avec quelque certitude.

Supposons qu'il s'agisse d'une éruption. Celle-ci ne tardera pas à se manifester, et alors vous pourrez pressentir ou reconnaître sa nature aux particularités suivantes :

Petite vérole. — Dans la petite vérole (1), l'éruption s'annonce par de petites élevures, semblables à des morsures de puces, qui occupent surtout la lèvre supérieure. Il existe en même temps une douleur excessivement vive du côté des reins.

Scarlatine. — La scarlatine se manifeste au cou et au visage par l'apparition de plaques, d'un rouge uniforme, comme si la peau avait été bar-

(1) Je rappellerai, à propos de la petite vérole, que le vaccin ne constitue son préservatif que pendant environ dix à douze ans : d'où la nécessité de se faire revacciner après cette période de temps. Sachez également que le vaccin, s'il provient d'une personne infectée de syphilis, peut parfaitement transmettre la maladie et que, par suite, on ne saurait trop s'enquérir des précédents de santé et de famille.

bouillée avec du jus de framboise. Elle s'accentue surtout dans les points où le corps repose. Presque constamment les malades accusent un violent mal de gorge.

Rougeole. — C'est, de même, au visage et au cou que se montre l'éruption de la rougeole. Elle se distingue de celle de la scarlatine en ce que les taches sont séparées par des intervalles où la peau est intacte, ce qui donne à celle-ci un aspect tigré. Ce n'est pas non plus du côté de la gorge qu'existe l'irritation, c'est du côté des bronches, ainsi que l'indiquent la toux et l'expectoration.

Roséole. — Quant à l'éruption de la roséole, elle est absolument identique à celle de la rougeole ; elle n'en diffère que par la rapidité de sa marche, l'absence presque absolue de fièvre et son extrême bénignité. Aussi est-ce moins une maladie qu'une indisposition.

— Tels sont les principaux signes auxquels vous pourrez distinguer une éruption à son début. Il importe peu, du reste, que vous preniez l'une pour l'autre, les premiers soins à donner reposant pour toutes sur les mêmes indications. Ainsi, le malade gardera le lit, observera le calme le plus parfait, et boira quelque infusion chaude et aromatique, de manière à favoriser le mouvement fluxionnaire que la nature tend à opérer vers la peau.

FIÈVRE TYPHOIDE.

Bien que, dans la description des maladies qui nous occupent, je ne puisse m'astreindre à suivre un ordre méthodique, ce n'est cependant pas sans intention que je rapproche la fièvre typhoïde des fièvres éruptives dont il vient d'être parlé. C'est qu'en effet la fièvre typhoïde, elle aussi, est caractérisée par une éruption : seulement cette éruption, au lieu de devenir apparente à la surface de la peau, se développe d'une manière cachée sur la muqueuse de l'intestin.

La fièvre typhoïde n'est pas une maladie nouvelle. Il n'y a de nouveau que le nom par lequel on la désigne, et qui est emprunté au typhus dont elle rappelle la stupeur. Elle s'est appelée successivement ou concurremment *fièvre bilieuse, fièvre putride, fièvre ataxique, fièvre adynamique, fièvre maligne* et *fièvre muqueuse*, suivant la prédominance de tel ou tel symptôme. Si, aujourd'hui, on a fondu toutes ces dénominations en une seule, celle de « fièvre typhoïde », ce n'a pas été pour le vain plaisir d'innover, mais uniquement parce qu'il eût été peu rationnel de continuer de faire autant de catégories d'une affection dont on venait de reconnaître l'unité pathologique.

La fièvre typhoïde, de même que les autres

fièvres éruptives, débute rarément d'emblée. Elle est presque toujours précédée des signes que voici :

Les individus perdent peu à peu l'appétit et les forces ; ils deviennent tristes, abattus, moroses et aussi peu aptes aux travaux physiques qu'aux travaux intellectuels. Ils ont une inquiétude vague, des maux de tête, des frissons et de la diarrhée. Presque toujours, et c'est là un des symptômes les plus caractéristiques, ils sont pris de saignements de nez, plutôt répétés qu'abondants. Cet état dure ainsi pendant sept à huit jours, puis il faut qu'ils s'alitent. Si vous leur demandez alors ce qu'ils ressentent, ils ne se plaignent de rien de bien particulier; seulement ils disent que, quand ils sont debout, tout tourne autour d'eux comme s'ils étaient ivres. Ils ne peuvent même s'asseoir dans leur lit sans éprouver des vertiges. Leur physionomie exprime tout à la fois l'abattement et la stupeur; leurs réponses sont lentes. Ils ont la bouche pâteuse et amère, la langue jaunâtre et sale, la soif vive, l'appétit nul. Le ventre est ballonné et douloureux à la pression. Le pouls bat plus de cent pulsations à la minute. Enfin le sommeil est nul ou interrompu par des rêves et des cauchemars.

C'est ce cortège de désordres généraux et profonds que les anciens avaient si bien défini :

« Maladie de toute la substance » (*Morbus totius substantiæ*).

Si j'entre ainsi dans des détails, ce n'est pas que je pense qu'avertis à temps, vous puissiez conjurer ou suspendre les progrès du mal. Non: votre règle, au contraire, devra être l'abstention. Seulement il est essentiel que vous reconnaissiez la fièvre typhoïde à son début, afin de pouvoir faire appel tout de suite aux ressources de l'art, cette maladie étant de celles qui réclament le traitement le mieux dirigé. Puissiez-vous, surtout si vous vous trouvez à la campagne, ne pas tomber entre les mains de quelque vieil adepte du système de Broussais, qui combatte ces fièvres par la saignée! C'est la pire et la plus meurtrière de toutes les médications.

SYNCOPE.

On appelle *Syncope* une perte subite de sentiment et de mouvement produite par la cessation ou l'affaiblissement de l'arrivée du sang au cerveau. Une foule de causes peuvent la déterminer. Quant aux symptômes qui lui sont propres, tout le monde les connaît. Ainsi, la personne qu'elle atteint s'affaisse peu à peu ou tout à coup sur elle-même. Une excessive pâleur se répand sur son visage dont les traits néanmoins conservent leur régularité. Son corps devient froid; parfois il se recouvre d'une sueur abondante et glacée. Les membres restent souples, ou sont partiellement agités de simples frémissements. Respiration nulle; pouls insensible; absence totale des battements de cœur. Vous avez là, en un mot, moins encore l'image du sommeil que celle de la mort.

Il faudrait prendre garde de confondre la syncope simple avec l'apoplexie ou le coup de sang. Nous verrons, en traitant de ces affections, qu'à part l'évanouissement, elles sont caractérisées par des symptômes tout opposés. Ainsi la face est rouge et tuméflée, les artères temporales battent avec force, et la respiration, au lieu d'être insensible et nulle, se traduit au contraire par de bruyants ronflements.

La syncope, avons-nous dit, résulte de la non-arrivée du sang au cerveau. De même, en effet, que l'œil a besoin de la lumière pour percevoir et distinguer les objets, de même aussi le cerveau a besoin du sang pour sentir et transmettre les impressions. Restituer à cet organe le fluide vivifiant qui lui fait défaut, constitue donc le traitement de la syncope.

C'est dans ce but que vous commencerez par étendre le malade sur un plan horizontal, en inclinant la tête en arrière un peu plus que le reste du corps. Dans cette attitude, le sang coule naturellement du cœur au cerveau, et il n'en faut souvent pas davantage pour que, l'influx vital se rétablissant, la connaissance revienne.

Bien entendu, vous aurez eu soin tout d'abord d'enlever les vêtements qui pourraient apporter quelque gêne à la circulation, surtout dans les régions de la tête et du cou.

Mais, si le sang n'arrivait plus au cerveau, c'était surtout parce que le cœur n'avait plus la force de l'y envoyer. Aussi devrez-vous recourir à tous les moyens les plus propres à ranimer son jeu, en réveillant l'individu de sa torpeur. Voici donc ce qu'il convient de faire en pareil cas :

Exposer le visage au grand air ; y projeter de l'eau froide ; faire respirer des odeurs un peu fortes, telles que le vinaigre anglais ou l'ammoniaque; pincer et percuter la peau jusqu'à production de douleur; frictionner le front et les tempes avec de l'eau de Cologne; au besoin, recourir aux lavements froids et aux sinapismes sur le cœur ou sur les membres. Enfin, quand le malade commence à revenir à lui, lui faire avaler quelques gouttes d'eau de mélisse ou de tout autre liquide spiritueux.

Presque toujours, à moins que la syncope ne soit le symptôme de quelque lésion intérieure, le patient revient rapidement à lui. Veillez toutefois à ce qu'il ne se mette pas trop tôt sur son séant; le seul changement d'attitude, en obligeant le sang à remonter contre son propre poids, pourrait amener une nouvelle défaillance.

PALPITATIONS.

Les *Palpitations* peuvent dépendre de deux causes essentiellement distinctes. O. ' en elles sont le symptôme d'une lésion matérielle du cœur, ou bien au contraire elles se lient à un simple trouble nerveux de cet organe. Ce dernier ordre de palpitations est le seul qui doive nous occuper ici, comme étant le seul pour lequel vous puissiez utilement intervenir. Voici quels en sont les caractères :

Une personne, le plus souvent une femme, est prise tout à coup, sans motif aucun, ou sous l'influence de quelque émotion, de battements rapides et tumultueux dans la région du cœur : on dirait une montre qui dévide sa chaîne brisée. Ces battements soulèvent quelquefois avec bruit la poitrine, comme le ferait le choc d'un balancier, et peuvent ainsi être entendus à distance. Il survient en même temps un sentiment de gêne et d'anxiété, avec tendance à la syncope. Pas de fièvre : seulement le pouls traduit par son impulsion et sa force l'énergie désordonnée de la circulation ; d'autres fois, au contraire, par un singulier contraste, il est petit et misérable. Cependant peu à peu les palpitations se calment, et le cœur, après quelques oscillations irrégulières, finit par reprendre son rythme accoutumé.

Le traitement de ces palpitations, si toutefois elles se prolongent assez pour qu'il faille tenter quelque chose, consistera surtout dans l'emploi de la digitale. Les granules de digitaline, son principe actif, constituent la préparation la meilleure, comme étant la plus expéditive : on peut en faire prendre ainsi deux ou trois dans l'intervalle d'une heure, mais ne pas dépasser cette dose. Les lavements froids agiront de même à titre de sédatif. Ne négligez pas non plus les bains de pieds ou de mains, un peu chauds, surtout s'il existe de l'oppression et que les extrémités soient froides. Enfin, quand la crise touche à sa fin, un bain entier pris à une température un peu basse clora la scène en ramenant le calme dans l'organisme.

GOUTTE REMONTÉE.

Tout le monde sait que la *Goutte* a une telle prédilection pour les articulations, que celles-ci forment ce qu'on peut appeler son siège naturel.

Elle se porte habituellement de l'une à l'autre avec une facilité extrême, et, une fois fixée dans un point, elle présente, au lieu d'une inflammation uniforme, de fréquentes exacerbations. La maladie, en cet état, est sans doute horriblement douloureuse, mais du moins elle n'entraîne pas de dangers immédiats. Quelquefois, par une compensation dont, faute de mieux, il faut savoir se contenter, plus les souffrances sont vives, plus la disparition de l'attaque est rapide.

C'est ce qui faisait dire à Sydenham qu'ici « la « douleur est un remède des plus amers de la « nature. » Le même médecin, au plus fort des attaques qui firent le tourment de sa vie, et auxquelles il n'opposa qu'une résignation philosophique, se consolait en se répétant que « la « goutte est avant tout la maladie des gens « d'esprit et des grands seigneurs. »

Mais il peut se faire que la goutte quitte brusquement une articulation pour *remonter*, comme on dit, c'est-à-dire pour se jeter sur quelque organe intérieur. Cet organe est le plus habituellement le cœur, ou plutôt son enveloppe appelée « péricarde. » Ainsi les malades accusent tout à coup une extrême anxiété ; ils portent leur main à leur poitrine, se plaignant comme d'une crampe qui leur briderait la respiration ; leur angoisse est inexprimable ; ils suffoquent, disant qu'ils vont mourir, et parfois en effet la scène se termine par une syncope mortelle.

Cet ensemble de symptômes qui caractérise également la maladie connue sous le nom d'ANGINE DE POITRINE, qu'il est si difficile de distinguer de la goutte, est presque toujours dû à l'emploi de ces prétendues recettes anti-goutteuses qui ont pour la plupart le colchique pour base, et qu'exploitent d'ordinaire des personnes qui se proclament bien haut étrangères à la médecine, comme si, de ce qu'un médecin ne guérit pas la goutte, il suffisait de ne pas l'être pour la guérir.

Comment se fait-il, se demandera-t-on peut-être, que des remèdes qui, en définitive, n'ont rien de dangereux par eux-mêmes, puissent ainsi devenir l'occasion d'accidents formidables ?

C'est que la goutte n'est pas sans quelque analogie avec les fièvres éruptives. Or si, dans une scarlatine ou dans une rougeole, vous empêchez l'éruption de parcourir régulièrement ses périodes, vous substituez à une maladie, qui abandonnée à elle-même aurait pu être bénigne, un état fort grave : de même pour la goutte. Dès l'instant où, par un moyen quelconque, vous supprimez l'explosion qui en constitue l'essence, sans vous attaquer au génie même du mal, vous retenez au sein de l'économie un élément morbide qui, ne pouvant se faire jour à l'extérieur, portera ses ravages contre des organes que sans cela il eût respectés.

C'est à propos de ces goutteux que Guy-Patin disait, sous une forme aussi piquante que juste :
« Quand ils ont la goutte, ils sont à plaindre;
« quand ils ne l'ont plus, ils sont à craindre. »

Le traitement de ce genre particulier d'accidents découle tout naturellement de la cause même qui les a produits. Ainsi, vous vous attacherez à rappeler au dehors le principe goutteux répercuté, en couvrant la région du cœur de ventouses sèches ou scarifiées, et au besoin, en y appliquant un moxa. Des sinapismes seront laissés à demeure sur les membres tant supérieurs qu'inférieurs, ou des frictions seront faites avec l'espèce d'ortie appelée « ortie brûlante » (*urtica urens*). En même temps, vous administrerez au malade quelque cordial alcoolique (eau-de-vie, rhum, kirsch, eau de mélisse, etc.), dans le but de stimuler le cœur paralysé par cette jetée goutteuse. Ne pas négliger l'éther si le spasme semble dominer la scène. Enfin, les premiers accidents conjurés, vous aurez recours à des douches excitantes dirigées sur les pieds et les genoux, dans le but d'y fixer le *molimen* goutteux, la terminaison la plus favorable de ces sortes de crises étant un accès de goutte articulaire.

J'ai dit, il n'y a qu'un instant, que l'angine de poitrine se reconnaît à peu près aux mêmes caractères que la goutte remontée. Si on croyait avoir affaire à la première de ces affections, on devrait recourir aux mêmes moyens, à part toutefois les douches sur les jointures qu'il faut plus spécialement réserver pour le traitement de la goutte.

HOQUET.

Chacun sait que le *Hoquet* a pour caractère un son rauque, saccadé, qui s'échappe brusquement du larynx, et qu'accompagne un petit tressaillement de tout le corps. Quant à son mode de production, on l'attribue à la contraction spasmodique de l'estomac, ou plutôt de la grande cloison musculaire qui sépare cet organe de la poitrine, et qu'on appelle « diaphragme. »

Le hoquet est produit le plus souvent par une cause légère, telle qu'une trop longue abstinence, la réplétion immodérée ou trop prompte de l'estomac, et, par suite, il cesse peu de temps après de lui-même. Quelquefois, cependant, il peut se faire que, par sa violence et sa durée, il trouble la digestion, et amène une fatigue à laquelle il devient urgent de porter remède.

Vous essayerez, dans ce but, de retenir votre

respiration autant que possible; au besoin vous provoquerez l'éternument par quelques grains de tabac. L'ingestion dans l'estomac d'une substance très froide ou très acide, comme une glace ou un peu de vinaigre, constitue encore un bon moyen : il en est de même de quelques gouttes d'éther sur du sucre. Une ventouse appliquée à l'épigastre ou une ceinture fortement serrée ont quelquefois réussi également à vaincre le spasme. Enfin personne n'ignore le parti qu'on peut tirer d'une vive surprise ou d'une subite frayeur.

Ce que je viens de dire du traitement du hoquet ne saurait, bien entendu, s'appliquer qu'au hoquet accidentel, et non à celui qui, se reproduisant par accès, constitue une névrose chronique du larynx. Souvent, dans ce cas, il simule de véritables aboiements, non pas aboiements sourds et confus, mais aboiements bruyants et accompagnés d'apostrophes très peu flatteuses parfois pour la personne à qui elles s'appliquent. Il me serait d'autant plus facile de citer des faits à l'appui, qu'actuellement, à Paris même, et dans le meilleur monde,

Un exemple fameux ne me manquerait pas.

Cet exemple est celui d'une « grande dame » qui, par une charmante compensation, est l'ornement de nos salons.

VOMISSEMENTS.

Le *Vomissement*, de même que le Hoquet, peut n'être qu'un fait purement accidentel et provenir d'un trouble quelconque de la digestion; dans ce cas, il devra être traité par les mêmes moyens que nous venons d'indiquer. Mais il peut se faire aussi qu'il soit le symptôme d'une affection plus ou moins grave qui débute ou qui couve. Il s'agira alors beaucoup moins de le combattre que de s'attaquer à la maladie dont il est l'expression. Citons quelques exemples à l'appui.

Le vomissement existe dans la plupart des affections de l'estomac, depuis le simple embarras bilieux, survenu spontanément, jusqu'à l'inflammation la plus violente déterminée par l'ingestion de substances irritantes ou corrosives.

Il survient très souvent aussi au début des maladies aiguës et, en particulier, des fièvres éruptives, alors que l'organisme est sous le coup d'un travail morbide qui n'a pas encore abouti.

On sait également qu'il constitue un des symptômes les plus constants et les plus graves de la méningite tuberculeuse des enfants : c'est même presque toujours par là que débute cette affreuse maladie.

Rarement il manque dans le choléra, et alors

il est constitué par des matières d'un gris blan-châtre, grumeleuses, assez analogues à une décoction de riz plus ou moins épaisse.

Enfin il est la conséquence obligée de tout obstacle apporté au cours des matières à l'intérieur du tube digestif, soit par l'invagination spontanée de l'intestin, soit par un étranglement herniaire, soit par toute autre cause qui obture mécanique-ment la cavité de ce conduit.

Il n'y a donc et il ne peut y avoir, en pareils cas, de médication uniforme à lui opposer, son traitement rentrant nécessairement dans celui de l'affection à laquelle il se rattache.

Il est un dernier ordre de vomissements que je ne saurais non plus passer sous silence, car il peut créer en se prolongeant une véritable mala-die : c'est le vomissement nerveux. Le plus souvent il résiste aux moyens que nous avons indi-qués contre le hoquet; par contre, tout ce qui frappe vivement l'esprit ou l'imagination est apte à le faire disparaître.

Ceci me rappelle un fait arrivé à Récamier pendant que j'étais son interne à l'Hôtel-Dieu.

L'éminent praticien fut mandé près d'une jeune personne qui, depuis plus de six semaines, était prise, après chaque repas, de vomissements in-coercibles, ce qui l'avait jetée dans un dépéris-sement voisin du marasme. Son état offrait cela

de particulier qu'elle avait très bon appétit et disait ne souffrir nulle part; seulement, à peine
s'était-elle ingurgité quelques gorgées d'aliments,
que de violentes éructations, accompagnées d'une
sorte de mouvement ondulatoire vers l'épigastre,
en amenaient presque immédiatement l'expulsion. Toute la Faculté, on peut le dire, y avait
perdu son latin, chacun déclarant que c'était une
simple névrose, qui, suivant la formule sacramentelle, *se passerait avec le temps.*

Récamier, lui aussi, n'y vit qu'un spasme nerveux; mais, au lieu de capituler devant le mal,
il imagina l'expédient que voici :

Après avoir prévenu la mère de ne point s'effrayer de ce dont elle serait témoin, il engagea la
jeune malade à prendre son repas devant lui, « afin,
lui dit-il, qu'il pût mieux suivre toutes les phases
de l'accident. » Celle-ci s'y prêta de très bonne
grâce et mangea un potage. Mais, à peine en avait-
elle achevé les dernières cuillerées, qu'elle com-
mença à éprouver les hoquets, préludes du vomissement. Aussitôt Récamier, bondissant sur
elle comme une bête fauve, lui sauta à la gorge,
et la lui saisissant d'une main en même temps
qu'il lui comprimait la bouche de l'autre, il lui
cria d'une voix tonnante : « Je vous dis, moi, que
vous ne vomirez pas ! » Et il la tint ainsi quelques instants sous sa formidable étreinte, la fou-

droyant en même temps de son regard qui n'était pas naturellement tendre. Tremblante, éperdue, la malheureuse resta comme pétrifiée. Elle finit bientôt toutefois par voir que tout cela n'était qu'une comédie; seulement le potage n'avait pas été rendu, et à dater de cette époque les vomissements cessèrent complètement.

Voilà sans doute un très beau résultat. Mais il faut bien avouer que les « moyens moraux » à l'aide desquels il a été obtenu ne sont pas à la portée de tout le monde; aussi je vous engage à en choisir de moins accentués.

COLIQUES.

On comprend vulgairement sous le terme de *Colique* toute douleur qui a son siège dans un point quelconque de l'abdomen, ce que justifie du reste l'étymologie du mot κόλια, ventre. Toutefois cette douleur a une signification très différente suivant la nature des organes dont elle traduit la souffrance.

Trois surtout peuvent en être ainsi affectés; ce sont l'intestin, le foie et les reins. De là les divisions généralement admises, et que nous allons adopter à notre tour, de coliques *intestinales, hépatiques* et *néphrétiques.*

COLIQUES INTESTINALES.

Les coliques intestinales, quelle que soit la portion du tube digestif qu'elles occupent, peuvent se subdiviser en *Coliques simples, Coliques de miserere* et *Coliques de plomb*.

Coliques simples. — Les coliques simples, celles qui dépendent uniquement d'un trouble accidentel et momentané des fonctions de l'intestin, consistent en des douleurs vives ou des pincements aigus, prenant souvent la forme de tranchées. Un sentiment plus ou moins vague de déplacement les accompagne, par suite de la contraction des anses intestinales malades ; le moindre mouvement, la plus légère pression les exaspèrent. Elles énervent et affaiblissent considérablement ; pour peu qu'elles se prolongent, les traits s'altèrent, le pouls faiblit, une sorte d'horripilation se répand par tout le corps, et l'individu est comme anéanti.

A ces coliques se rattachent presque toujours des évacuations alvines accompagnées de brûlures et suivies de spasmes, surtout quand approche la cessation de la crise.

Je n'ai rien de particulier à dire des moyens à employer pour les combattre ; ce sont ceux que tout le monde connaît. Ainsi : fomentations huileuses ou cataplasmes émollients sur le ventre ;

demi-lavements de décoction de racine de guimauve et de tête de pavot, auxquels on ajoutera au besoin cinq ou six gouttes de laudanum; infusion légère de camomille ou de thé : à cela se borne à peu près tout le traitement.

Coliques de miserere. — Ce genre de coliques est bien autrement grave que le précédent en ce qu'il résulte de « l'invagination », c'est-à-dire du renversement de l'intestin en dedans de lui-même, ce qui rend sa cavité imperméable : un doigt de gant à demi retourné en donne assez exactement l'idée. Le malade éprouve tout à coup dans le point correspondant, une douleur tellement atroce qu'on l'a appelée colique de *miserere*, comme si la vue de pareilles souffrances ne pouvait inspirer d'autre sentiment que la « commisération » et la pitié. En même temps le ventre se ballonne, les selles se suppriment et les vomissements éclatent.

C'est à un accident de ce genre qu'a succombé Talma. Peut-être eût-il été sauvé, si on eût suivi l'avis de Dupuytren, qui avait conseillé d'ouvrir le bas-ventre et d'aller dénouer l'intestin; mais on recula devant un moyen aussi extrême. Aujourd'hui on n'hésiterait pas, les opérations qui se pratiquent chaque jour pour l'extraction des kystes de l'ovaire ayant démontré que les plaies de cette nature, quand les tissus ne sont pas enflammés, ont beaucoup moins de gravité qu'on ne l'avait cru jusqu'à présent.

Quoi qu'il en soit, votre rôle devra simplement se borner à faire prendre au malades des lavements froids et des boissons glacées, et à appliquer des vessies remplies de glace sur le point du ventre où siége la douleur. On a vu quelquefois le saisissement qui en résulte rétablir, comme dans la hernie étranglée, la « viabilité » de l'anse intestinale. Enfin des bains tièdes prolongés, par la détente qu'ils procurent dans tous les ressorts, comptent de même quelques succès.

Coliques de plomb. — La colique de plomb est encore appelée colique des *peintres*, parce que ce sont les peintres qui, par le plomb qu'ils manient sous forme de céruse, y sont le plus sujets. J'ai établi dans ma Toilette d'une Romaine (1) que les femmes non plus n'en sont pas exemptes : c'est que beaucoup d'entre elles sont peintres aussi, mais peintres à leur manière, car ce n'est pas sur la toile, c'est sur leur visage qu'elles étalent leurs couleurs.

Ce genre particulier de coliques se distingue des autres par des signes très tranchés. Ainsi :

(1) *Toilette d'une Romaine au temps d'Auguste, et Conseils à une Parisienne sur les cosmétiques;* 3ᵉ édition. Paris, Garnier frères, éditeurs.

Douleurs abdominales vives et profondes, se traduisant par accès, et soulagées plutôt qu'exaspérées par la pression ; rétraction des parois du bas-ventre, qui peut aller jusqu'à offrir la dureté de la planche ; constipation opiniâtre, quelquefois vomissements ; toujours lenteur et tension du pouls. Les membres, surtout au moment des exacerbations, sont traversés par d'affreuses crampes. L'anxiété est extrème ; enfin la face offre une altération si profonde que son seul aspect a suffi plus d'une fois pour dénoter la nature de la maladie.

La colique des peintres n'est qu'une manifestation de l'empoisonnement par le plomb, mais empoisonnement chronique, car il ne se déclare qu'au bout de quelques jours. Il ne faut donc pas le confondre avec les empoisonnements aigus dont nous aurons bientôt à nous occuper.

Son traitement consiste surtout dans l'emploi de purgatifs énergiques, la constipation en étant le principal symptôme ; seulement la manière de les administrer constitue toute une méthode qui est exclusivement du ressort du médecin. Contentez-vous de recourir à une médication palliative telle que limonades rafraîchissantes, surtout limonades sulfuriques, lavements rendus laxatifs par addition de miel ou de sel gris, bains prolongés, tous moyens qui préparent la cure et concourent, dans une certaine mesure, à en assurer le succès.

COLIQUES HÉPATIQUES.

Le foie est l'organe sécréteur de la bile, laquelle est versée dans l'intestin par un canal nommé canal cholédoque (1). Tantôt elle y arrive directement ; d'autres fois, au contraire, elle séjourne d'abord plus ou moins de temps dans un petit réservoir appelé vésicule. Cette vésicule est fréquemment le siège de concrétions formées de cholestérine à peu près pure; ce sont les calculs biliaires. Tant que ces calculs y restent confinés, leur présence peut ne se révéler pendant la vie par aucun symptôme morbide. Mais il n'en est pas de même quand ils s'engagent et s'arrêtent dans le canal que nous avons dit être chargé de verser la bile dans l'intestin. Le cours de celle-ci se trouvant subitement interrompu, il en résulte l'ensemble des accidents qui constituent la colique hépatique. Voici, en peu de mots, à quels signes ils se reconnaissent :

(1) Ce canal est formé lui-même par la réunion de deux canaux : l'un qui vient du foie, et qu'on appelle « canal hépatique », reçoit la bile directement ; l'autre qui vient de la vésicule, et qu'on appelle « canal cystiq » », la lui transmet par une sorte de reflux. Mais ce sont là des détails d'anatomie que j'ai dû passer sous silence, car, outre la dificulté de vous les faire bien saisir, ils n'ajouteraient rien à ce qu'il importe que vous sachiez sur la maladie.

Les malades sont pris tout à coup de douleurs vives et pénétrantes dans le flanc droit, avec irradiation vers l'épigastre, le dos et l'épaule du même côté. Bientôt leur anxiété devient extrême. Ils ont la face profondément altérée, les traits comme crispés; ce qui les fatigue le plus, ce sont les vomissements de bile pure. Aucune boisson, aucun aliment ne peuvent être supportés, et ils se plaignent d'avoir la bouche empoisonnée par une extrême amertume. Au fort de la crise, ils ne savent quelle attitude prendre; vous les voyez s'accroupir, se rouler sur eux-mêmes, se plier en deux, essayer, en un mot, toutes les postures sans en trouver aucune qui les soulage. Enfin l'accès se calme, soit peu à peu, soit brusquement et comme par la détente d'un ressort. C'est le signal que le calcul est rentré dans la vésicule ou qu'il est tombé dans l'intestin, d'où il sera expulsé par les selles.

Les coliques hépatiques ont une durée qui peut varier de quelques minutes à plusieurs heures. On en a vu donner lieu à des accidents mortels par suite de la rupture de la vésicule et d'un épanchement de bile dans le péritoine.

Que faire en pareil cas pour venir en aide au patient? Hélas! rien ou bien peu de chose. Vous vous trouvez en présence d'une lutte entre deux forces autant physiques que vitales, l'une, représentée par la bile, qui pousse devant elle le calcul dans le canal cholédoque pour le lui faire franchir, l'autre, représentée par le canal lui-même, qui oppose à son passage un couloir trop étroit et des parois presque inextensibles. Comment donc pourrez-vous le faire avancer dans un sens ou reculer dans un autre, puisque vous n'avez aucune espèce d'accès jusqu'à lui ?

Contentez-vous d'essayer d'amortir la souffrance par des cataplasmes fortement laudanisés ou du laudanum pur, que vous appliquerez au foyer même de la douleur. J'ai vu quelquefois aussi des compresses fortement imprégnées de chloroforme procurer quelque soulagement. L'éther, administré en potion ou sur du sucre, constitue de même un utile calmant; si le malade le revomit, vous le lui ferez simplement respirer, la vapeur qui s'en dégage ayant une action presque aussi sédative que la liqueur elle-même. Enfin, aussitôt que le malade sera en état de supporter le bain, qu'il s'y mette et qu'il le prolonge le plus longtemps possible : c'est encore là le meilleur de tous les sédatifs.

COLIQUES NÉPHRÉTIQUES.

Il n'est pas rare de voir des personnes jouissant de toutes les apparences de la santé, rendre habituellement sans difficulté et sans douleur des quantités assez considérables de sable. Ce sable peut provenir de deux sources différentes, de la vessie qui est le réservoir de l'urine, ou du rein qui en est l'appareil sécréteur.

Tant que le sable continue de s'échapper avec les urines, il ne survient rien de fâcheux. Mais si quelque grain se trouve trop volumineux pour pouvoir sortir par le canal de l'urèthre, il reste emprisonné dans la vessie, et par son accroissement successif, peut devenir le noyau d'une véritable pierre. Cette pierre nécessitera pour disparaître le broiement ou la taille.

Le sable, au contraire, provient-il du rein, s'il s'y trouve également quelque gravier trop volumineux pour pouvoir franchir librement le canal qui relie le rein à la vessie et qu'on appelle uretère, ce gravier deviendra de même le noyau d'un calcul. Seulement, comme il est impossible d'arriver jusqu'au rein pour le broyer, il est bien à craindre qu'à un moment donné il ne s'engage dans l'uretère et que, ne pouvant le franchir, il oppose au passage de l'urine le même obstacle que les calculs du foie opposent au passage de la bile : il y aura alors colique néphrétique.

La colique néphrétique ne diffère donc de la colique hépatique que par la nature de l'organe sécréteur et celle du liquide sécrété. Quant à leur mécanisme, il est absolument le même.

On s'explique parfaitement, d'après ce qui précède, les symptômes qui caractérisent la colique néphrétique. Ainsi les malades accusent dans la région des reins, à droite, si c'est le rein droit, à gauche, si c'est le rein gauche, une douleur excessivement aiguë qu'ils comparent à celle que produirait un poinçon ou une lame de couteau violemment retournée dans les chairs. Cette douleur plonge dans le bassin et s'irradie vers la vessie, indiquant par sa direction et ses déplacements l'itinéraire du calcul engagé dans l'uretère. Ce sont du reste les mêmes scènes d'angoisse et de désespoir que pour la colique hépatique. Arrive enfin un moment où la crise touche à sa fin. Alors, brusquement aussi et sans transition, le bien-être le plus complet succède aux souffrances les plus atroces, et les urines qui s'étaient supprimées recommencent à couler.

C'est que la concrétion a repris dans le rein sa place primitive ou que, poussée par les urines, elle a été entraînée avec elles dans la vessie : dans ce dernier cas, les malades rendent, au bout de peu de temps, un ou plusieurs calculs.

Quel devra être maintenant le traitement de la colique néphrétique ? Ce traitement sera un peu moins limité que celui de la colique hépatique, le rein étant d'un accès plus facile aux remèdes que le foie. En effet, les diverses boissons dont nous faisons usage finissent toujours par arriver aux reins, qui ont pour fonction de les éliminer. On peut donc espérer qu'en augmentant la quantité de ces boissons, et surtout en faisant choix des plus diurétiques, on accroîtra d'autant la quantité d'urine et, par suite, la force du courant qui tend à pousser devant lui le calcul dans la vessie. Il y a plus : ce calcul est formé de matériaux dont les graviers précédemment rendus ont pu faire connaître la nature chimique. Il est donc rationnel encore de donner la préférence aux boissons qui, par leur composition, sont les plus aptes à l'attaquer et à le dissoudre.

Mais tout ceci est un peu de la théorie. Passons donc aux applications pratiques.

La plupart des calculs du rein sont formés d'acide urique : de là le précepte de faire boire aux malades, pendant les crises, si toutefois l'estomac le permet, des eaux fortement alcalines, telles que celles de Vichy ou de Vals, ces eaux devant se combiner avec le principe acide de ces calculs. Sans doute vous ne pouvez vous flatter d'obtenir de la sorte leur disparition ; mais, ne parvinssiez-vous qu'à en dissoudre quelques parcelles, ce serait déjà beaucoup, ces parcelles représentant peut-être l'excès de volume qui empêchait le calcul de franchir l'uretère.

Les eaux alcalines constituent donc le traitement de la colique néphrétique. Bien entendu, si le calcul avait pour base tout autre principe que l'acide urique, on choisirait des eaux dont la composition s'harmoniserait mieux avec celle du calcul lui-même. Enfin, dans le cas où l'on n'aurait aucune donnée sur sa nature chimique, on devrait recourir aux eaux de Contrexéville ou de Pougues, ces eaux, par leur minéralisation mixte, convenant pour toute espèce de calculs.

Quant aux autres moyens à employer, je ne peux que renvoyer à ce que j'en ai dit en parlant du traitement de la colique hépatique.

CHOLÉRA ET CHOLÉRINE.

Nous sommes plus désarmés aujourd'hui envers le *Choléra* qu'à l'époque où il fit sa première apparition parmi nous, car nous avions encore sur l'efficacité de certains remèdes des illusions que le temps et l'expérience n'ont fait que trop évanouir. Tout ce qu'on peut dire actuellement avec quelque certitude, c'est qu'il agit sur nos tissus et nos humeurs à la manière des virus ou des miasmes, les accidents qu'il développe étant tous ceux qui appartiennent à l'empoisonnement.

Ainsi s'explique comment des populations affolées par la terreur ont pu attribuer à je ne sais

quelles mains mystérieuses et criminelles, agissant dans l'ombre, une mortalité qui n'était que
la conséquence de l'intensité du fléau.

Maintenant d'où vient le poison qui en constitue
l'essence ? Quelle est sa nature ? Sous quelle forme pénètre-t-il dans nos organes ? Comment le
neutraliser ? Toutes questions qui, dans l'état
actuel de la science, constituent autant de pro-
blèmes insolubles, bien dignes d'exercer la saga-
cité de M. Pasteur.

N'en concluez pas que toute personne atteinte
du choléra doive, à l'exemple du fatalisme mu-
sulman, s'abstenir de rien tenter, n'espérant son
salut que dans quelque crise heureuse, inscrite
dans sa destinée. Ce serait pousser le scepticis-
me ou le découragement trop loin, car, pour nous
servir de la formule antique, « si le médecin n'est
pas le maître de la nature, du moins il en est le
ministre » (*medicus non magister naturæ, sed
minister*). Notre intervention ne sera donc pas
toujours pour vous une vaine assistance, et, s'il
ne nous est pas donné de dompter le génie même
du mal, du moins nous parviendrons quelquefois
fois à en atténuer et surtout à en conjurer les
ravages.

Il est rare, en effet, que le choléra débute
d'emblée avec son cortège de symptômes qui ne
pardonnent pas. Presque toujours il s'annonce

par certains signes qui indiquent sinon sa présence au sein de l'organisme, du moins sa prochaine invasion, et qu'on appelle pour cela « Signes prémonitoires. » Ainsi l'individu éprouve des fatigues insolites ; ses yeux sont cernés ; il est triste, a moins d'appétit. Ses selles sont plus fréquentes, plus liquides, grumeleuses, et offrent surtout une teinte lactescente particulière ; elles sont précédées et suivies de gargouillements.

Ce sont là autant de caractères qu'en temps d'épidémie, il faut se garder de négliger. Sans doute ce n'est pas encore le choléra, mais c'est déjà la *Cholérine ;* un degré de plus, et ce sera le choléra lui-même.

C'est pour prévenir cette redoutable terminaison qu'il ne faut rien négliger pour arrêter le mal à ses débuts. Et ici le traitement devra être plus hygiénique encore que médical.

Ainsi le malade, car il mérite déjà ce nom, surveillera son régime, s'abstenant de tout aliment de nature à entretenir ou à provoquer une trop grande liberté des garde-robes, tels que les légumes secs, les fruits crus, la salade et les boissons glacées. Il prendra des lavements ou mieux des demi-lavements qu'il gardera le plus longtemps possible, préférant l'eau de son à l'eau de guimauve, comme étant moins relâchante ; y ajouter au besoin quelques gouttes de laudanum.

Il portera de la flanelle sur le ventre et évitera soigneusement le froid, surtout le froid aux pieds. Pour tisane du thé, de la camomille ou de l'eau albumineuse. Enfin, si la diarrhée persiste, se mettre à une diète absolue et prendre dans la journée quatre à cinq pilules de bismuth opiacées, comme on les débite dans toutes les pharmacies.

Tel est le traitement de la cholérine. Mais si, au lieu d'une cholérine simple, il s'agit déjà du *choléra* confirmé, que faire ? Des instructions répandues partout vous indiquent la conduite à tenir. On peut les résumer ainsi :

Frictionner le malade et le couvrir de fomentations chaudes, de manière à ranimer la circulation et à rappeler la chaleur à la peau. S'il existe des vomissements, les combattre par de la glace pilée, associée à du sucre râpé, qu'on fera prendre par intervalles ; à défaut de glace, donner de l'eau de Seltz aiguisée de jus de citron ; au besoin essayer, car on ne saurait procéder autrement que par des essais, de boissons chaudes, plus ou moins alcoolisées, telles que le punch. Je ne saurais toutefois vous recommander trop de réserve dans l'emploi de ce dernier moyen, car, chez les cholériques ainsi traités et qui succombent, la mort arrive presque toujours, non pas dans la période de froid, mais dans la période de réaction.

RHUMATISMES. .

Le rhumatisme a pour siège habituel les articulations ou les muscles, et pour principal symtôme une douleur plus ou moins vive, s'exaspérant d'ordinaire par la pression et le mouvement.

Le rhumatisme qui affecte les articulations ne débute pas d'une manière assez subite ni avec des caractères suffisamment graves, pour qu'on ne puisse attendre l'arrivée du médecin : je n'ai donc rien à vous dire de particulier sur son traitement. Quant à celui qui se porte sur certains muscles, il crée quelquefois par sa spontanéité des indications spéciales, ou même urgentes, sur lesquelles, par conséquent, il est bon que vous soyez préalablement renseignés. Trois espèces surtout appartiennent à cette catégorie; ce sont : le *Torticolis*, le *Lumbago* et la *Pleurodynie*.

TORTICOLIS.

Cette affection est caractérisée par la contraction spasmodique d'un muscle (1), laquelle entraîne l'inclinaison de la tête sur une des parties latérales du corps, et par suite la « torsion du cou », d'où le nom de *torticolis* qui lui a été donné.

(1) C'est le muscle *sterno-cleïdo-mastoïdien*. Je renvoie son nom en note pour ne pas effrayer le lecteur.

Les mouvements de rotation surtout sont douloureux ou même impossibles.

La plupart du temps le torticolis se déclare au réveil, alors que le cou a été exposé à quelque courant d'air ou simplement au froid. Il se montre plus souvent chez l'homme que chez la femme, cette partie chez elle étant habituellement à découvert, ce qui la rend moins sensible aux impressions du dehors. Il survient aussi dans certains mouvements violents et brusques de la tête, par suite du tiraillement des muscles, mais alors il se rapprocherait davantage de l'entorse.

Le torticolis constitue une simple incommodité, mais incommodité fort gênante quand elle se prolonge. J'en ai vu céder d'emblée à l'application sur le cou d'un large sinapisme maintenu en place jusqu'à ce qu'il eût amené une vive rubéfaction. Si ce moyen échoue, il est à peu près inutile d'en essayer d'autres. Le massage, les onctions huileuses, les fomentations émollientes et les douches de vapeur qu'il est d'usage de conseiller, n'amènent d'ordinaire que des résultats à peu près nuls. On dirait que le torticolis veut guérir seul, à sa fantaisie et à son heure.

C'est dans les cas de cette nature qu'à l'exemple de Récamier, on parvient quelquefois à rompre spontanément le spasme du muscle par la manœuvre que voici :

On prend, d'une main, un point d'appui sur l'épaule du malade et, de l'autre main *cramponnée* sur le sommet de son crâne, on renverse brusquement la tête du côté opposé à l'inclinaison. Un craquement se fait entendre et le cou se redresse. Le plus souvent il reste droit, sans qu'il persiste après ni gêne ni malaise.

Récamier a dû emprunter cet ingénieux procédé à l'histoire du Nœud Gordien, coupé par Alexandre.

LUMBAGO.

Ce rhumatisme a pour siège les muscles de la partie inférieure des reins appelée « lombes. » Il se développe assez souvent à la suite d'une marche forcée, d'un faux pas, d'un refroidissement ou d'un effort : quelquefois cependant il est impossible de remonter à la cause qui l'a produit.

Lorsque le lumbago n'a qu'une intensité moyenne, les malades peuvent encore se tenir debout et marcher; mais leur démarche est pénible; ils transportent leur corps tout d'une pièce pour éviter autant que possible la contraction des muscles de la région affectée, lesquels jouent un grand rôle dans la progression. Le lumbago au contraire est-il intense, le malade est obligé de garder le lit. Tant qu'il reste immobile sur le dos, la douleur est supportable; mais, s'il essaye de faire le plus léger mouvement, à l'instant ce sont des élancements atroces qui vont droit au cœur et qui arrachent des plaintes, voire même des cris aux plus courageux.

Il est rare, toutefois, que le lumbago s'accompagne de fièvre ou détermine des troubles dans le fonctionnement des principaux organes de l'économie.

Le lumbago a des caractères trop tranchés pour pouvoir être confondu avec d'autres maladies. Cependant certaines fièvres éruptives, et, tout particulièrement la petite vérole, s'annoncent quelquefois par des douleurs de reins tellement aiguës, qu'elles ont pu donner le change un instant sur la nature réelle de l'affection.

Le traitement du lumbago consiste surtout dans le repos, la chaleur et j'ajouterai la patience. Les topiques, quels qu'ils soient, onctions ou emplâtres, causent plus de douleur par les déplacements qu'ils nécessitent de la part du malade que de soulagement par le calme qu'ils lui procurent. Cependant, j'ai vu quelquefois une compresse fortement imprégnée de chloroforme et appliquée sur les reins causer du bien-être; mais je l'ai vue aussi échouer complètement; on peut toujours en essayer. En définitive, ce sont encore les grands bains tièdes et prolongés qui m'inspirent le plus de confiance.

PLEURODYNIE.

La *Pleurodynie*, ou « pleurésie fausse », est un rhumatisme des muscles de la poitrine. Elle n'affecte ordinairement qu'un seul côté à la fois et se reconnaît aux caractères suivants :

Douleur vive, lancinante, occupant tel ou tel point des parois pectorales, sans gonflement et sans changement de couleur à la peau. Cette douleur augmente par le mouvement ou quand on appuie le doigt sur la place qu'elle occupe. Elle ne s'accompagne ni de toux, ni d'expectoration, ni d'étouffement ; cependant le malade modère sa respiration, dans la crainte de réveiller ou d'exaspérer ses souffrances. Il existe presque toujours d'autres douleurs rhumatismales qui, dans les cas douteux, aident à faire reconnaître la nature de celle qui nous occupe. Enfin, il est rare qu'il y ait de la fièvre ; c'est même cette absence de fièvre qui distingue la pleurodynie de la pleurésie avec laquelle, au premier abord, il est si facile de la confondre. Sans doute, l'auscultation fournirait des éléments de diagnostic beaucoup plus tranchés, mais c'est là un mode d'examen qui est exclusivement du ressort du médecin.

La pleurodynie n'est point par elle-même une maladie sérieuse ; cependant elle peut le devenir si elle est négligée, par suite de la tendance qu'a la douleur à se répercuter sur la plèvre.

Le traitement de la pleurodynie consiste avant tout dans l'emploi des révulsifs cutanés. Vainement vous aurez recours aux topiques les plus calmants ; la douleur est logée trop profondément pour qu'ils puissent l'atteindre. Au contraire, en provoquant vers la peau une puissante dérivation, vous parviendrez presque toujours non pas seulement à la déplacer, mais à la faire disparaître : de là l'utilité des sinapismes, des ventouses, des frictions rubéfiantes, et tout particulièrement des vésicatoires.

PLEURÉSIE ET PNEUMONIE.

La *Pleurésie* ou « épanchement pleurétique » est l'inflammation de la plèvre ; la *Pneumonie* ou « fluxion de poitrine » est l'inflammation du poumon.

Pour bien comprendre la valeur comparative de ces dénominations, il faut tout d'abord être renseigné sur la nature et la disposition des organes auxquels elles s'appliquent. Je vais donc entrer avec vous dans quelques détails.

La poitrine est divisée en deux moitiés, représentant chacune une cavité close dans laquelle sont logés l'un et l'autre poumom. Cette cavité est tapissée intérieurement par une membrane onctueuse et fine, appelée plèvre, laquelle, s'étalant de même sur toute la surface des poumons, sécrète une sérosité destinée à favoriser les glissements et à prévenir les chocs. Supposons maintenant que, par le fait d'une inflammation quelconque, cette sérosité augmente dans une proportion plus ou moins considérable, comme la cavité où elle est reçue représente un sac sans ouverture, le liquide épanché, ne trouvant d'écoulement nulle part, pèsera sur le poumon et causera par suite de la gêne à respirer : il y aura pleurésie.

Voilà pour la plèvre. Quant au poumon, c'est un tissu mou, élastique, spongieux, formé par l'en recroisement des vaisseaux sanguins et aériens, communiquant librement avec l'air extérieur par les bronches et, à chaque mouvement respiratoire, se dilatant et se resserrant alternativement comme par le jeu d'un soufflet. Vient-il à s'enflammer, le sang qui devait être vivifié au contact de l'air ne pouvant plus que difficilement se mouvoir, ses vaisseaux s'obstrueront et il en résultera de même de la gêne dans la respiration : il y aura pneumonie.

La pleurésie est donc anatomiquement constituée par un épanchement d'eau dans la plèvre, et la pneumonie par un engorgement de sang dans le poumon.

Dans l'un comme dans l'autre cas, il y a point de côté, étouffement et fièvre. A quels signes donc, en l'absence des caractères fournis par l'auscultation auxquels vous êtes étrangers, pourrez-vous les distinguer? A un seul, l'expectoration. Elle est nulle ou insignifiante dans la pleurésie, la plèvre étant sans communications aucune avec les canaux aériens; elle est au contraire sanguinolente et très significative dans la pneumonie, le poumon étant en rapports constants et immédiats avec ces mêmes canaux.

La vue du sang dans les crachats de la pneumonie fait qu'en général cette affection passe pour être plus grave que la pleurésie : cependant c'est l'inverse qui a lieu. La pneumonie n'a qu'une durée limitée qui dépasse rarement douze à quinze jours, par la facilité avec laquelle les vaisseaux se dégorgent, à l'aide de l'expectoration. Par contre, dans la pleurésie, vous ne sauriez assigner une époque à la convalescence, l'épanchement se résorbant de lui-même goutte à goutte, et mettant à disparaître un temps qui peut se compter par semaines et par mois ; quelquefois il ne se résorbe pas du tout, et, l'eau continuant d'affluer dans la plèvre, ou y restant stationnaire, il en résulte ce qu'on appelle *Hydropisie de poitrine.*

Enfin, il peut se faire que la plèvre et le poumon s'enflamment en même temps : on dit alors qu'il y a *Pleuro-pneumonie.* C'est une complication qui ne change rien à la nature des symptômes ; seulement elle les accentue davantage, et accroît sensiblement le danger.

Quelle que soit, du reste, celle de ces maladies à laquelle vous ayez affaire, hâtez-vous de réclamer les secours de la médecine. C'est surtout à leur début que son intervention est toute-puissante, et non lorsque déjà, pour me servir des paroles du poëte, « le mal s'est aggravé par de longs délais » :

Quam mala per longas invaluere moras.

Quant à votre rôle, il se bornera à entourer le malade de précautions de toute nature, veillant à ce que la température de sa chambre soit bien égale, qu'aucun visiteur ne l'oblige à parler, qu'il garde la diète la plus absolue, et qu'il tâche, par des tisanes légèrement sudorifiques, d'entretenir vers la peau une douce moiteur. Si l'arrivée du médecin se faisait trop attendre, il faudrait ne pas hésiter à recourir à une application de sangsues sur le point douloureux de la poitrine. La moyenne serait de 4 à 6 pour un enfant et de 15 à 20 pour une grande personne.

ASTHME.

Il y a deux espèces d'*Asthmes* : l'asthme symptomatique d'une lésion du cœur ou du poumon, et l'asthme purement nerveux. C'est de cette dernière espèce que nous devons nous occuper, comme étant la seule pour laquelle votre intervention puisse être utile.

L'asthme purement nerveux est caractérisé par des accès d'étouffement qui se reproduisent à des époques irrégulières, et dans l'intervalle desquelles les individus jouissent d'une santé parfaite. L'accès débute d'ordinaire brusquement : c'est en général pendant la nuit et le plus souvent de dix heures du soir à deux heures du matin qu'il fait exploison. Le malade est réveillé tout à coup par un sentiment d'oppression et de resserrement de la poitrine. Ne pouvant garder la position horizontale, il se met précipitamment sur son séant, ou bien il descend du lit et court à la fenêtre chercher un air frais. Quelquefois l'accès avorte ; mais le plus souvent la gêne va croissant, et la respiration devient haletante et précipitée. L'anxiété du malade est extrême ; il fait des efforts inouïs pour dilater sa poitrine, et s'arc-boute à cet effet à tout corps solide qui offre quelque résistance. Sa face est rouge et violacée, ses yeux saillants, sa voix plaintive et haletante. Cet état peut ainsi persister pendant un temps qui varie entre quelques minutes et plusieurs heures; en général, le calme revient en même temps que le jour, et l'accès se termine par l'expectoration d'abondantes mucosités.

L'asthme, s'il constitue un état des plus pénibles, ne compromet pas du moins immédiatement l'existence, car je ne sache pas que jamais personne ait succombé pendant l'accès. On dit même généralement que l'asthme est un « brevet de longue vie. » Il est de fait que beaucoup d'asthmatiques vivent très longtemps. Ainsi le docteur Floyer, qui a écrit un bon traité sur cette maladie, dont il parlait d'autant plus pertinemment qu'il en était lui-même atteint, est mort plus qu'octogénaire.

On ignore quelles sont les causes de l'asthme ; on sait seulement qu'il est éminemment héréditaire, fort rare dans l'enfance, et qu'il se déclare d'habitude vers l'âge adulte. Les hommes y semblent plus prédisposés que les femmes. Quant aux circonstances qui favorisent son retour, il faut placer au premier rang un air humide et froid, et de brusques variations de température.

L'asthme est une de ces maladies pour lesquelles chacun doit être son propre médecin, en ce sens du moins que les remèdes qu'on lui op-

posé étant tombés pour la plupart dans le domaine public, c'est à soi-même qu'il appartient
de trouver celui qui devra procurer le plus de
soulagement. Il y a peu de chose à tenter pendant l'accès : ce qu'on doit surtout chercher,
c'est de le prévenir. Beaucoup d'asthmatiques se
trouvent bien, quand ils en ressentent les avant-
coureurs, de fumer des cigarettes de stramonium
ou de belladone. Trousseau leur préférait les
cigarettes arsenicales ; j'avoue ne point leur
avoir reconnu d'avantage marqué. Ce sont là du
reste de simples palliatifs.

Un moyen plus radical, c'est celui qui consiste dans l'emploi de certaines eaux minérales ;
seulement il faut savoir faire un choix, chaque
variété d'asthme réclamant en quelque sorte
une source différente, ainsi que je me suis attaché à le faire ressortir dans mon *Guide*.

VOMISSEMENT DE SANG.

Le mot « Vomissement de sang » prête à l'équivoque en ce que le sang ainsi rejeté par la
bouche peut avoir pour point de départ soit le
poumon, soit l'estomac. Aussi nous servons-nous
en médecine de deux termes différents, dont
l'étymologie grecque exprime ces différences

d'origines. Quand le sang vient du poumon, nous disons qu'il y a *Hémoptysie;* quand au contraire il vient de l'estomac, nous disons qu'il y a *Hématémèse.* Je vais être obligé, malgré leur caractère un peu technique, d'employer ces deux mots, faute d'en trouver d'équivalents dans le langage ordinaire.

HÉMOPTYSIE.

Lorsque vous voyez une personne rejeter tout à coup par la bouche un sang rouge, vermeil, écumeux, dont la sortie s'accompagne de toux et de suffocation, vous pouvez affirmer qu'il y a hémoptysie, en d'autres termes, que ce sang vient de la poitrine.

L'hémoptysie est un de ces accidents qui inspirent le plus d'effroi, et ce n'est pas sans motifs, car, en plus de ce qu'on pourrait appeler sa « mise en scène », il y a sa nature, qui est presque toujours très grave : le plus souvent en effet c'est le symptôme de la phthisie pulmonaire. Je me hâte toutefois d'ajouter que j'ai vu nombre de personnes, qui avaient eu ainsi des vomissements de sang, ne rien éprouver ensuite du côté de la poitrine et même atteindre une longue vieillesse : c'était alors une simple hémorrhagie bronchique comme celle, par exemple, qui constitue l'hémorrhagie nasale.

Le traitement de l'hémoptysie, quelle que soit d'ailleurs la cause qui l'ait produite, exige avant tout de la part du malade l'immobilité la plus complète et le silence le plus absolu. Il doit, de plus, résister de son mieux aux besoins de tousser, car c'est ordinairement à l'occasion des quintes de toux que le sang reparaît. Un des meilleurs moyens de les prévenir, c'est de lui faire prendre par cuillerées à bouche un verre d'eau sucrée dans lequel on aura délayé douze à quinze gouttes de laudanum. On devra aussi promener des sinapismes sur les membres tant supérieurs qu'inférieurs, et appliquer des ventouses sèches sur ces mêmes surfaces, de manière à dégager la poitrine en appelant le sang vers la périphérie.

Mais une médication plus puissante est celle qui consiste dans l'emploi d'*hémostatiques*, c'est-à-dire de médicaments propres à « arrêter le sang » en favorisant sa coagulabilité. Vous délayerez dans ce but quelques gouttes de perchlorure de fer dans un verre d'eau sucrée, que vous ferez prendre au malade comme la potion à base de laudanum dont je viens de parler. Je suis même dans l'usage d'administrer de pair ces deux potions, donnant alternativement une cuillerée de l'une et une cuillerée de l'autre, toutes les demi-heures.

Mais beaucoup de personnes ne supportent pas le perchlorure. Il faut alors s'en tenir à la potion laudannée, ainsi qu'aux boissons acidules.

Quel que soit du reste le remède employé, son action ne saurait être immédiate, par suite du long trajet qu'il lui faut parcourir avant de parvenir jusqu'au poumon.

Nous avons vu en effet (*page* 5) que, par la disposition des conduits aériens et alimentaires, toute substance solide ou liquide que l'on introduit par la bouche arrive d'emblée dans l'esto*mac, sans qu'un atome pénètre dans la poitrine. Or comme c'est de la poitrine que le sang s'échappe, un hémostatique quelconque, quelque puissant qu'on le suppose, ne saurait avoir directement prise sur les vaisseaux qui le fournissent. Il faut d'abord qu'il soit absorbé dans l'estomac, puis charrié par les courants circulatoires jusqu'à l'intérieur de ces mêmes vaisseaux : alors seulement il peut agir sur les éléments coagulables du sang et contribuer ainsi à suspendre l'hémorrhagie.

Cette lenteur dans l'action du remède n'est pas toujours à regretter. Ainsi il est des cas, du reste, où la suppression trop brusque de l'hémorrhagie pourrait avoir des inconvénients en ce que les caillots sanguins restés dans les poumons pourraient devenir des noyaux tuberculeux.

HÉMATÉMÈSE.

Le sang qui·vient de l'estomac se distingue de celui qui vient de la poitrine en ce qu'il est épais, non aéré et d'une couleur très foncée, se rapprochant un peu de celle du chocolat. On y reconnait d'habitude des traces de boissons ou d'aliments ; enfin les efforts de vomissement ne s'accompagnent ni de toux ni de suffocation.

L'hématémèse, de même que l'hémoptysie, peut être purement accidentelle ou, au contraire, se rattacher à quelque altération organique.

Il y a tout lieu de croire qu'elle est accidentelle si elle se déclare brusquement au milieu d'une santé parfaite, si elle remplace quelque hémorrhagie habituelle, telle que les règles ou les hémorroïdes, si surtout les malades se réta‑blissent promptement et d'une manière durable.

Mais lorsqu'elle s'est annoncée depuis plus ou moins de temps par un manque d'appétit, des digestions difficiles, de l'amaigrissement, et qu'elle se répète, vous aurez tout lieu de craindre un cancer d'estomac. Cette dernière supposition s'applique surtout à nos climats, l'hématémèse s'observant fréquemment dans les pays chauds, où elle est loin d'avoir une signification aussi grave. Par contre, elle peut caractériser les débuts d'une maladie terrible, heureusement inconnue parmi nous. Qui ne sait que le *Vomito negro* ou vomissement noir, est un des premiers symptômes de la fièvre jaune des Antilles ?

Mais enfin je suppose que vous vous trouvez en face d'une hématémèse produite par une simple exhalation sanguine de l'estomac : il vous sera facile de porter directement le remède sur le mal, à l'aide de boissons fortement astringentes. C'est pour les cas de cette espèce que le perchlorure de fer, administré comme je viens de le dire à propos de l'hémoptysie, pourra rendre les plus éclatants services, en ce qu'il se trouvera en contact immédiat avec les vaisseaux qui fournissent le sang et avec le sang lui-même. Je l'ai vu, quand les malades le supportent bien, produire des effets réellement instantanés.

Lors même que le vomissement de sang se rattacherait à une affection cancéreuse, vous devriez recourir à un hémostatique. Quelque limitée que dût être son action, ce serait déjà beaucoup que d'atténuer un accident qui, par l'épuisement où il jette les malades et l'imminence des dangers qu'il crée, rend à tout instant possible une catastrophe.

Bien entendu vous ne négligerez non plus aucun des moyens les plus propres à appeler le sang à la périphérie : Ventouses à l'épigastre, sinapismes sur les membres, bains de pieds aiguisés de sel ou de farine de moutarde; seulement leur efficacité sera nécessairement peu de chose à côté de celle des hémostatiques directs.

NÉVRALGIES

On donne le nom de *Névralgie* à une douleur siégeant sur le trajet d'un nerf et ne pouvant être rattachée à aucune lésion matérielle. Cette douleur, qui affecte habituellement la forme de crise, est en général remarquable par sa vivacité: les malades la comparent à des coups de canif, à des coups de lance, ou à une sensation de brûlure. Elle change facilement de place sans motifs appréciables, disparaît puis revient pour disparaître de nouveau, et développe souvent des battements dans les points où elle siège : cependant il est rare qu'elle devienne l'occasion d'une véritable fièvre.

Aucun nerf sensitif n'en est complètement à l'abri. J'ai dit « aucun nerf sensitif » ; c'est qu'il est des nerf moteurs qui, ne possédant aucune espèce de sensibilité, ne sauraient nécessairement en être atteints. Cette distinction posée, disons quelques mots des principales névralgies.

NÉVRALGIE FACIALE.

Deux nerfs se distribuent à la face : l'un, appelé cinquième paire, lui apporte sa sensibilité ; l'autre, appelé septième paire, lui apporte son mouvement. Il va sans dire que c'est le premier de ces nerfs qui est le siège de la névralgie. Celle-ci affecte surtout les branches qui se rendent à la tempe, au front, au pourtour de l'orbite et au menton.

La *Névralgie faciale* est connue encore sous le nom de « tic douloureux », parce que la douleur contracte ordinairement les muscles du visage pendant les accès, de manière à donner à la physionomie une étrange expression. Toutefois, cette distorsion des traits ne saurait être assimilée aux convulsions ; ce sont des saccades provoquées par l'excès de la souffrance.

La névralgie faciale est, en effet, l'une des affections les plus cruelles qu'on puisse imaginer. Au plus fort de la crise, on voit les malades se condamner à une immobilité absolue, comme si l'acte le plus simple devait aggraver leurs souffrances ; ils n'osent ni parler, ni manger, ni seulement remuer les mâchoires ; chez tous l'angoisse est inexprimable ; il en est même que le désespoir a poussés au suicide.

Le traitement de la névralgie doit être ins-
tantané comme l'attaque elle-même. Aussi,
Magendie avait-il imaginé de combattre la douleur en dirigeant sur le nerf affecté un courant
électro-galvanique à l'aide d'une aiguille à
acuponcture. J'ai décrit ailleurs (1) les détails
de cette petite opération dont j'obtiens chaque
jour les plus excellents effets. Mais vous n'a-
vez pas toujours à votre disposition un appareil approprié ; l'eussiez-vous, qu'il y aurait
témérité à vouloir vous-mêmes vous en servir,
faute des connaissances voulues pour implan-
ter l'aiguille et graduer l'action du fluide.
Mieux vaut recourir au moyen suivant :

Vous étendrez sur toute la surface de la peau
correspondante à la douleur un morceau de
flanelle imprégné de chloroforme, que vous
recouvrirez de taffetas gommé pour prévenir
son évaporation. En même temps le malade
respirera de l'éther versé par gouttes sur un
mouchoir : le chloroforme calmerait plus vite,
mais par cette voie c'est un médicament dangereux, tandis qu'au contraire on n'a presque
rien à craindre en se servant d'éther.

Si, malgré ces deux agents combinés, la douleur persiste, vous devrez appliquer un vési-

____

(1) *Des Névralgies et de leur traitement.* Paris, 1843.

catoire *loco dolenti*, non pas un vésicatoire ordinaire qui mettra douze ou quinze heures à prendre, mais un vésicatoire extemporané que vous préparerez vous-même d'après la méthode indiquée plus loin dans votre *Guide pharmaceutique.*

Il n'est pas rare de voir la douleur se dissiper ainsi plus ou moins complètement. Dans le cas contraire, vous pourrez utiliser ce vésicatoire en en enlevant la cloche, et en saupoudrant la petite plaie qui en résultera d'un centigramme d'acétate de morphine.

On s'étonnera peut-être que je n'aie rien dit des préparations de quinine, malgré la confiance, très justifiée d'ailleurs, qu'on leur accorde généralement. C'est qu'elles ne sauraient être administrées pendant l'accès. J'ajouterai qu'elles ne sont réellement utiles que quand la névralgie affecte la forme intermittente, la quinine étant moins encore un fébrifuge qu'un antipériodique.

NÉVRALGIE DENTAIRE.

Cette névralgie qu'on appelle plus généralement « mal de dents » quand elle est légère, et « rage de dents » quand elle est intense, s'attaque indifféremment à toutes les conditions, à tous les tempéraments et à tous les âges. Hélas ! elle affligeait notre espèce même avant le déluge (1). Certes, celui qui lui trouverait un spécifique mériterait le titre de bienfaiteur de l'humanité.

On peut distinguer deux espèces de névralgies dentaires, la névralgie simple et la névralgie compliquée de carie.

La première se reconnaît à ce que toutes les dents paraissent être saines, et que la douleur, au lieu de se localiser, a quelque chose de tout à fait vague. Cette névralgie s'observe plus fréquemment chez les femmes que chez les hommes et consiste surtout dans un agacement tel de tout le système dentaire que la moindre impression d'une substance acide ou sucrée, du chaud ou de froid, suffit pour l'exaspérer.

Le traitement de cette névralgie se réduit à bien peu de chose, du moins à bien peu de chose d'efficace. Ce que vous avez de mieux à faire, c'est de vous lotionner l'intérieur de la bouche avec un mélange de 15 à 20 gouttes de laudanum dans un verre d'eau, ou une forte décoction de têtes de pavot et de laitue, ce bain local finissant presque toujours par amener du soulagement.

Quant à la névralgie qui dépend de la carie

(1) Ainsi l'*homme fossile* dont M. Boucher de Perthes a découvert la mâchoire inférieure à Abbeville, dans un banc de diluvium, est porteur encore d'une dent creusée par la carie ; c'est la quatrième molaire droite.

d'une ou plusieurs dents, c'est un peu par abus qu'on lui donne le nom de névralgie, puisqu'elle se rattache à une lésion matérielle et non à une simple exaltation de la sensibilité. Toujours est-il qu'elle est plus accessible à vos médications comme étant plus locale. Les moyens qu'on peut lui opposer se résument à deux : engourdir la douleur, ou détruire le nerf qui en est le siège.

La meilleure manière d'engourdir la douleur est d'appliquer sur le point carié un petit bourdonnet de coton imbibé de laudanum ou mieux de chloroforme, et de l'y maintenir le plus longtemps possible. On parvient presque toujours de la sorte, sinon à dissiper l'accès, du moins à l'amoindrir.

Si ce moyen échoue, il faut s'attacher à détruire le nerf lui même. Vous y parviendrez en introduisant dans la dent malade un petit morceau d'amadou préalablement trempé dans un peu d'acide phénique. Cet acide détermine au premier moment une assez vive brûlure, mais c'est l'affaire de quelques minutes, puis on se sent notablement soulagé. Seulement l'acide phénique, comme la créosote et autres caustiques du même genre, a l'inconvénient de s'attaquer à la partie solide de la dent et de la faire tomber par morceaux, ce qui, si on en abusait, pourrait finir par rendre son avulsion à peu près impossible.

Son avulsion, ai-je dit. Mais quel dentiste consentirait aujourd'hui à « arracher une dent ? » Tous semblent s'être donné le mot pour anathématiser cette pratique qu'ils traitent de barbare, répétant à l'envi je ne sais quel proverbe turc dont le sens est « qu'une dent vaut mieux qu'un diamant. » D'accord : mais à la condition que la dent sera bonne. Or, une dent réduite à ses seules racines est la pire de toutes les possessions, en ce qu'elle devient une cause incessante de névralgies, d'abcès, de fistules, et que, de plus, elle expose à vicier l'haleine. Il faut donc, si la dent ne peut être aurifiée, savoir se résoudre à un douloureux sacrifice.

NÉVRALGIE DE L'ESTOMAC.

La *Névralgie de l'estomac* que l'on a trop longtemps confondue avec la gastrite, et que l'on confond trop souvent encore avec la dyspepsie, cette maladie devenue de mode, s'appelle plus généralement « gastralgie ». Voici ses caractères :

Une douleur excessivement vive se déclare tout à coup au creux épigastrique. Elle forme comme une barre qui empêche le malade de se redresser, et s'exaspère d'habitude par la pression. Quelquefois il y a vomissement ou régurgitation de matières fades ou acides ; d'autres fois c'est une simple

émission par la bouche des gaz répétés et bruyants.
Cette douleur, d'ordinaire, procède par accès que
séparent des alternatives d'appétit exagéré ou d'in-
appétence absolue. Elle peut se manifester quand
l'estomac est à vide et, alors, la meilleure manière
de la calmer est d'y introduire des aliments; mais,
le plus souvent, elle survient à la suite d'un repas
pris trop précipitamment, surtout quand on vient
de supporter une trop longue abstinence. La langue habituellement reste naturelle. Il n'y a pas
non plus de fièvre; seulement l'intérieur des mains
est sec et des bouffées de chaleur s'élèvent vers la
tête. Enfin la douleur disparaît par degrés ou subitement, et alors l'individu se retrouve à peu près
dans les conditions normales de sa santé.

Le traitement de la gastralgie, de même que
celui de toutes les affections de même nature, ne
repose sur aucun principe absolu. L'expérience,
on peut le dire, en est le seul *criterium*. Celle-ci
apprend qu'une glace prise au fort même de la
douleur parvient quelquefois à la calmer d'emblée.
Il en est de même d'une ou de deux perles d'éther
ou de quelques pastilles de Vichy avalées coup sur
coup. Un peu de kirsch ou de rhum pris sur du
sucre amène parfois aussi le même résultat. Enfin
il est des personnes qui arrivent à la prévenir par
l'usage habituel aux repas d'eaux gazeuses ou
alcalines.

NÉVRALGIE INTERCOSTALE.

La *Névralgie intercostale* est caractérisée par une douleur vive, s'irradiant avec la vitesse de l'éclair, entre deux côtes, dans la direction des filaments nerveux qui s'y distribuent. Elle augmente d'habitude par la pression, mais d'une manière inégale sur les divers points de son parcours. C'est au voisinage de la colonne vertébrale, ou tout à fait au devant de la poitrine, ou enfin dans le milieu de l'intervalle compris entre ces deux extrêmes, qu'elle se fait le plus vivement sentir. De tous les espaces intercostaux, ce sont le sixième, le septième, le huitième et le neuvième qui en sont le plus habituellement le siège.

Cette douleur est facile à confondre avec celle de la pleurodynie que nous avons déjà décrite (*page* 151), en ce que la respiration est comme bridée ; mais cela importe peu, son traitement étant absolument le même.

Il consiste, en effet, comme pour celle-ci, dans l'emploi de révulsifs énergiques vers la peau. Ainsi des rigollots, des ventouses scarifiées, des vésicatoires volants appliqués sur le point douloureux, en font d'habitude assez promptement justice. Le thapsia agit de la même manière, et a l'avantage de moins effrayer ; mais, en revanche, il cause plus d'agacement.

NÉVRALGIE SCIATIQUE.

La *Névralgie sciatique*, appelée plus ordinaire·
ment « goutte sciatique », ou simplement « scia·
tique », est la plus commune des névralgies, après
toutefois celles qui occupent la face. Rarement
elle débute d'une manière subite; aussi aurais-je
pu à la rigueur me dispenser d'en parler, les mala·
des ayant tout le temps nécessaire pour mander
leur médecin avant de rien tenter eux-mêmes.
Cependant il m'a paru difficile de ne pas en dire
quelques mots.

La douleur a pour point de départ le bas des
reins ou plutôt l'intérieur même du bassin. De là
elle plonge au-dessous de la masse des muscles
fessiers, occupe la partie postérieure de la cuisse,
gagne le jarret, puis contourne en dehors l'articulation du genou pour se porter vers la jambe.
Elle descend ensuite vers le pied qu'elle couvre
de ses irradiations, puis enfin va se terminer
comme en mourant aux extrémités des orteils.
Cette douleur s'exaspère par la pression; elle
s'exaspère surtout par une secousse un peu brus·
que, telle que celle qui résulte de la toux ou de
l'éternument. L'usage du membre est rendu habituellement impossible, à moins, comme on dit,
qu'on ne l'ait un peu « dérouillé » par le mouvement. Enfin la chaleur du lit augmente quelque·

fois tellement les souffrances que les malades sont obligés de le quitter pour s'étendre sur un canapé ou une chaise longue.

Le rhumatisme musculaire complique fréquemment la névralgie sciatique. Il est de fait qu'il existe beaucoup de rapports entre ces deux affections quant à leurs causes et aux conditions dans lesquelles elles se développent. Ainsi la névralgie sciatique s'observe surtout dans les temps humides et est souvent le résultat d'un refroidissement, d'une « fraîcheur » contractée pour s'être assis sur l'herbe.

Son traitement rentre dans celui des névralgies ordinaires et, quoi qu'on fasse, est quelquefois d'une longueur désespérante. Le moyen incontestablement le meilleur consiste à appliquer successivement de petits vésicatoires à la tête du péroné, c'est-à-dire à la partie supérieure et externe de la jambe, là où le nerf est le plus superficiel, puis à saupoudrer leur surface dénudée avec un centigramme d'acétate de morphine.

On a beaucoup vanté, il y a quelques années, un moyen empirique qui consiste à toucher l'intérieur du pavillon de l'oreille avec un fer rougi à blanc. Il est de fait que ce puissant révulsif, rapide comme l'éclair, a plus d'une fois triomphé de sciatiques qui, par leur extrême ténacité, avaient jeté malade et médecin dans le même découragement. Je vous engage donc au besoin à ne pas hésiter à y avoir recours.

MIGRAINE.

Ce n'est pas sans intention que je rapproche la *Migraine* de la névralgie; car, si elle n'est pas une névralgie véritable, du moins elle offre avec les affections de cette nature un singulier lien de parenté. C'est ce qui résulte du caractère des symptômes qui en constituent l'accès.

Ainsi une douleur vive, qui semble partir du fond de l'orbite, se manifeste d'habitude au milieu même de la journée, puis elle se porte vers le front ou plutôt vers une moitié du front. En même temps, le malade ressent du malaise, de la tristesse et une répugnance extrême pour les aliments. A ce degré, on se flatte encore de voir avorter une crise qui s'annonce si vaguement; mais bientôt l'illusion n'est plus possible. La douleur frontale augmente de plus en plus; il semble que le cerveau tout entier est envahi et que le crâne va se briser. Le malade ne sait ni que faire ni que devenir; le moindre mouvement le fatigue; le plus léger bruit lui est insupportable ou même odieux; en proie à une inquiétude mêlée d'anxiété, il cherche le silence et l'isolement.

Enfin des nausées, suivies de vomissements bilieux, lui procurent d'ordinaire un soulagement que complète, bientôt, un sommeil calme et paisible qui est la terminaison de l'accès.

Tous les accès de migraine ne présentent pas la même intensité. Quelques personnes ne vomissent jamais et interrompent à peine le cours de leurs affaires, se contentant de garder la chambre pendant le paroxysme.

La migraine débute quelquefois dès l'âge de huit ou dix ans; mais il est plus ordinaire de la voir éclater vers l'époque de la puberté. En général, ses accès sont plus longs, plus fréquents, plus intenses depuis trente jusqu'à cinquante ans, tandis qu'ils s'affaiblissent et disparaissent complètement dans la vieillesse. Il suffit malheureusement d'en avoir éprouvé une première atteinte pour se trouver désormais exposé à leurs retours.

La migraine est beaucoup plus fréquente chez la femme que chez l'homme; peut-être cependant, si on en défalquait les cas qui ne reposent que sur le caprice, le calcul ou les nécessités du moment, l'écart serait-il bien moins considérable.

Que vous dirai-je maintenant de son traitement? Beaucoup de choses, si je veux énumérer les divers remèdes auxquels on a attribué la vertu de la guérir; rien, ou à peu près, si je me borne à indiquer ceux dont l'efficacité offre une garantie un peu sérieuse.

Je connais des personnes qui se trouvent bien, au début d'un accès, de prendre une forte tasse de café noir, d'autres de s'appliquer sur le front une compresse imbibée de chloroforme. Un vomitif administré à ce moment parvient quelquefois de même à l'amoindrir ou à la conjurer. Mais ce qui réussit chez l'un, échoue chez l'autre, ou même exaspère la crise. Chacun doit donc se guider d'après le résultat des essais qu'il a pu faire sur lui-même.

CRAMPES.

On désigne sous le nom de *Crampe* une contraction passagère et douloureuse d'un ou plusieurs muscles. Ces muscles sont surtout ceux du mollet, de la plante des pieds et des orteils. Ce sont également ceux qui avoisinent ou constituent les flancs, témoin la sensation d'une barre que fait éprouver parfois une course longue et forcée. En tout cas, il ne saurait être question ici des crampes symptomatiques de quelque affection grave, le choléra, par exemple. Non. Je parle seulement de celles qui sont parfaitement compatibles avec la santé.

On réussit d'habitude à faire cesser instantanément une crampe en étendant fortement le
membre affecté, et en le maintenant quelques
instants dans cette attitude, de manière à empêcher les muscles de se contracter de nouveau.
Quelquefois on sent, surtout au mollet, comme
un nœud qui persiste; on le fait disparaître en
massant et pétrissant fortement les chairs avec
les doigts.

Les personnes sujettes aux crampes pendant
le sommeil, et qui se trouvent ainsi réveillées en
sursaut, feront bien de disposer aux pieds de leur
lit une planche sur laquelle elles puissent s'arc-
bouter; cela les dispense de se lever et leur évite
les dangers d'un refroidissement.

C'est surtout pendant l'acte de la natation que
l'apparition d'une crampe constitue un accident
des plus redoutables, les mouvements se trouvant
subitement paralysés. Que faire pour s'en mettre
à l'abri? On a conseillé de se serrer fortement,
avant d'entrer dans l'eau, le mollet avec une
jarretière ou un simple ruban; mais c'est là un
moyen tout à la fois incommode et infidèle. Aussi
tout baigneur sujet aux crampes devra-t-il avoir
assez de prudence et de raison pour ne pas
s'écarter du bord suffisamment pour perdre
pied, sans quoi ce serait s'exposer volontai-
rement aux plus graves périls.

ATTAQUES DE NERFS.

L'*Attaque de nerfs* est cette affection particulière aux femmes, qu'on désigne en médecine
sous le nom d'H*ystérie* (du mot υττεςα, matrice).
Si j'évite d'employer cette expression, c'est que
les personnes du monde y attachent d'ordinaire
un sens autre que celui que nous y attachons
nous-mêmes, sens éminemment désobligeant,
puisqu'il implique pour elles l'idée de certain
dévergondage d'imagination que les anciens
appelaient « Hystérie libidineuse. »

Les phénomènes qui caractérisent l'attaque de
nerfs consistent en un ensemble de symptômes
beaucoup trop nombreux et trop complexes pour
que je puisse songer à les décrire tous. Qu'il me
suffise d'en indiquer les principaux.

Les attaques s'annoncent habituellement par
du malaise, des inquiétudes vagues, un singulier
besoin de se mouvoir et de changer de place ;
quelquefois aussi par la sensation d'une sorte de
boule qui, partant de l'abdomen, remonte jusqu'au larynx où elle provoque de la suffocation.
Les malades ont l'esprit agité ; on les voit alternativement passer d'une gaieté folle à un désespoir sans motifs. Elles sont fatiguées par des
bâillements interminables, des palpitations, des

serrements de poitrine et un état de tension de tous les nerfs. Aux unes, il semble qu'on leur comprime la tête dans une enclume ; à d'autres, qu'on la leur brise avec un marteau; à presque toutes, que leur cervelle entre en ébullition. Au milieu de tout cela, pas de fièvre ; la peau même plutôt un peu froide que trop chaude.

Bientôt cependant à ces désordres généraux, mais contenus, succède une véritable crise. Les mouvements deviennent tumultueux et désordonnés ; le tronc et les membres s'infléchissent, se redressent ou se tordent, comme s'ils étaient mus par des ressorts ou agités par des commotions galvaniques. Tel est même le degré de force déployé en pareille circonstance, que vous verrez des jeunes filles pouvoir être difficilement contenues par cinq ou six personnes, tandis qu'en temps ordinaire une seule eût suffi. Leur respiration devient en même temps plaintive et saccadée ; leur ventre se gonfle, se ballonne, et des mouvements involontaires de déglutition font pénétrer dans leur estomac des quantités d'air qui s'échappent ensuite en bruyantes éructations.

Quand la crise touche à son déclin, les rires qui contrastaient si péniblement avec ces scènes de désordre, font tout à coup place à d'abondantes larmes. Les malades regardent avec hébétude autour d'elles, comme si elles sortaient d'un rêve ; elles se sentent abattues, brisées, anéanties ; parfois même elles accusent des paralysies partielles ou totales d'un membre. Presque toujours à ce moment elles rendent des urines claires et limpides comme de l'eau de roche : c'est en général le signal que la détente est complète et la crise terminée.

Si l'attaque a été légère, quelques heures suffiront pour que la santé se rétablisse ; il faudra, au contraire, plusieurs jours si elle a été violente. Je ne sache pas du reste qu'elle ait jamais occasionné assez de désordres pour compromettre l'existence.

Que faire maintenant en face de semblables perturbations nerveuses ? Hélas ! rien ou bien peu de choses, l'expérience n'ayant que trop prouvé l'impuissance, en pareil cas, des moyens dits antispasmodiques, tels que le camphre, l'assa fœtida, l'éther, le castoreum et le laurier-cerise. Votre rôle consistera surtout à empêcher la malade de se nuire à elle-même, en prévenant les chutes ou les coups que détermine souvent la violence de ses mouvements. On peut encore, si la crise se prolonge, recourir à des fumigations, les odeurs, par leur caractère particulier, constituant un des plus puissants modificateurs de l'innervation.

Alibert, qui a surtout insisté sur cet avantage

des odeurs, voulait qu'on choisît, non les plus
suaves sur lesquelles les femmes du monde sont
blasées, mais les plus désagréables, et il citait à
ce propos le fait que voici :

« Je venais, racontait-il, d'être reçu tout fraî-
chement docteur, lorsque le hasard voulut que
je fusse rencontré dans la rue par un laquais en
livrée, qui cherchait de tous côtés un médecin
pour sa maîtresse qu'il disait expirante. Emmené
par lui et introduit dans un somptueux appartement, j'y trouvai une jeune femme, d'une pâleur
extrême, étendue sur un canapé, chez laquelle
la vie ne se manifestait plus que par quelques
tressaillements musculaires à peine perceptibles.
J'appris alors qu'à la suite d'une attaque de
nerfs provoquée par une vive contrariété, elle
était tombée dans l'état d'anéantissement où je
la voyais. Ni les sels qu'on avait essayé de lui
faire respirer, ni l'eau fraîche qu'on lui avait
projetée au visage, n'avaient pu la tirer de sa
torpeur ; quant à lui faire avaler quelque chose,
il n'y avait pas à y songer, ses mâchoires, con-
vulsivement serrées l'une contre l'autre, ne pouvant livrer passage à une seule goutte de liquide.

« J'avoue que je ne savais trop moi-même quoi
tenter, lorsque j'aperçus un plumeau oublié sur
un meuble. L'idée me vint de suite d'en arra-

cher quelques plumes et de les brûler sous le nez de la malade. L'effet en fut magique. A peine en eut-elle perçu les premières vapeurs que l'étrangeté de l'arome la réveilla comme d'un songe; son cœur se remit à battre, ses traits s'animèrent, ses idées revinrent; elle se leva, marcha; enfin elle passa, ainsi que cela arrive dans les névroses de cette nature, d'une mort apparente à un rétablissement complet.

« Cette cure, ajoutait Alibert avec son sourire si fin, cette magnifique cure, dans laquelle ce qu'on nomme la « chance » eût pu réclamer la meilleure part, ne profita pas seulement à la jeune femme. Le jeune médecin, lui aussi, eut grandement lieu de s'en féliciter; car, prôné par celle qui voyait en lui un sauveur, il se trouva bientôt lancé dans le monde aristocratique, et placé à la tête d'une riche clientèle. »

ÉPILEPSIE

L'*Épilepsie*, désignée encore sous le nom de « mal caduc » ou « haut mal », est sans contredit la plus épouvantable de toutes les névroses. Il est difficile du reste de la confondre avec quelque maladie que ce soit, tant sont significatifs et tranchés les symptômes qui la caractérisent ! Voici comment on peut les résumer :

Chute ordinairement précédée d'un cri, avec perte absolue de connaissance et de sentiment ; souvent le malade tourne sur lui-même avant de tomber, comme si son corps obéissait à une violente torsion ; ses traits sont affreusement contractés et ses yeux tellement portés en haut qu'on n'en voit plus que la partie blanche ; de sa bouche s'échappe une écume sanglante provenant de la morsure de la langue ; tout son corps est agité de secousses comme tétaniques, et sa tête, par moments, frappe le sol à croire qu'elle va se briser.

Après quelques minutes de durée, les convulsions se calment peu à peu, puis elles font place à un assoupissement profond accompagné de ronflement, dans lequel le malade reste plongé pendant une ou deux heures. Enfin il commence à revenir à lui, mais son regard incertain exprime l'hébétement et la stupeur ; il ne se souvient de rien, et est souvent tout étonné de voir qu'en tombant, il s'est fait une contusion ou une plaie, car il n'en avait eu aucunement la conscience.

C'est qu'en effet l'épileptique se trouve, au moment de son attaque, dans un tel état d'insensibilité, qu'on dirait un cadavre. On en jugera par le fait suivant, qui s'est passé à la Salpêtrière pendant que j'y étais interne :

Nous avions pour femme de ménage une nommée Mme Schmitt, que la rareté de ses attaques
avait permis d'utiliser ainsi à l'hôpital. Un jour
l'un de nous revenait de son service lorsqu'en ou-
vrant la porte de sa chambre, il fut presque suffoqué par une affreuse odeur de chairs brûlées.
Il entre. Que voit-il ? Notre pauvre malade Schmitt
étendue tout de son long devant la cheminée, où
une attaque l'avait surprise, mais si malheureusement que sa main, encore dans le foyer, était
entièrement carbonisée.

On la transporta sans connaissance à l'infir-
merie. Revenue à elle, elle fut d'autant plus stu-
péfaite de voir son membre dans cet état qu'elle
nous dit n'avoir rien senti de l'action du feu.

Il nous fallut tout de suite procéder à l'amputation, pendant laquelle, au contraire, elle souf-
frit cruellement, car sa sensibilité avait reparu
intacte, et le chloroforme n'était pas encore in-
venté. La plaie, du reste, fut promptement cica-
trisée. Mais, chose capitale à noter, la malade se
trouva en même temps complètement débarrassée
de son épilepsie !

Ce dernier résultat qui d'un accident grave fit
un accident heureux, car mieux vaut en définitive être manchot qu'épileptique, est loin d'être
unique dans la science. Les livres, on peut le
dire, fourmillent d'exemples plus ou moins ana-

logues. Aussi la médecine a-t-elle, depuis long-temps, cherché à en tirer parti pour le traitement de l'épilepsie, en ayant recours à des moyens violemment perturbateurs. Ces moyens comptent quelques succès, mais seulement quand il existait un *aura*. Qu'est-ce donc qu'un aura ?

C'est, comme l'indique le terme latin auquel on l'a emprunté, une sorte de *vapeur* qui semble partir d'un point plus ou moins éloigné du corps, et qui, remontant le long des cordons nerveux, aboutit au cerveau où elle provoque l'attaque. Le malade a donc le privilège, et c'en est un bien grand, de pressentir son ennemi un peu à l'avance et par suite de pouvoir s'asseoir ou se coucher, en un mot, se disposer de manière à ne pas se blesser en tombant.

C'est pour ces cas qu'on a proposé d'appliquer une très forte ligature au-dessus du point d'où émane l'aura, afin d'intercepter ainsi son arrivée au cerveau. Mais ce n'est là qu'un palliatif sur lequel il faut peu compter.

Un moyen plus radical et qui rappelle le fait de Mme Schmitt, est celui qui consiste à brûler profondément avec un moxa ou un fer rouge l'endroit même qui sert de point de départ à l'aura : je l'ai employé deux fois avec succès.

Enfin on a été jusqu'à proposer l'amputation du membre. On cite à ce propos l'histoire devenue classique de ce bûcheron chez lequel l'aura existait dans le pouce droit et qui n'hésita pas à se le faire sauter d'un coup de hache. La guérison fut le prix de son courage ; cependant, je ne sache pas que son exemple ait trouvé jusqu'à présent beaucoup d'imitateurs.

Quoi qu'il en soit, ce n'est pas ici le lieu de discuter la valeur de ces moyens dont la violence et l'étrangeté prouvent assez l'impuissance des remèdes ordinaires. Qu'il nous suffise, pour rester fidèle à notre rôle, d'indiquer les soins à donner au moment même de l'attaque ; ils se réduisent malheureusement à bien peu de chose.

Vous vous contenterez de transporter le malade dans un endroit solitaire et commode où il pourra se débattre en liberté et où, la crise passée, rien ne viendra le déranger de ce sommeil qui doit en être la terminaison. Quant à tenter quelque chose, soit pour en atténuer l'intensité, soit pour en abréger la durée, ce serait à peu près peine perdue. Tout au plus pourrez-vous lui faire respirer de l'acide acétique ou de l'ammoniaque et lui frictionner les tempes avec du vinaigre.

Veillez surtout à ce qu'aucun enfant ne soit témoin de cet épouvantable spectacle : l'impression de terreur qu'il en éprouverait pourrait suffire pour développer en lui l'épilepsie. ainsi que j'en ai plus d'un exemple.

Enfin évitez, après l'accès, d'entrer avec le malade dans trop de détails sur l'accident qu'il vient d'éprouver. Peut-être en ignore-t-il la nature. La connût-il, il a bien assez de tendance à fuir de lui-même la société dont il est un objet de répulsion et d'effroi, sans qu'il soit besoin de venir encore, par d'imprudentes confidences, lui faire plus vivement sentir l'horreur de sa position.

FIÈVRE PERNICIEUSE.

Si je rapproche la *Fièvre pernicieuse* de l'épilepsie, c'est que je suis encore sous l'impression d'un fait qui m'a prouvé, une fois de plus, que la première de ces maladies débute quelquefois par une de ces attaques qui caractérisent la seconde. Ce fait, le voici :

Je fus appelé dernièrement près d'une jeune personne qui, sans avoir jamais eu le moindre accident nerveux de nature un peu suspecte, avait éprouvé tout à coup un évanouissement précédé d'un cri et suivi immédiatement de convulsions générales, de distorsion des traits et d'écume à la bouche, tous caractères que nous avons dit appartenir à l'épilepsie. L'accès s'était terminé par une abondante transpiration. Or, la veille, elle avait été prise, vers la même heure, d'une très forte hémorrhagie intestinale que rien non plus n'avait motivée, et qu'avait accompagnée également une perte subite de connaissance.

Cette répétition de désordres graves et insolites aux mêmes heures, non moins que leur physionomie étrange, me donnèrent l'éveil, et je me hâtai d'administrer le sulfate de quinine à haute dose. Bien m'en prit, car, le lendemain, à la même heure, il survint divers troubles nerveux qui, sans acquérir cette fois des proportions alarmantes, me démontrèrent, à n'en pas douter, qu'il s'était bien réellement agi d'une fièvre pernicieuse.

La fièvre dite « pernicieuse » justifie donc doublement son titre, tant par les dangers de mort qu'elle fait courir instantanément aux malades, que par ce qu'on pourrait appeler la perfidie de ses invasions.

Vous la verrez en effet offrir, à son début, les aspects les plus divers. Tantôt, comme dans le cas qui précède, elle simule une épilepsie ; d'autres fois, elle s'annonce par une congestion pulmonaire, des troubles vers la digestion, une surexcitation insolite ou au contraire une somnolence voisine du coma. Telle est même la multiplicité des formes que revêt cette espèce de Prothée pathologique, qu'il faut renoncer à les énumérer toutes.

Contentons-nous de dire que, lorsqu'il survient brusquement, chez une personne bien portante, un symptôme grave quelconque, puis que celui-ci se dissipe spontanément, sans laisser de traces de son passage. il y a tout lieu de redouter une fièvre pernicieuse, car ce n'est pas ainsi que pro cède un accident simple. A plus forte raison, si, le lendemain, à peu près aux mêmes heures, des scènes plus ou moins analogues à celles de la veille viennent à se reproduire, vos soupçons se chan· geront-ils en certitude et devrez-vous vous hâter d'agir. C'est dans ces cas surtout que les instants sont précieux, le péril augmentant avec le nombre des accès et le troisième, chacun le sait, étant presque toujours fatal.

Aussi gardez-vous de compter sur les ressources, parfois si merveilleuses et si inespérées de la nature; elles vous feraient ici complètement défaut.

Par contre. jamais occasion ne mettra plus en relief la toute-puissance curative de la médecine, mais de la médecine prompte, énergique et bien faite. Il faut aller droit au quinquina ou mieux au sulfate de quinine, dont l'administration est plus facile et l'action plus rapide. Lors même qu'il y aurait encore quelques doutes dans votre esprit sur la nature de la maladie, n'hésitez pas à y recourir : le petit inconvénient de donner ainsi la quinine un peu au hasard n'est autant dire rien à côté de l'immense danger de se laisser surprendre par un accès pernicieux.

Quant aux doses, il faut d'emblée qu'elles soient un peu fortes, par la nécessité de frapper un grand coup. Les pilules sont en général de dix centigrammes. Administrez-les par cinq et six à la fois, toutes les deux heures, de manière qu'avant le moment où l'accès prévu doit arriver, le malade en ait pris vingt-cinq à trente, soit deux grammes et demi à trois grammes de quinine. Vous continuerez ces mêmes doses le lendemain et le surlendemain, puis vous les diminuerez, sans toutefois les suspendre brusquement, de peur de voir l'accès se reproduire.

Mais ces derniers détails regardent votre médecin, que vous ne sauriez mander trop tôt, car si, pour conjurer l'orage, vous devez prendre sur vous de commencer le traitement, il vous manque l'expérience nécessaire pour le mener à bonne fin.

CONGESTION CÉRÉBRALE.

Nous venons de parler d'affections dans lesquelles les désordres nerveux dominent tellement la scène que le sang n'y joue qu'un rôle secondaire, si même on doit lui en attribuer quelqu'un.

Abordons maintenant un ordre de phénomènes où les troubles de la circulation constituent au contraire l'essence même de la maladie, et où, par suite, les perturbations nerveuses ne se montrent plus qu'à titre d'effet ou de symptôme. Telle est, en particulier, la *Congestion cérébrale*, désigée vulgairement sous le nom de « Coup de sang. » On la reconnaît aux caractères que voici :

L'individu qu'elle atteint était en général sujet à des éblouissements, à des vertiges. L'un de ces accidents s'accentuant davantage, lui fait perdre tout à coup connaissance, et amène en même temps une sorte d'anéantissement de tous ses membres. Sa face est rouge, violacée; son pouls plein et vibrant; sa respiration profonde et bruyante. Bientôt, cependant, le malade commence à revenir à lui. Ses idées d'abord sont confuses; il se plaint d'avoir la tête lourde, la parole difficile; son regard est vague et incertain. Il accuse de la faiblesse, et a de la peine à se mouvoir; mais *sa figure n'est pas déviée et il n'est pas paralysé d'une moitié du corps*. Enfin, peu à peu, son état s'améliore et il ne tarde pas à rentrer dans ses conditions normales.

Tels sont, au degré de gravité près, les signes caratéristiques du coup de sang. Maintenant, par quel mécanisme s'opère leur production?

Il y a arrêt de la circulation cérébrale. Le

sang, sous l'influence de causes que ce n'est
pas ici le lieu de rechercher, cesse tout d'un
coup de se mouvoir dans ses vaisseaux, et,
comme chaque contraction du cœur y en envoie
une nouvelle ondée, ces vaisseaux *se distendent
sans toutefois se rompre*, et la pression exercée
par leurs parois sur la pulpe nerveuse cause
les désordres que nous venons d'énumérer. Le
sang vient-il à reprendre son cours, aussitôt le
cerveau se trouve allégé, comme un bâtiment
qu'on débarrasse de son excès de lest, et les
accidents ne tardent pas à disparaître.

Ainsi donc, dans la congestion, la paralysie
est générale et non bornée à une moitié de la
face ou du corps. Quant aux caractères anatomiques, ils consistent dans la distension et non
dans la rupture des vaisseaux sanguins. Notons
ces signes : ils vont nous servir dans un instant
à distinguer la congestion de l'apoplexie.

Le traitement de la congestion doit consister à
rétablir le plus promptement possible la circulation cérébrale. en diminuant la masse du sang.
Aussi, la saignée est-elle incontestablement le
remède par excellence; mais cette petite opération, quelque facile qu'on la suppose, n'est pas à
la portée de tout le monde. Contentez-vous donc
de recourir aux sangsues. En les appliquant
derrière les oreilles vous agirez sans doute très

près du mal; seulement il vous en faudra mettre au moins douze ou quinze de chaque côté, afin de prévenir, par une déplétion locale suffisante, le mouvement fluxionnaire que détermine toujours leur piqûre. Si, au contraire, vous les posez au siège, un moins grand nombre deviendra nécessaire, par suite de la dérivation qu'elles provoqueront loin du cerveau, en appelant le sang par en bas.

C'est pour favoriser cette dérivation que vous recourrez en même temps aux bains de pieds additionnés de sel ou de moutarde, aux ventouses et aux sinapismes promenés sur les membres. Je vous recommande tout particulièrement les lavements tièdes, rendus purgatifs par une bonne cuillerée de sel gris, substance qu'on a toujours sous sa main; c'est peut-être le plus efficace des révulsifs.

Il va sans dire que vous aurez eu soin, dès le début, de placer le malade dans l'attitude assise, la tête découverte et un peu haute, le cou débarrassé de tout ce qui pourrait gêner la circulation. A l'oreiller de plumes vous substituerez l'oreiller de crin, comme concentrant moins la chaleur vers le cerveau. Vous veillerez également à ce que la pièce soit bien aérée; qu'il y règne une température fraîche, plutôt même un peu basse. Enfin, vous ne perdrez pas de vue que, sans le concours de l'hygiène, la médecine la mieux conduite est presque toujours frappée d'impuissance.

APOPLEXIE ET PARALYSIE.

L'*Apoplexie* consiste dans l'épanchement d'une certaine quantité de sang à l'intérieur du cerveau, d'où le nom d'Hémorrhagie cérébrale.

La *Paralysie* est la conséquence obligée de cet épanchement, la portion du cerveau ainsi lésée ne pouvant plus communiquer le mouvement aux parties placées sous sa dépendance.

Toutes les fois donc qu'il y a apoplexie, il y a paralysie; par contre, toutes les fois qu'il y a paralysie, y a-t-il nécessairement apoplexie? Non, en voici la raison :

Certains nerfs, ceux de la face, par exemple, peuvent être frappés d'inertie par un courant d'air ou une répercussion rhumatismale, d'où résulte la paralysie des muscles qu'ils animent. Cette paralysie, dans ce cas, est bornée à une moitié de la face, c'est-à-dire qu'elle a pour limite la distribution même du nerf où elle siège. Il n'y a pas eu alors nécessairement apoplexie.

Quand, au contraire, un malade est subitement paralysé, *non plus seulement de la moitié de la face, mais de tout le côté correspondant du corps,* on peut affirmer qu'il y apoplexie, de pareils symptômes indiquant toujours une lésion matérielle de la substance cérébrale elle-même.

Par une particularité assez curieuse, si l'hémorrhagie a frappé le côté droit du cerveau, c'est la moitié gauche du corps qui se paralyse; si, au contraire, elle a frappé le côté gauche, c'est la moitié droite qui s'entreprend. Cette contradiction apparente s'explique par l'entre-croisement des fibres nerveuses à l'intérieur du crâne, celles-ci se distribuant précisément du côté opposé à celui où elles ont pris naissance.

L'apoplexie — je parle toujours de l'apoplexie grave — peut, dans les premiers moments de l'accident, être confondue avec la congestion, car, dans l'un comme dans l'autre cas, il y a perte de connaissance et de la faculté de se mouvoir. Mais le doute n'est plus possible dès l'instant où le malade commence à revenir à lui.

Nous avons dit, en effet, que la congestion est caractérisée par la simple distension des vaisseaux cérébraux, sans déchirure de leurs parois, et par suite sans épanchement. Les troubles nerveux qui en sont la conséquence devront donc se dissiper à mesure que, la circulation redevenant libre, cette distension disparaîtra; il arrivera même un moment où il n'en restera plus de traces.

Tout autres sont les conditions pour l'apoplexie. Dans celle-ci, il n'y a pas seulement distension, il y a *rupture des parois des vaisseaux, et épanchement de sang dans un côté du cerveau.* D'où il résulte que les accidents auront beau s'amender, il restera toujours à l'intérieur de cet organe du sang extravasé dont la présence se traduira par la persistance de la paralysie dans la moitié du corps opposée à l'épanchement.

Tels sont les caractères qui différencient l'apoplexie de la congestion. Dans le cas, du reste, où l'on viendrait à confondre l'une avec l'autre, l'erreur n'amènerait aucune conséquence fâcheuse, ce que nous avons dit du traitement de celle-ci s'appliquant parfaitement au traitement de celle-là.

Ainsi, l'indication consiste de même à alléger le cerveau en diminuant la masse du sang par la saignée, ou par des application de sangsues derrière les oreilles ou à l'anus, et à détourner son cours par des révulsifs dirigés vers la peau et l'intestin. Quant à la paralysie, comme elle a pour point de départ l'hémorrhagie cérébrale, il n'y a rien à tenter immédiatement contre elle, sa guérison étant subordonnée à celle de l'épanchement dont elle est la manifestation.

Que penser maintenant de toutes ces recettes dites « antiapoplectiques », qui sont aujourd'hui encore en si grande faveur parmi les personnes du monde? Les cures qu'on leur attribue reposent évidemment sur des erreurs de diagnostic, aucune substance ne possédant la vertu de faire rentrer dans la circulation le sang qui en est une fois sorti. Sans doute, ce sang pourra finir par être résorbé, mais ce sera lentement et par un mécanisme qui n'a rien à voir avec les remèdes en question. Ainsi, la fameuse *Eau des Jacobins de Rouen*, et celle non moins fameuse des *Carmes déchaussés*, sont autant de préparations dont la vertu réside surtout dans l'alcool qui en fait la base. Elles pourront convenir contre certaines défaillances nerveuses, certains évanouissements causés par la débilité, mais elles échoueront certainement, si même elles ne sont nuisibles, contre les apoplexies confirmées.

Vous entendrez de même répéter tous les jours, dans le monde, que telle personne qui a succombé à une apoplexie foudroyante, eût été sauvée si on l'eût saignée à temps.

C'est s'exagérer singulièrement la valeur de ce moyen qui a sans doute sa mesure d'utilité, mais qui, comme les autres, échoue quand le sang a fait irruption dans le cerveau en quantité trop considérable. J'en veux pour preuve l'exemple que voici :

C'était en 1842. J'allais voir un malade, et montais les premières marches de son escalier, lorsque je fus croisé par un grand et beau vieillard qui descendait de l'étage supérieur. Déjà je m'effaçais pour le laisser passer, quand je vis tout à coup sa main saisir en tremblant la rampe; en même temps, sa figure se contourna, ses jambes chancelèrent et je n'eus que le temps de le recevoir dans mes bras : il venait d'être frappé d'apoplexie. J'appelai du secours, car il m'eût été impossible de le quitter pour aller en chercher moi-même. Heureusement ma voix fut entendue, et on m'aida à le transporter dans un appartement voisin où je m'empressai de le saigner. Jamais donc, on peut le dire, saignée ne fut pratiquée plus à temps. Et cependant, en même temps que le sang coulait, je voyais la vie s'éteindre, à tel point qu'au bout de quelques heures il était mort.

Celui sur lequel je venais de constater ainsi, une fois de plus, l'inutilité de la saignée, n'était autre que le célèbre chanteur Elleviou.

EMPOISONNEMENTS.

Toutes les fois qu'une personne bien portante sera prise tout à coup de coliques, de nausées, de vomissements ou de désordres nerveux graves, à la suite de l'ingestion de quelque aliment ou de quelque boisson, on devra soupçonner un empoisonnement.

S'il fallait en croire tout ce qui s'est débité à ce sujet, certains poisons jouiraient de propriétés si terribles que leurs simples émanations tueraient avec la rapidité de la foudre. Ainsi Clément VII aurait été empoisonné par la vapeur d'un cierge; Jeanne d'Albret par des gants parfumés; Agnès Sorel par une jacinthe; Gabrielle d'Estrée par une orange. Disons-le tout de suite, la plupart de ces faits paraissent dénués de tout fondement. Non pas, sans doute, que la chimie moderne ne possède certaines substances pouvant produire des effets plus ou moins analogues à ceux-là, mais elles n'étaient pas connues aux époques où ces événements sont censés s'être passés, et rien ne prouve qu'on en eût trouvé d'équivalentes.

Je tiens de même en grande suspicion l'efficacité attribuée par les historiens aux antidotes d'alors. Ainsi, lorsque vous étiez convié à quelque repas où vous pouviez avoir à vous défier des mets qui vous seraient servis, il vous suffisait d'avaler, avant de vous y rendre, un « bézoard », nom qu'on donnait à ces merveilleux arcanes, pour être à l'abri de tout empoisonnement.

Mais c'est supposer ou que le même antidote peut convenir contre toute espèce de poison, ce qui est impossible, ou qu'on avait l'attention délicate de vous informer d'avance du genre d'empoisonnement que l'on vous destinait, ce qui est peu probable. Laissons donc ces récits plus ou moins légendaires, et abordons le côté pratique de la question.

On donne le nom de *Poison* à toute substance qui, sous un petit volume, peut causer des accidents ou la mort. Nous ne nous occuperons que des poisons ingérés dans l'estomac, ceux qui pénètrent par morsure ou par piqûre, tels que les venins et les virus, ayant été décrits par nous dans des chapitres à part, et ceux que l'atmosphère peut transmettre devant l'être à l'article ASPHYXIE PAR MÉPHITISME.

Tout poison introduit dans l'estomac peut produire deux sortes d'effets : des effets locaux, résultant de son contact avec les tissus; des effets généraux, provenant de son passage dans le sang. La thérapeutique des empoisonnements se réduit donc tout entière à ceci : empêcher l'action locale en expulsant le poison ou en le neutralisant, et, s'il est déjà passé dans le sang, combattre les effets de son absorption.

On a divisé les poisons, d'après la nature des accidents qu'ils déterminent, en deux classes : poisons *irritants* et poisons *narcotiques*. C'est également l'ordre que nous allons adopter.

comme étant celui qui se prête le mieux aux indications que réclame leur traitement.

1° POISONS IRRITANTS.

Ce qui caractérise la classe des « poisons irritants », c'est, ainsi que l'indique ce mot, l'irritation locale qu'ils déterminent et qui, pour beaucoup, constitue une véritable cautérisation. Aussi la plupart d'entre eux ne sont-ils pas absorbés les vaisseaux qu'ils touchent se trouvant désorganisés au point de ne plus être perméables. Le traitement devra donc consister surtout dans l'emploi des agents les plus propres à se combiner sur place avec l'élément toxique de manière à le neutraliser. C'est seulement quand ils y parviennent, qu'ils méritent réellement le nom « d'antidotes. »

A cette classe de poisons appartiennent les acides, les alcalis, divers sels métalliques et quelques agents provenant du règne végétal. Jetons sur chacun un rapide coup d'œil.

EMPOISONNEMENT PAR LES ACIDES.

La plupart des acides, quand ils sont suffisamment étendus d'eau, constituent des limonades hygiéniques et rafraîchissantes. Sont-ils au contraire concentrés, ils agissent comme caustiques, ou même comme liqueurs corrosives, en transformant les tissus au point de les rendre méconnaissables; tels sont les acides nitrique (*eau forte*), sulfurique (*vitriol*), oxalique (*sels d'oseille*). Leur saveur est trop affreuse pour qu'ils puissent être l'objet d'aucune méprise; le même motif empêche qu'ils soient administrés par une main criminelle : aussi sont-ils presque toujours un instrument de suicide.

Cette dernière remarque peut de même s'appliquer au vinaigre, que tant de jeunes filles et de jeunes femmes commettent l'imprudence de boire, pour se donner des airs intéressants de *morbidezza*. Elles oublient ou peut-être ignorent-elles que la pâleur qui en résulte n'est que la conséquence des troubles apportés à la digestion, et qu'elle peut devenir ainsi l'avant-coureur de celle de la mort.

Quoi qu'il en soit, si jamais vous vous trouvez près d'une personne empoisonnée par un acide, votre premier soin devra être de la gorger de boissons alcalines, les alcalis constituant ici le véritable antidote. On conseille avec raison la magnésie, délayée dans de l'eau, comme étant le réactif le plus facile à se procurer et le plus anodin : ne vous préoccupez pas des doses et mettez-en autant que l'eau pourra en dissoudre.

Vous arriverez ainsi à neutraliser, par la formation d'un sel inoffensif, l'acide ingéré dans l'estomac.

La craie (*carbonate de chaux*), remplacerait, au besoin, la magnésie. Vous l'administrerez de même par cuillerées, en suspension dans de l'eau.

A défaut de magnésie ou de craie, vous pourrez simplement avoir recours à de l'eau savonneuse, le savon, par son alcalinité, se combinant de même avec les acides. Le meilleur savon en pareil cas est le savon blanc, à veines bleues, dit de « Marseille »; le plus mauvais, le savon parfumé, surtout s'il est à la rose, ce savon devant sa couleur rose à un sel de mercure. La proportion de savon devra être de 15 à 20 grammes par litre d'eau.

Enfin les eaux de Vichy ou de Vals, qui sont des boissons très alcalines, pourraient remplacer la magnésie, la craie ou le savon.

Une fois l'acide évacué ou neutralisé, vous laisserez reposer le malade. Si cependant l'estomac restait douloureux, vous auriez recours au lait, à une infusion de coquelicot ou à quelque sirop adoucissant.

EMPOISONNEMENT PAR LES ALCALIS.

Ces alcalis sont surtout la potasse, la soude, la chaux et l'ammoniaque, ainsi que leurs composés appelés carbonates. Le carbonate de soude, qu'on désigne simplement dans le commerce sous le nom de *cristaux*, est le plus connu de tous comme étant le sel qui a généralement remplacé la cendre pour le blanchissage du linge.

De même que les alcalis étendus d'eau constituent l'antidote des acides, de même les acides étendus d'eau constituent l'antidote des alcalis. Lors donc que le hasard vous fera trouver près d'une personne empoisonnée par un alcali quelconque, vous devrez lui faire boire à l'instant de l'eau étendue de vinaigre ou de jus de citron, d'où résultera la formation d'un sel inoffensif.

J'ai fait disparaître ainsi d'affreuses crampes d'estomac chez une jeune fille qui avait eu la singulière idée d'avaler coup sur coup plusieurs verres d'eau de lessive.

Notons toutefois que l'empoisonnement par les alcalis est chose généralement peu dangereuse, leur causticité, même dans leur plus grand état de concentration, étant loin d'atteindre celle des acides faibles.

J'en excepte cependant l'*Eau de Javelle*, violent toxique qui a causé et qui causera encore très probablement la mort de plus d'une blanchisseuse, tentées qu'elles sont, l'ayant sous la main, de se l'ingurgiter pour la moindre peine de cœur. Abstenez-vous dans ce cas d'administrer des limonades; elles auraient l'inconvénient de dégager dans l'estomac le chlore qui fait la base de ce poison; mieux vaut s'en tenir simplement aux vomitifs et aux boissons albumineuses.

EMPOISONNEMENT PAR LE FOIE DE SOUFRE.

Le *Foie de soufre* ou « sulfure de potassium » fait la base de ces solutions artificielles si improprement appelées *Eau de Barèges pour bains.* Je dis « si improprement. » C'est qu'en effet elles ne constituent pas seulement un produit qui ne rappelle en aucune manière la composition de l'eau naturelle dont elles usurpent le nom; elles créent, de plus, par la similitude des dénomina-tions, une confusion qui a plus d'une fois entraîné de fatales méprises. Ainsi, il y a peu d'années, à Caen, une bouteille d'eau de Barèges pour bain ayant été délivrée pour une bouteille d'eau de Barèges pour boisson, la personne qui en fit usage mourut empoisonnée au milieu d'affreuses souf-frances.

Il peut paraître étrange que, dès la première gorgée, la saveur âcre et caustique du liquide n'avertisse pas de la méprise. C'est peut-être cela, au contraire, qui la rend plus facile. Comme, précisément, on sait d'avance que ce qu'on va boire est détestable, on se hâte d'avaler sans goûter et on ne s'aperçoit ainsi de l'erreur que quand déjà il est trop tard.

Il n'y a malheureusement pas d'antidote contre le foie de soufre. Il faut se contenter de faire boire au malade de l'eau albumineuse en abondance, pour délayer le plus possible le poison, puis on administre l'émétique afin de favoriser sa sortie à l'aide du vomissement.

EMPOISONNEMENT PAR LE NITRATE D'ARGENT.

Le *Nitrate d'argent* ou « pierre infernale » est un caustique que beaucoup de personnes ont chez elles, sous forme de crayon, pour les divers petits usages de ce qu'on pourrait appeler la « chirurgie domestique. » Seulement, il est arrivé plus d'une fois qu'en voulant cautériser un aphthe, par exemple, on a laissé tomber la pierre dans la bouche d'où elle est passée dans l'estomac.

Le nitrate d'argent, en solution, constitue de plus le principe colorant de la plupart des teintures destinées à noircir les cheveux. Or, on a vu des personnes avaler de ces teintures par erreur ou dans un but de suicide, et succomber si elles n'étaient pas secourues à temps.

Il existe heureusement un antidote aussi facile à se procurer qu'infaillible contre ce genre d'empoisonnement : c'est le sel de cuisine. Ce sel, qui n'est autre que du chlorure de sodium, se combine

avec le nitrate d'argent de manière à le décompo-
ser et à former un nouveau sel appelé chlorure
d'argent, lequel n'exerce aucune action nuisible
sur l'économie. Il suffit donc de faire boire au
malade de l'eau salée pour voir à l'instant même
tous les accidents disparaître.

EMPOISONNEMENT PAR LE VERT-DE-GRIS.

Le *Vert-de-gris* ou « carbonate de cuivre », se
forme spontanément à la surface des vases de
cuivre rouge, et des divers alliages de cuivre et
d'argent. Les empoisonnements auxquels il donne
lieu sont presque toujours produits par des
aliments solides ou liquides, qui avaient séjourné
dans des vaisseaux mal étamés.

Ces empoisonnements ont pour symptômes des
nausées, des vomissements bilieux, puis des coliques revenant par tranchées et bientôt suivies
d'évacuations alvines abondantes. Le pouls est
petit, inégal, le corps couvert d'une sueur froide.
Il y a des douleurs vives vers la tête et une
profonde anxiété. Lorsque les malades succombent, c'est presque toujours par le fait d'une perforation de l'estomac. Il est rare du reste que la
mort soit la conséquence de ce genre d'empoisonnement : seulement il en résulte pendant longtemps
un tremblement général et de graves troubles de
la digestion.

L'antidote du vert-de-gris et des autres sels de cuivre est l'eau albumineuse. La meilleure manière de l'administrer est de faire prendre au malade, dès les premiers soupçons, une assez grande quantité de verres d'eau dans chacun desquels on aura fait dissoudre un blanc d'œuf. Pour que la dissolution soit parfaite, chaque blanc d'œuf devra être battu dans une seule assiette et, après sa réduction en mousse, mêlé et battu encore dans le verre destiné au malade. On s'attachera en même temps à provoquer le vomissement par la titillation de la luette.

Ce moyen, si facile à employer, constitue un contre-poison dans toute la force du terme, parce qu'il décompose le vert-de-gris et les autres sels de cuivre de manière à ramener l'oxyde à un état qui n'est nullement dangereux.

EMPOISONNEMENT PAR LE SUBLIMÉ CORROSIF.

Le *Sublimé corrosif* ou « deuto-chlorure de mercure » est un des agents les plus puissants et les plus précieux que possède la thérapeutique, surtout pour le traitement d'un genre particulier de maladie que je nommerai suffisamment en disant que ce sel fait la base de la liqueur de Van-Swieten.

Par contre, il constitue une arme terrible,

manié par une main criminelle. La fameuse poudre dite de « succession » de la Brinvilliers n'était autre que du sublimé corrosif, habilement dissimulé par d'autres substances.

Quelle que soit du reste la cause qui ait produit l'empoisonnement, erreur ou crime, vous reconnaîtrez l'agent toxique aux caractères suivants :

Saveur âcre, métallique dans toute la bouche; sentiment de brûlure vers la gorge; douleurs déchirantes à l'épigastre et sur le trajet de l'intestin; vomissements sanguinolents, accompagnés de violents efforts et suivis d'évacuations fétides, mêlées de sang; pouls petit, serré, fréquent : bientôt le malade éprouve des syncopes qui alternent avec des mouvements convulsifs, puis il tombe dans une prostration telle qu'il ne tarde pas à succomber.

L'antidote du sublimé corrosif est le même que celui du vert-de-gris; c'est l'eau albumineuse. Je ne puis donc que renvoyer, pour les détails, à ce que je viens de dire de son emploi. Quant à la manière dont agit ici l'albumine, elle décompose le sublimé en lui enlevant une partie de son chlore, et en le ramenant ainsi à l'état de proto-chlorure ou calomel qui est insoluble et, par conséquent, sans action directe sur l'estomac.

EMPOISONNEMENT PAR LE PLOMB.

Nous avons déjà parlé, en traitant de la COLIQUE DES PEINTRES (*page* 135), des empoisonnements que peut causer le plomb quand l'absorption l'a fait pénétrer lentement par la peau dans nos tissus. Nous n'avons donc à nous occuper ici que des empoisonnements aigus qui résultent de son ingestion directe et brusque dans l'estomac.

L'extrait de Saturne ou acétate de plomb, dont on fait un si grand usage dans la médecine domestique, est, de tous les sels de plomb, celui qui expose le plus aux méprises par la teinte laiteuse qu'il communique à l'eau : c'est même ce qui a valu à cette eau le nom d'*Eau blanche*.

Je me rappelle qu'on nous amena un jour à l'Hôtel-Dieu un enfant qui venait d'avaler furtivement une tasse d'eau blanche qu'il avait ainsi prise pour une tasse de lait : heureusement, nous pûmes le secourir assez à temps pour qu'il ne fût pas victime de sa gourmandise.

On reconnaît l'empoisonnement par le plomb aux caractères suivants : Les malades éprouvent une saveur sucrée et styptique dans la bouche et dans l'arrière-gorge, ainsi qu'une vive douleur au creux de l'estomac ; ils ont des hoquets, des nausées, des vomissements et des coliques atroces, tantôt avec diarrhée, d'autres fois avec constipation. La face est altérée, les yeux caves et bordés de noir, les lèvres livides, le pouls d'une extrême petitesse : la mort enfin peut survenir au milieu du délire, des convulsions ou des syncopes.

L'antidote des préparations de plomb est le sulfate de soude ou le sulfate de magnésie, c'est-à-dire les sels qui servent à préparer l'eau de Sedlitz. Si donc on a de cette eau à sa disposition, c'est d'en boire une bouteille dans le moins de temps possible. sinon, on la remplacera par 40 à 50 grammes de l'un ou l'autre de ces sels qu'on fera dissoudre dans la valeur d'un litre d'eau ordinaire. L'acide sulfurique ou vitriol constitue un antidote tout aussi bon. On en met quelques gouttes dans une quantité suffisante d'eau pour faire une limonade un peu forte, et on en gorge le malade.

Ainsi introduits dans l'estomac, ces principes, à base de soufre, se combinent avec le plomb pour former un sulfate insoluble, lequel est évacué promptement par les garde-robes.

EMPOISONNEMENT PAR L'ARSENIC.

Les préparations arsenicales les plus susceptibles de donner lieu à l'empoisonnement sont : *l'acide arsénieux,* ou *arsenic* dit « mort aux rats »; *l'arsénite de cuivre* qui sert à colorer les étoffes et les papiers en vert; la *poudre à mouche,* qui est de l'arsenic un peu oxydé; la *liqueur de Fowler,* dont l'acide arsénieux fait la base; enfin le *caustique du frère Côme,* où l'arsenic se trouve associé au mercure. Mais, de toutes ces préparations, celle qui a causé le plus d'accidents, c'est incontestablement l'acide arsénieux en poudre, à cause de sa ressemblance avec le sucre pulvérisé et la farine, et aussi son absence presque absolue de saveur. Comment s'en étonner? Il y a peu d'années encore, on délivrait de cette poudre au premier venu, sous la condition, il est vrai, qu'elle ne serait employée que contre les rats : seulement la fatalité voulait que trop souvent ensuite elle changeât de destination, le mari l'administrant à sa femme, ou la femme à son mari.

Aujourd'hui que, par une mesure de sûreté à laquelle on ne saurait trop applaudir, la vente de l'acide arsénieux est complètement interdite, les empoisonnements par cette substance sont devenus infiniment rares : chose d'autant plus heureuse qu'il n'est peut-être pas de genre de mort plus affreux que celui-là. Les malades succombent au milieu de vomissements, de tranchées, et de crampes épouvantables; leur peau est même tellement glacée qu'on se croirait en face d'un choléra asiatique.

Si cependant vous étiez appelé pour un cas de

ce genre, hâtez-vous d'administrer au malade de l'hydrate de peroxyde de fer, délayé dans de l'eau, tant que celle-ci pourra en dissoudre ou en tenir en suspension. Il se formera un arsénite de fer qui, sans être tout à fait inoffensif, est beaucoup moins dangereux que l'arsenic lui-même : c'est donc un antidote assez sûr. Mais on ne l'a pas toujours sous la main ; il faut alors le remplacer par la magnésie qui constitue de même un bon antidote.

Le peroxyde de fer n'est efficace qu'autant qu'il y a eu peu de poison d'ingéré : sinon, comptez médiocrement sur le succès. Je l'ai vu échouer dans un cas qui a eu trop de retentissement pour que je n'en dise pas quelques mots : je veux parler de l'empoisonnement de Soufflard.

L'assassin, entendant prononcer son arrêt de mort, avait avalé furtivement, à l'audience même, tout un paquet d'arsenic de 20 à 30 grammes, et, de retour à la prison, les accidents les plus graves avaient éclaté. On s'empressa d'aller à l'Hôtel-Dieu chercher l'interne de garde : je me trouvais précisément de service ce jour-là. Conduit près de Soufflard, je reconnus tout de suite, bien qu'il en fît un mystère, la nature du poison, et lui fis prendre en quelques heures la valeur de quatre à cinq cents grammes d'hydrate de peroxyde de fer ; mais, malgré ces doses énormes, les accidents allèrent en augmentant et il ne tarda pas à succomber. A l'autopsie nous trouvâmes l'estomac tout racorni, semé de taches noires et comme gangrené.

EMPOISONNEMENT PAR LE PHOSPHORE

Le *Phosphore* n'est pas seulement un poison corrosif, c'est un poison véritablement « incendiaire », car il brûle les tissus à l'intérieur comme le ferait une sorte de feu grégeois.

La difficulté de se procurer du phosphore pur fait que ce n'est point ce corps lui-même qu'on emploie d'habitude comme agent d'empoisonnement; c'est presque toujours celui de ses composés qui entre dans la fabrication des allumettes dites « chimiques. » On gratte l'espèce de mastic, dont l'une de leurs extrêmités est garnie, puis on l'incorpore dans un aliment quelconque que l'on fait prendre aux autres ou que l'on prend soi-même, suivant qu'on veut attenter à leurs jours ou aux siens. Les accidents qui en résultent sont presque toujours mortels, la combustion opérée par le phosphore causant de tels désordres, qu'elle peut aller jusqu'à produire, en peu d'instants, la perforation de l'estomac.

Le meilleur antidote est la magnésie calcinée, délayée dans de l'eau *bouillie;* je souligne le mot bouillie, car il importe que l'eau contienne le moins d'air possible. Il faut littéralement gorger le malade de magnésie, afin tout à la fois qu'elle le fasse vomir et qu'elle le purge. C'est que, s'il est essentiel de neutraliser le poison, il ne l'est pas moins de l'évacuer par l'une et l'autre voie.

Surtout gardez-vous d'administrer aucune matière grasse dans le but de préserver l'estomac : ces matières, en dissolvant le phosphore, ne feraient qu'accroître son action et faciliter sa diffusion dans l'organisme.

EMPOISONNEMENT PAR LES CANTHARIDES

Les *Mouches cantharides* diffèrent des insectes venimeux dont nous nous sommes déjà occupés (*page* 80), en ce qu'au lieu d'avoir, comme ceux-ci, une glande pour sécréter le venin, un réservoir pour le recueillir et un aiguillon pour le transmettre, c'est leur corps lui-même qui en est tout imprégné. Aussi suffit-il de les réduire en poudre pour que chaque grain représente un caustique d'une puissance extraordinaire. Tout le monde sait en effet que, tandis que la plupart des poisons qu'on applique sur la peau sont arrêtés par l'épiderme comme par un vernis imperméable, les cantharides au contraire le soulèvent et le traversent pour aller s'attaquer aux tissus sous-jacents. Que sera-ce donc si on les fait passer d'emblée dans l'estomac où cet obstacle, tout faible qu'il est, ne saurait plus se rencontrer !

Ainsi s'explique la gravité extrême des lésions locales qu'elles déterminent. Mais ce n'est pas tout.

L'élément toxique est presque immédiatement absorbé et sa présence au sein de l'économie se traduit par d'étranges exaltations de l'appareil génésique. Aussi les cantharides ont-elles de tous temps fait la base des breuvages aphrodisiaques, si connus autrefois sous le nom de *philtres*. C'est même à l'abus de breuvages plus ou 'moins analogues à ceux-là, pris par des hommes épuisés et qui veulent paraître toujours jeunes, que doivent être rapportés la plupart des cas d'empoisonnement qu'on constate encore de nos jours.

Malheureusement la science ne possède aucun antidote capable de neutraliser l'action délétère des cantharides. On conseille d'administrer des vomitifs. C'est fort bien quand la chose est possible; mais on a vu des malades chez lesquels la constriction de la gorge était telle, par le fait de ces poisons, qu'il leur était impossible d'y faire passer une goutte de liquide. S'ils peuvent avaler, le mieux effectivement est de leur faire prendre de l'émétique. Une fois le vomissement produit, insister sur les boissons adoucissantes telles que le lait, les émulsions d'amandes et l'eau albumineuse. Ne pas négliger non plus les lavements camphrés, le camphre étant précisément le meilleur des anti-aphrodisiaques (1). Enfin, recourir le plus tôt possible aux grands bains tièdes et prolongés.

EMPOISONNEMENT PAR LES MOULES, LES CREVETTES ET LES ŒUFS DE CERTAINS POISSONS

Les œufs de certains poissons, les crevettes, mais plus particulièrement les moules, donnent quelquefois naissance à des accidents rappelant tout à fait ceux qui caractérisent l'empoisonnement. Ainsi, il survient des vomissements qu'accompagnent des crampes d'estomac, de l'anxiété, des douleurs vives vers la tête; il y a fièvre et tremblement des membres; presque toujours aussi la peau est le siège d'une démangeaison plus ou moins vive, et se recouvre d'une éruption assez semblable à celle qui appartient à l'urticaire.

D'où proviennent ces accidents? Dans l'impossibilité de s'en rendre compte pour les œufs de poisson et les crevettes, on les a attribués, pour les moules, à la présence à l'intérieur de ces mollusques de petites étoiles de mer ou de petits

(1) De là ce vieil adage :
 Le camphre respiré fait de l'homme un eunuque.
 (*Camphora per nares castrat odore mares*)

crabes. Mais une semblable explication n'a rien de fondé. En Normandie, où les moules occupent une si grande place dans l'alimentation du pauvre, il y a des moments de l'année où elles en renferment d'une manière à peu près constante ; cependant on n'a point remarqué qu'il en résultât une recrudescence dans les cas d'empoisonnement.

On a plus récemment accusé le cuivre, sous prétexte qu'elles s'en approprient des parcelles en s'attachant au doublage des vaisseaux qui avoisinent leurs bans. Cette explication ne vaut guère mieux que la précédente, les vaisseaux doublés de cuivre ne séjournant pas assez longtemps sur nos côtes, sur celles du moins où l'on recueille les moules, pour qu'elles aient le temps de s'y fixer. D'ailleurs l'empoisonnement par les moules n'a rien de commun avec les symptômes développés par ce métal.

Disons-le tout de suite, nous sommes dans une ignorance complète sur la cause réelle qui produit ces accidents. Ce qu'on sait seulement, c'est qu'ils surviennent surtout aux époques du frai, c'est-à-dire quand les moules ont une chair molle, blanchâtre et glutineuse. Rarement du reste ils acquièrent les proportions d'un empoisonnement inquiétant, et je ne sache pas qu'ils aient jamais compromis l'existence de personne.

Le traitement est très simple. Vous ferez vomir le malade à l'aide de cinq à dix centigrammes d'émétique, puis, l'estomac débarrassé, vous lui administrerez quinze à vingt gouttes d'éther dans de l'eau sucrée ou sur du sucre. Je n'ai jamais prescrit autre chose, et j'ai toujours vu la guérison survenir très-rapidement.

POISONS NARCOTIQUES.

Les poisons compris dans cette classe ne s'attaquent pas, comme ceux qui appartiennent à la classe précédente, aux tissus qu'ils touchent ; à ce point de vue, ils peuvent paraître moins redoutables : mais, c'est plutôt l'inverse qui a lieu. En effet, tout poison irritant provoque de suite une douleur plus ou moins vive qui donne l'éveil, et qui même peut agir à titre de préservatif, en déterminant des vomissements d'où résultera l'expulsion de l'agent vénéneux.

Telle n'est pas la manière dont les choses se passent pour les poisons narcotiques. Presque toujours l'estomac les supporte ou même les digère, et c'est seulement quand éclatent certains troubles généraux qu'on est averti de leur présence ; souvent alors ils est trop tard pour les neutraliser ou les éliminer, leur principe délétère circulant déjà avec le sang au sein de nos tissus.

Il n'y a donc pas, comme pour les poisons irritants, d'antidotes à leur opposer. On en est réduit à tâcher, par des évacuants, de débarrasser l'estomac et l'intestin des résidus toxiques qui s'y trouveraient encore, et à combattre les symptômes généraux résultant de leur absorption par les remèdes les plus en rapport avec la nature des accidents développés.

La plupart des poisons narcotiques appartiennent au règne végétal. La liste en est longue, mais ils ne nous intéressent pas tous au même degré. Aussi, comme pour les poisons irritants, ferons-nous un triage, ne mentionnant que ceux qui, soit par la fréquence des empoisonnements auxquels ils donnent lieu, soit par la gravité des accidents qu'ils déterminent, vous mettent plus souvent dans le cas d'intervenir.

EMPOISONNEMENT PAR L'OPIUM.

L'*Opium* proprement dit joue très rarement un rôle dans les empoisonnements : ce sont bien plutôt ses composés, tels que la *morphine* et le *laudanum*.

La morphine y prête d'autant mieux que son aspect blanchâtre et pulvérulent la fait ressembler à l'amidon ou au sucre en poudre, et rend ainsi le crime plus facile ; il est vrai que, comme correctif, on se la procure assez difficilement.

Quant au laudanum, bien qu'il soit plus facile de se le procurer, sa couleur brune, son odeur vireuse et sa saveur désagréable décèlent aisément sa présence : aussi est-il bien plutôt un instrument de suicide.

Voici les caractères auxquels on reconnaît l'ingestion de ces substances :

L'individu tombe dans un état d'affaissement et d'assoupissement qui peut aller jusqu'au coma le plus profond. Il ne répond plus aux question qu'on lui adresse, ou, s'il y répond, c'est lentement et par monosyllabes : le plus souvent ses réponses sont justes. Insensibilité à toute espèce d'excitants. Il a la face pâle, le pouls lent, la peau froide, la respiration à peine sensible, les pupilles plutôt contractées que dilatées. Ainsi s'explique comment on a pu prendre quelquefois, au premier moment, cet état pour du sommeil.

Le traitement consiste à administrer tout de suite un vomitif. Ne pas craindre de faire prendre de 15 à 20 centigrammes d'émétique à la fois dans la valeur d'un verre d'eau : le danger est trop pressant pour qu'on doive s'en tenir aux doses réglementaires.

Une fois l'estomac débarrassé, gorgez le malade de café noir. C'est à tous égards le stimulant le plus efficace et le plus puissant par la manière toute spéciale dont il influence le cerveau que l'opium a paralysé.

Recourez également aux frictions sur les membres, aux serviettes chaudes au devant du cœur, aux sinapismes promenés sur les extrémités; ne négligez en un mot aucun des moyens internes et externes les plus propres à réveiller la sensibilité, à rappeler la chaleur et à rétablir la circulation générale.

EMPOISONNEMENT PAR LA BELLADONE

La *Belladone* est un des médicaments les plus précieux et les plus utiles; mais, prise à dose un peu considérable, elle constitue un poison excessivement dangereux. C'est dans les campagnes surtout qu'elle cause le plus d'accidents, par la ressemblance de ses fruits avec l'espèce de cerises appelées *guignes :* les enfants, on le comprend, y sont le plus exposés. On est averti de ces méprises en ce qu'ils se plaignent tout à coup d'éblouissements et de vertiges, tiennent des propos incohérents, accusent une grande sécheresse du gosier et finissent par tomber dans une sorte d'anéantissement.

Mais le symptôme caractéristique entre tous, c'est la dilatation des pupilles et leur complète immobilité ; il a suffi plus d'une fois à lui seul pour faire reconnaître d'emblée l'empoisonnement.

Ce que je viens de dire de la belladone s'applique de même à l'*atropine,* son principe actif ; cette dernière substance a même des propriétés vénéneuses bien autrement terribles.

Il n'y a, pour la belladone, d'autre contre-poison que les vomitifs et les boissons stimulantes que je viens d'indiquer pour les préparations opiacées. Plus tard, on pourra recourir aux adoucissants, pour calmer les crampes d'estomac ; avoir soin seulement de s'abstenir de lait, quelque vives que puissent être les douleurs, l'observation ayant appris qu'il agirait dans le sens même de l'empoisonnement.

EMPOISONNEMENT PAR LA DIGITALE

On parlait peu des empoisonnements par la digitale lorsqu'un récent procès est venu appeler l'attention sur son principe actif, la *digitaline,* et lui donner une célébrité d'autant plus déplorable pour nous, médecins, que, comme pour la morphine, c'est de nos rangs que le criminel est sorti. Personne, en effet, n'a oublié les émouvantes péripéties du drame Lapommerays, qui n'a que trop réveillé les souvenirs de celui de Castaing.

Les troubles de l'innervation qu'on a signalés dans l'empoisonnement par la digitale sont à peu près les mêmes que ceux qui appartiennent à la belladone. Un caractère, toutefois, permet de les distinguer et leur donne un cachet tout à fait à part, c'est le ralentissement du pouls. Ce ralen‑tissement peut même atteindre de telles pro‑portions qu'on finit par ne plus percevoir la moindre pulsation artérielle.

Le traitement des empoisonnements par la digitale rentre absolument dans ce que nous venons de dire de celui des empoisonnements par l'opium ; seulement, le cœur étant comme frappé de paralysie, ainsi que l'indique le ralentissement progressif du pouls ou même son abolition, on insistera davantage encore sur les stimulants et tout particulièrement le café.

EMPOISONNEMENT PAR LA STRAMOINE, LA JUSQUIAME, L'ACONIT ET LA MANDRAGORE.

La *Stramoine*, la *Jusquiane*, l'*Aconit* et la *Man‑dragore*, dont on a rarement aujourd'hui l'occa‑sion de raconter les méfaits, ont eu chacun, au contraire, à certaines époques, leurs terribles légendes. Jetons un coup d'œil sur leur passé.

Stramoine. — La stramoine, à cause des hal‑lucinations singulières et des visions fantastiques auxquelles elle donne lieu, a joué dans le moyen âge un rôle prédominant dans les scènes de sor‑cellerie et de magie blanche : aussi l'appelait-on

Herbe aux sorciers ou *Herbe au diable*. On l'appelait également *Poudre des endormeurs*, parce que c'est elle que les voleurs employaient d'habitude pour endormir ceux qu'ils voulaient dépouiller. Deux moyens étaient alors mis en usage : la bouteille de vin et la tabatière. Après avoir usé de l'une en boisson et de l'autre sous forme de prises, vous tombiez dans un sommeil léthargique qui vous mettait complètement à la disposition de ces industriels. Ces traditions sont loin, du reste, d'être complètement oubliées de leurs successeurs, ainsi que le prouvent les comptes rendus des tribunaux.

Jusquiame. — La jusquiame, dont les effets sur le système nerveux rappellent assez ceux de la stramoine, a été plus particulièrement mise à contribution par les poètes tragiques, pour éclaircir une situation compliquée ou brusquer un dénoûment. Ainsi, dans Hamlet, le Spectre dit au Prince de Danemark :

« Écoute et venge un meurtre barbare. C'est un fait répandu que, dormant dans un jardin, j'y fus victime de la piqûre d'un serpent. Tout le Danemark est indignement abusé par cette fable. Apprends, toi, noble jeune homme, que le serpent qui ôta la vie à ton père porte aujourd'hui la couronne. Au milieu de mon sommeil sans défiance, ton oncle me surprit, muni d'un flacon du suc de la *jusquiame* inaudite, et versa dans mon oreille cette pernicieuse liqueur. C'est ainsi que je fus, en dormant, dépouillé par la main d'un frère, de la vie, de la couronne et de la femme que j'aimais. »

Ainsi s'exprime le Spectre. Le jeune prince, il est vrai, eut d'autres preuves de la culpabilité de son oncle, sans quoi l'explication donnée par son père eût été plus que contestable, l'absorption qui s'opère à l'intérieur de l'oreille étant insuffisante pour amener un empoisonnement aussi complet de la part de la jusquiame.

Aconit. — L'aconit, dont l'action a quelque chose de plus vénéneux encore, était l'arme favorite des empoisonneuses de l'ancienne Rome. On en menaçait les enfants, comme on les menace aujourd'hui du loup. Horace et Virgile en parlent avec effroi. Ovide s'écrie : « C'est son suc affreux que les terribles marâtres ajoutent à leurs breuvages : »

Lurida terribiles miscent ACONITA novercæ.

Mandragore. — S'il fallait ajouter foi à tout ce qui s'est débité sur son compte, cette plante, qui n'est de même qu'un simple narcotique, serait douée de vertus si merveilleuses, qu'elle ne représenterait rien moins qu'une panacée universelle. Or, savez-vous ce qui lui a valu son étonnante fortune ? La prétendue ressemblance de sa racine avec la figure humaine (1).

Pythagore, que son enthousiasme pour les
légumes menait quelquefois un peu loin, n'hésite
pas, à cause de cela, à l'appeler « l'image de
l'homme » (ανθρωπομορφον).

Columelle n'y voit également qu'une diminutif
de notre espèce, mais diminutif peu flatté. « La
mandragore, dit-il, cette plante *moitié homme*,
bien que féconde en délires furieux, enfante à la
fois et des fleurs et de tristes poisons : »

> *Quamvis semhominis vesano gramine fœta,*
> *Mandragoras gignit flores mœstamque cicutam.*

Mais restons-en là de toutes ces rêveries. D'ailleurs elles n'offrent plus pour nous d'autre intérêt
qu'un intérêt historique.

Quant aux accidents qui caractérisent l'empoisonnement par ces substances, je n'ai rien à en

(1) Ceci s'explique par la croyance où l'on était généralement que chacun de nos organes a dans le règne végétal
une plante correspondante qui lui ressemble et qui, par suite,
doit posséder la vertu de le guérir. Vous retrouvez encore
des traces de ces idées dans les nomenclatures qui ont cours
aujourd'hui parmi nous. La *pulmonaire*, par exemple, a reçu
ce nom parce que ses feuilles ont de larges taches d'un gris
jaunâtre qui rappelle la teinte des poumons, et la *scrofulaire*,
parce qu'on a cru trouver de l'analogie entre son aspect
malsain et celui des personnes atteintes de scrofuleuses
Aussi ces deux plantes sont-elles fréquemment employées
dans le peuple : la première, contre les maladies de poitrine ;
la seconde, contre les humeurs froides.

dire de particulier : ce sont, à quelques détails près, ceux que nous venons de signaler à propos des autres narcotiques. Leur traitement repose entièrement aussi sur les mêmes indications et réclame l'emploi des mêmes remèdes, à savoir les vomitifs d'abord, puis les stimulants.

EMPOISONNEMENT PAR LE TABAC

On savait déjà par la mort de Santeuil, victime d'une stupide plaisanterie qui avait consisté à lui verser le contenu d'une tabatière dans son café, que le *Tabac* est une substance éminemment toxique; mais c'est au procès Bocarmé qu'on a dû de connaître que la *nicotine,* son principe essentiel, est un poison bien plus redoutable encore. Ce fut même, pour le public, toute une révélation.

Je dis « pour le public ». C'est que, depuis longtemps, les expériences de Magendie avaient mis en relief les vertus formidables de cet alca- loïde. Seulement, elles avaient très peu franchi le domaine du laboratoire, le gouvernement d'alors (1815) ayant prié l'éminent professeur, qui venait d'en faire l'objet d'une série de leçons à son cours du Collège de France, de ne pas les ébruiter, de peur d'effrayer l'opinion et de nuire ainsi aux recettes de la régie. Craintes bien peu fondées, ainsi que l'a prouvé l'événe- ment, celles-ci ayant plus que doublé!

Les empoisonnements par le tabac sont rares de nos jours, du moins les empoisonnements par le tabac en poudre, le nombre des priseurs étant infiniment restreint. Quant aux empoisonnements par le tabac brûlé, ils s'opèrent, on peut le dire, tous les jours sous nos yeux.

Voyez une personne qui fume pour la première fois. Elle est prise, au bout de quelques instants, de maux de tête, de nausées, de vomissements, de sueurs froides ; sa démarche devient titubante; elle se plaint de vertiges ou même tombe dans une sorte d'hébétude. Ne sont-ce pas là tous les signes d'un véritable empoisonnement ? Seulement, comme la nicotine a été absorbée sous forme de vapeur respirée, c'est sous forme de vapeur aussi qu'elle se dissipe par la respiration.

On en a conclu que l'habitude finissait par neutraliser ses effets vénéneux. Cela est vrai pour l'immense majorité des cas, mais non pour tous, le danger d'un poison consistant moins dans la sensation actuelle qu'il produit que dans les effets ultérieurs qu'il détermine. J'ai prouvé ailleurs (1) que la plupart des paralysies de la moelle épinière, dont on a signalé dans ces derniers temps l'extrême fréquence, proviennent du trop grand

(1) *Guide pratique aux eaux minérales*, 12e édition, à l'article : *Maladies de la moelle épinière.*

abus que l'on fait aujourd'hui du tabac, et que, sous des apparences d'abord assez bénignes, elles ont, au contraire, un caractère de malignité qui les rend très difficiles à guérir.

Quant au traitement des empoisonnements par le tabac, s'ils sont aigus, il faut se contenter de faire vomir, car il n'existe aucun antidote contre la nicotine, sauf peut-être le café très fort et à haute dose; s'ils sont chroniques, il n'y a d'autres remèdes que de s'abstenir de fumer.

EMPOISONNEMENT PAR LA PETITE CIGUE.

Les cas d'empoisonnement par la *Petite ciguë* sont loin d'être rares, et proviennent de ce qu'on la confond assez souvent avec le persil. L'erreur est d'autant plus facile que ces deux plantes croissent quelquefois ensemble dans la même touffe. Le seul signe extérieur qui les distingue, c'est que la première a la fleur très-blanche, tandis que celle de la seconde est d'un jaune verdâtre; or, peu de personnes sont au courant de ces caractères.

Les effets de la petite ciguë sont identiques, au degré de gravité près, à ceux de la grande, autrement dite « Ciguë vireuse » (κωνειον des Grecs), la même qui causa la mort de Socrate. Ainsi les malades se plaignent de faiblesse dans les jambes, d'un grand froid intérieur, leurs facultés restant intactes, puis ils sont pris de somnolence : tous signes qu'on sait avoir caractérisé les progrès du poison chez le philosophe. Heureusement les suites n'en sont pas aussi tragiques, la petite ciguë contenant *sous nos climats*, des principes beaucoup moins délétères que la grande.

J'ai souligné « sous nos climats. » C'est que, cette description des empoisonnements par la petite ciguë, je l'emprunte un peu de confiance aux auteurs qui ont écrit sur ces matières, car, pour mon compte, je n'ai pas eu l'occasion d'en observer un seul cas. Il paraîtrait même, d'après de récentes expériences, que la petite ciguë, du moins celle que produit notre sol, n'est aucunement vénéneuse et que la grande ne l'est pas davantage !

Ce sont là autant de points à vérifier ; seulement je crois qu'on fera bien de ne pas trop faire sur soi-même cette vérification.

Quoi qu'il en soit, le traitement de ces empoisonnements, si empoisonnements il y a, doit consister à provoquer le vomissement, puis à faire prendre des boissons acidules.

EMPOISONNEMENT PAR LES CHAMPIGNONS.

Il ne se passe pas d'année sans qu'on n'entende parler de quelques nouveaux cas d'empoisonnement par les *Champignons*. Ce n'est pas à Paris que ces cas s'observent, la police n'autorisant la vente sur les marchés que d'une seule espèce essentiellement inoffensive dite *Champignon de couche :* c'est dans la banlieue et surtout en province. Cela se comprend. A part certains caractères botaniques qui ne sont connus en quelque sorte que des initiés, il n'est aucun signe extérieur auquel on puisse infailliblement reconnaître un champignon vénéneux d'un autre qui ne l'est pas. De là des erreurs d'autant plus déplorables que, pour les espèces douteuses, on pourrait toujours les éviter par un moyen bien simple.

Ce moyen consiste à faire macérer dans l'eau vinaigrée les champignons suspects, préalablement coupés par tranches, puis, une fois retirés, à les laver à grande eau. On leur enlève ainsi leur principe toxique à tel point que le champignon le plus délétère devient à l'instant même l'égal du champignon comestible le plus inoffensif. C'est ce qui résulte des faits relatés dans un Mémoire (1) lu, il y a quelques années, à l'Institut, et du témoignage des Commissaires nommés pour en vérifier l'exactitude.

En Russie, où les champignons constituent,

(1) L'auteur de ce mémoire fit préparer, sous les yeux mêmes des commissaires, un plat de champignons choisis parmi les plus vénéneux, et s'en régala en leur présence avec toute sa famille. Il poussa même la gracieuseté jusqu'à offrir à ces messieurs d'en prendre leur part ; mais ceux-ci, quelque vives que fussent ses instances, déclinèrent son invitation.

à certains moments et dans certains districts, le pain du pauvre, on se contente de les faire bouillir dans de l'eau légèrement salée.

Quoi qu'il en soit, les accidents qui résultent de l'empoisonnement par les champignons se manifestent en général de six à dix heures après le repas, et revêtent la forme suivante : Malaise général, nausées, douleur à l'épigastre; pouls fréquent et petit; astriction à la gorge; météorisme et chaleur ardente dans tout l'abdomen; déjections fétides. A ces symtpômes se joignent le plus souvent de la stupeur et des défaillances, alternant avec des convulsions et du délire; les mâchoires se serrent, les membres se roidissent dans les attitudes les plus étranges; la peau est baignée d'une sueur glaciale; enfin les malades succombent au milieu d'une sorte de tétanos.

Le traitement de semblables accidents ne saurait, on le comprend, comporter les moindres délais. Que faire donc ? Il semblerait, d'après ce que nous avons dit de la propriété qu'ont les acides de dissoudre le principe vénéneux des champignons, qu'ils devraient constituer l'antidote par excellence; malheureusement il n'en est rien, les acides n'enlevant ce principe que pour s'en charger eux-mêmes, et, par suite, tant qu'ils ne sont pas évacués, devenant à leur tour une cause puissante d'intoxication.

Il faut se contenter de faire vomir et de purger les malades, afin d'expulser le poison contenu encore dans l'estomac ou passé déjà dans l'intestin. On s'attachera ensuite à calmer, par l'éther pris sous toutes les formes, les désordres développés du côté du système nerveux; mais, telle est la malignité du principe toxique que la mort en est trop souvent la conséquence.

ASPHYXIE.

L'*Asphyxie* survient toutes les fois que l'air cesse d'aller vivifier le sang dans les poumons.

Trois causes surtout peuvent s'opposer à l'acte respiratoire : 1° Ou bien le corps est plongé dans un milieu liquide : c'est l'*Asphyxie par submersion*; 2° Ou bien des gaz plus ou moins délétères sont mêlés à l'air atmosphérique : c'est l'*Asphyxie par méphitisme*; 3° Ou bien enfin l'accès des voies aériennes est obturé par un lien serré autour du cou : c'est l'*Asphyxie par strangulation*.

Un mot sur chacune de ces asphyxies.

ASPHYXIE PAR SUBMERSION.

Lorsqu'un animal tombe accidentellement dans l'eau, un sentiment instinctif et impérieux de conservation détermine en lui des efforts pour remonter à la surface du liquide et s'y maintenir, efforts qui se coordonnent le plus souvent en mouvements de natation. Mais chez l'homme, qui n'y a pas été préparé par une éducation préalable, les tentatives de ce genre sont habituellement infructueuses. Cela provient sans doute de ce qu'il a la conscience du danger d'où résultent une perturbation et un saisissement qui paralysent le jeu de ses muscles.

Est-ce à dire que l'enfant, dans sa sécurité insouciante, sache nager naturellement? La chose me paraît pour le moins douteuse. Je sais qu'on en a plongé ainsi, au sortir du sein de leur mère, dans un baquet d'eau tiède — j'aime à croire qu'ils n'étaient pas nés viables — et qu'ils y ont vécu bien au delà des limites où la vie est possible à l'air libre. C'est que ces enfants n'avaient pas encore respiré. Ils se trouvaient par conséquent dans les mêmes conditions qu'avant leur naissance, alors que, semblables à un poisson dans un bocal, ils vivaient suspendus au milieu des eaux de l'amnios.

Ce sont là du reste des questions qui n'ont pour nous qu'un intérêt de curiosité. Hâtons-nous donc de nous placer sur le terrain pratique.

L'homme qui ne sait pas nager, et qui se sent enfoncer dans l'eau, étend les bras et les mains, implorant en quelque sorte un objet de sauvetage.

Souvent sa tête est submergée pour ne plus reparaître, que ses mains conservent encore la même attitude. Si, à ce moment, vous lui tendez une corde ou une perche, il s'y cramponnera de telle sorte que vous pourrez le sauver. Mais, si déjà il a disparu sous l'eau, il ne lui reste plus qu'une chance de salut, c'est que, par un généreux élan, vous vous y précipitiez pour l'en retirer : seulement prenez garde qu'il ne vous saisisse de manière à paralyser vos mouvements, car, semblable à l'avare Achéron, il ne lâcherait plus sa proie.

Je suppose le noyé parvenu sur le rivage. Votre premier soin devra être, après l'avoir débarrassé de ses vêtements, de l'étendre horizontalement dans un lit bien bassiné. Il sera placé sur le côté, la tête un peu inclinée vers le bord, afin que, s'il doit vomir, il puisse le faire facilement. Comme sa bouche et ses narines sont obstruées par des mucosités baveuses et filantes, vous les en débarrasserez, non pas seulement en les essuyant extérieurement, mais en faisant pénétrer un linge roulé en tire-bouchon jusque dans leur intérieur, de manière à y rendre l'accès de l'air le plus libre possible.

En même temps, vous disposerez autour de ses membres et de son corps des serviettes chaudes sur lesquelles vous promènerez au besoin un fer à repasser, porté de même à une température convenable. Mais ce ne sera là qu'une chaleur factice : attachez-vous à réveiller la chaleur naturelle à l'aide de frictions faites avec de la flanelle ou des brosses un peu rudes.

Ne négligez pas surtout de lui faire rendre l'eau qu'il a avalée en abondance, et qui remplit tout à la fois son estomac et ses bronches. C'est dans ce but que vous aurez recours à la titillation de la luette et au chatouillement de l'intérieur des narines avec les barbes d'une plume; des poudres sternutatoires, des fumigations irritantes avec l'acide acétique ou l'ammoniaque, aideront au même résultat, et, de plus, elles tendront à réveiller l'activité cérébrale. Des lavements d'eau froides constitueront encore un stimulant non moins utile.

Enfin, si tout échoue, il faut recourir à la respiration artificielle. Les boîtes de sauvetage contiennent des tuyaux, des soufflets et des pompes foulantes à cet usage; mais on ne les a pas toujours sous sa main, et d'ailleurs leur maniement exige une certaine habitude. Croyez-moi : n'hésitez pas à appliquer votre bouche sur celle du noyé et à lui envoyer ainsi directement de l'air dans la poitrine. Je sais bien qu'il vous faudra un certain courage pour vaincre une répugnance bien légitime; mais rappelez-vous que c'est une ressource extrême qui a réussi plus d'une fois,

alors que tout semblait désespéré, et que, d'ailleurs, c'est ce que, nous autres médecins, nous
faisons tous les jours, sans que nous nous taxions
pour cela d'héroïsme.

ASPHYXIE PAR MÉPHITISME.

Nous désignons par « Méphitisme » toute altération de l'air par des gaz ou des vapeurs qui le
rendent impropre à la respiration.

On sait que l'air, pour justifier son titre « d'aliment de la vie » (*pabulum vitæ*) que lui donnaient
si justement les anciens, doit contenir 21 parties
d'oxygène et 79 d'azote. On sait également que,
par l'acte de la respiration, il s'établit entre
l'oxygène de l'air et le carbone du sang une
réaction chimique telle qu'il en résulte un gaz
irrespirable, le gaz acide carbonique, lequel est
entraîné au dehors par l'air qui s'échappe de la
poitrine. Un homme exhale ainsi de ses poumons,
toutes les vingt-quatre heures, 250 grammes environ de ce gaz. C'est ce qui explique comment
l'agglomération de beaucoup de personnes dans
une même enceinte crée des conditions d'insalubrité auxquelles l'hygiène ne remédie que par une
convenable ventilation.

Mais il est d'autres influences, se rattachant à
un ordre de causes tout différent, qui rendent
méphitique l'atmosphère que l'individu avait

l'habitude de respirer, et, qui le surprennent tellement à l'improviste, qu'elles peuvent devenir pour lui une occasion de mort.

Ainsi, tous les ans, à l'époque des vendanges, vous lisez dans les journaux le récit d'accidents survenus à des vignerons qui avaient pénétré dans des caves où se trouvait du vin en fermentation ; quelques-uns même étaient tombés asphyxiés dans les cuves au-dessus desquelles ils avaient commis l'imprudence de se pencher.

Les mêmes dangers sont à redouter pour quiconque descend dans de vieilles carrières, dans de vieilles citernes ou dans certaines cavités naturelles, sans s'être assuré tout d'abord que l'air n'est pas vicié par quelques exhalaisons pernicieuses. Qui n'a entendu parler, par exemple, de la fameuse Grotte du Chien, près de Naples ? Or, ces exhalaisons sont à peu près partout de même nature : elles consistent dans une accumulation de gaz acide carbonique.

Enfin il est des cas malheureusement beaucoup trop fréquents où c'est avec intention que l'individu empoisonne l'atmosphère, dans le but de s'empoisonner lui-même. Ainsi s'explique l'asphyxie par la vapeur du charbon (1).

____

(1) Cette asphyxie est d'autant plus dangereuse que le charbon ne dégage pas seulement du gaz acide carbonique, mais de l'oxyde de carbone qui est beaucoup plus délétère.

Puisque telle est l'action du gaz acide carbonique sur l'économie, en conclurons-nous qu'il est délétère de sa nature? Il l'est si peu qu'il forme la base des bières mousseuses, des vins de Champagne, des eaux de Seltz et autres boissons aussi agréables qu'hygiéniques. Seulement remarquez qu'ainsi combiné, c'est dans l'estomac qu'il pénètre, et que là, mêlé aux aliments, il est soumis comme eux au travail de la digestion qu'au besoin il facilite et active. Quand, au contraire, on le respire, il arrive directement avec l'air dans la poitrine où il s'y comporte comme agent délétère, en ce qu'il s'oppose au grand acte de la transformation du sang veineux en sang artériel, et maintient ainsi ce fluide dans des conditions qui ne sauraient être longtemps compatibles avec l'existence.

Quelle qu'ait été du reste la cause de l'asphyxie par méphitisme, son traitement est absolument le même que celui de l'asphyxie par submersion. Seulement il est inutile de recourir aux vomitifs et de donner aux malades une attitude inclinée, puisqu'il n'y a pas de liquide à rejeter; en revanche, vous devez insister tout spécialement sur les aspersions d'eau froide, le vif saisissement qu'elles produisent provoquant une sorte de soubresaut dont l'effet est de dilater la poitrine et de faire pénétrer ainsi l'air dans sa cavité.

ASPHYXIE PAR STRANGULATION.

Nous venons de voir la substitution de l'eau à l'air, puis l'altération de l'air par des vapeurs ou des gaz amener l'asphyxie. Parlons maintenant de celle qui est la conséquence de la *Strangulation* et tout spécialement de la strangulation par « pendaison ».

Dans la pendaison, le lien passé autour du cou et serré plus fortement encore par le poids même du corps, s'oppose à la perméabilité des canaux aériens : le sang ne peut donc pas être vivifié; ce qui détermine l'asphyxie.

Mais ici l'asphyxie n'est pas seulement la conséquence du défaut de vivification du sang; elle provient également de l'obstacle mécanique que la constriction du cou apporte au retour de ce fluide vers le cœur, d'où résulte une véritable congestion cérébrale. C'est ce qu'indiquent la rougeur et la tuméfaction de la face.

La pendaison ne constituant plus, du moins dans notre pays, une peine légale, est exclusivement à l'usage des suicidés. Or, vous aurez d'autant moins souvent l'occasion d'exercer vos bons offices sur ceux qui s'en passent la fantaisie qu'ils choisissent presque toujours des lieux écartés et déserts : c'est au point que les exhalaisons fétides qui s'échappent de leur cadavre sont souvent l'unique indice par lequel est donné le premier éveil.

Mais enfin je suppose qu'un individu vient d'être trouvé pendu, et que l'événement est récent, que faire tout d'abord ? Le dépendre.

Comprend-on qu'il existe encore dans le peuple un préjugé qui consiste à croire que, « pour couper la corde » il faut attendre l'arrivée du commissaire de police ? C'est un devoir au contraire de la couper sans attendre personne.

Vous emploierez ensuite le même traitement que pour les asphyxies précédentes : seulement, comme il y a en plus la congestion cérébrale, vous ne sauriez recourir trop tôt aux émissions sanguines. Quant aux frictions à la respiration artificielle et autres moyens que j'ai indiqués plus haut, je vous engage à persévérer le plus longtemps possible dans leur emploi.

J'insiste sur ce dernier point. C'est qu'on a vu de ces pendus en revenir ainsi de si loin qu'à défaut d'autre explication, on a attribué à la corde qui leur avait servi les vertus d'un talisman, vertus pouvant même se transmettre à ceux qui en deviendraient les heureux possesseurs, ce qui a donné naissance au dicton que tout le monde connaît.

CONSEILS

A

UNE JEUNE MÈRE

CONSEILS

A

UNE JEUNE MÈRE

DE LA MORTALITÉ DES ENFANTS.

Le premier signe de vie que donne l'enfant c'est un cri. On a voulu voir dans ce cri une sorte de présage des chagrins qui l'attendent pour plus tard. C'est là sans doute une pensée hautement philosophique; seulement il y a une autre explication plus naturelle, car elle repose sur les exigences mêmes de sa constitution.

Si l'enfant crie, c'est qu'il faut que les muscles de sa poitrine déploient assez de force pour faire arriver l'air dans ses poumons où il n'a jamais pénétré pendant sa vie embryonnaire (1).

(1) C'est même là, en médecine légale, le caractère auquel on reconnaît que l'enfant était mort quand il est né ou, au contraire, qu'il est né vivant. Dans le premier cas, son poumon, mis dans un baquet plein d'eau, va au fond, à cause de la densité de son tissu que l'air n'a pas encore pénétré, tandis que, dans le second, il surnage parce que l'air, en le pénétrant, l'a raréfié par l'épanouissement de ses cellules.

Ce premier cri n'est du reste que l'avant-coureur d'autres cris; mais ceux-là ne seront plus seulement le présage, ils seront l'expression de souffrances trop réelles. Aussi de combien de soins ne devra-t-on pas entourer l'enfant pour prévenir ou combattre les agents de destruction qui vont l'assaillir de toutes parts! Le nombre des victimes atteint de telles proportions que, pour la France, la mortalité des nouveaux-nés est, en moyenne, de dix-neuf à vingt pour cent.

Cette grande mortalité a des origines nombreuses et variées. Dans les familles pauvres, on peut lui assigner comme causes principales les mauvaises conditions dans lesquelles l'enfant naît et est élevé, l'absence des qualités requises dans le choix des nourrices, un allaitement insuffisant ou son remplacement par de prétendus succédanés du lait, enfin et surtout une habitation humide et mal aérée. Mais on ne saurait méconnaître non plus que, dans les classes aisées et même riches, où se trouvent réunies au contraire les conditions les plus heureuses, un régime malentendu et des méthodes inintelligentes n'y entrent également pour une très large part.

C'est que les soins les plus dévoués et les plus tendres, secondés de toutes les facilités que procure la fortune, ne sauraient tenir lieu d'une bonne direction. Or, trop souvent, on se laisse simplement guider par l'empirisme, les préjugés et la routine.

C'est pour sauvegarder tant d'existences menacées que j'ai écrit à l'adresse des « *Jeunes Mères* » — car c'est surtout à la mère qu'appartient la mission d'élever son enfant — les *Conseils* que l'on va lire.

Ces Conseils auront, par-dessus tout, un caractère essentiellement pratique. Ainsi, nous prendrons l'enfant à son entrée dans la vie et l'accompagnerons dans chacune des phases de sa nouvelle existence, indiquant ce qu'on doit faire et aussi ce qu'on doit éviter pour qu'il atteigne sans encombre cette période de l'âge où il entrera dans ce que nous serions tentés d'appeler le droit commun. Alors seulement nous l'abandonnerons, ou plutôt nous le confierons à d'autres mains, un peu comme dans les maisons d'éducation, on fait passer l'élève du Petit collège dans le Grand, sans qu'il cesse pour cela d'être l'objet d'une vive sollicitude.

Notre but ainsi défini, parlons d'abord de la *Partie hygiénique*, pour arriver ensuite à la *Partie médicale* de nos Conseils.

PARTIE HYGIÉNIQUE.

LIGATURE DU CORDON OMBILICAL.

Le cordon qui unissait l'enfant à la mère vient d'être coupé. Il s'agit maintenant d'en faire la ligature.

On prend pour cela un fil écru ciré et, après l'avoir enroulé deux ou trois fois autour du cordon, on le serre suffisamment pour arrêter tout écoulement du sang. Par prudence, on peut poser une seconde ligature à quelque distance de la première, laquelle aura été appliquée à envi-ron deux travers de doigt du point d'insertion du cordon.

Quel que soit du reste l'endroit où ait porté le fil, le cordon se détache constamment à la même place, c'est-à-dire à son union avec la peau, à quelques lignes, par conséquent, de la surface de l'abdomen.

Surtout évitez avec grand soin de comprendre dans cette ligature une anse d'intestin. Vous reconnaissez la présence de cet organe à la tumeur qu'il forme à la base du cordon. Il faut alors le refouler avec les doigts vers l'intérieur, sans quoi, s'il était saisi par le fil, il en résul-

terait, à la chute du cordon, une fistule intestinale.

Dans le cas où, au lieu de l'intestin, ce serait
la vessie, il pourrait en résulter de même une
fistule urinaire. C'est donc là tout spécialement
un point à surveiller.

Comment maintenant protéger le cordon ?
Prenez un morceau de chiffon de toile douce,
d'environ huit centimètres de large sur dix de
long; roulez-le autour du cordon, comme vous le
feriez pour une coupure au doigt, puis attachez-le
par plusieurs tours de fil écru, afin d'assujettir
le chiffon. Le cordon ainsi enveloppé doit être
placé sur le ventre de l'enfant la pointe en haut,
et maintenu en place au moyen d'une ceinture de
flanelle.

C'est habituellement du cinquième au septième
jour après la naissance que le cordon se détache ;
quelquefois cependant la chute n'en a lieu que
du dixième au quinzième jour; enfin, il est des
cas où il faut attendre trois semaines.

Quand le cordon tarde trop à tomber, faut-il y
aider par quelques tractions ménagées ? Ce serait
uns très fausse et très imprudente manœuvre.
Laissez agir la nature. Une intervention intem-
pestive ferait beaucoup souffrir l'enfant ou même
pourrait compromettre son existence.

Lorsque, après la chute du cordon, le nombril

reste douloureux, vous appliquez simplement, le matin, sur la partie malade, un peu de cérat étendu sur de la charpie, et le soir, un cataplasme de mie de pain, jusqu'à complète guérison.

Enfin, s'il existe une hernie ombilicale, chose dont vous êtes averti moins encore par le volume de l'anneau que par les coliques qu'éprouve l'enfant, faites rentrer avec les doigts l'intestin dans l'abdomen, puis appliquez sur l'anneau un emplâtre de savon que vous fixerez à l'aide d'un coussinet en peau de chamois. Vous le laisserez ainsi nuit et jour. Si ce moyen est insuffisant, vous le remplacerez par un bandage élastique, à pelote très douce. Il est rare qu'au bout de quelques semaines, voire même de quelques jours, l'anneau ne soit pas complètement fermé.

PREMIÈRES ABLUTIONS.

L'eau qui servira pour laver l'enfant nouveau-né doit être légèrement tiède. Trop froide (1), elle

(1) J'ignore ce qu'il peut y avoir de vrai dans ce qu'on raconte des Lacédémoniens et autres peuples qui auraient plongé l'enfant, aussitôt sa naissance, dans l'eau glacée, ou même roulé dans la neige. Si réellement ces pratiques ont existé, elles n'ont pu contribuer à fortifier la race qu'en sacrifiant les nouveau-nés faibles et malingres, car, pour résister à de pareilles pratiques, il fallait une singulière vigueur originelle.

le saisirait et pourrait amener une réaction dangereuse; trop chaude, elle l'affaiblirait et l'énerverait. Si c'est en été, on diminuera graduellement sa température jusqu'à ce qu'elle soit presque froide; si c'est en hiver, il faut toujours y ajouter un peu d'eau chaude pour la tiédir.

On doit se servir de savon, sans quoi la peau serait mal nettoyée. Le savon que l'on préférera est le savon blanc et sans odeur, les substances que l'on emploie d'habitude pour le colorer et le parfumer pouvant irriter la peau.

Une éponge, une grosse éponge est préférable au linge et à la flanelle en ce qu'elle est beaucoup plus douce à la peau tendre de l'enfant. D'ailleurs elle la nettoie mieux, en ce qu'elle en pénètre mieux les plis. Ensuite une éponge contient beaucoup plus d'eau, et permet d'en faire couler davantage sur tout le corps, à la manière d'un bain de pluie.

Il est essentiel de débarrasser complètement le nouveau-né de cette substance glutineuse et collante qui revêt sa peau d'une sorte de mastic, et gêne ses fonctions transpiratoires en même temps qu'elle l'irriterait en rancissant. Si vous éprouvez quelque difficulté à l'enlever, frottez légèrement les surfaces réfractaires avec du saindoux, du beurre frais ou de l'huile d'amandes douces, puis terminez par un grand bain d'eau savonneuse.

Vous ne tarderez pas non plus à faire la même opération à la tête pour la débarrasser de l'enduit connu vulgairement sous le nom de « croûte laiteuse » ou « chapelet » qui cesse d'être d'aucune utilité quand le crâne s'est garni de cheveux.

Pendant les premiers temps qui suivent sa naissance, l'enfant doit être lavé tous les matins dans sa cuvette ou sa baignoire, de la tête aux pieds, en lui mouillant la tête d'abord et faisant tout particulièrement attention aux aines, aux jarrets et aux aisselles.

Avec l'éponge bien imbibée, faites couler l'eau sur la partie inférieure du ventre, en la laissant tomber d'un peu haut, à la manière d'une douche. Vous préviendrez de la sorte bien des affections abdominales.

Il est nécessaire, pour certaines peaux très délicates, de recourir pendant la journée à l'éponge et à l'eau tiède après chaque évacuation, de peur qu'il ne survienne des excoriations.

Que le bain ait été partiel ou général, la peau doit être complètement et promptement essuyée avec une serviette chaude, souple et soyeuse. Enveloppez-y l'enfant et absorbez doucement l'humidité par de légères frictions. Surtout n'oubliez pas de bien sécher l'intérieur de l'oreille;

sans quoi vous l'exposeriez à des inflammations et même à des abcès du conduit auditif.

Aussitôt que l'enfant a été essuyé, tous les endroits qui sont sujets à l'irritation doivent être poudrés avec soin. La meilleure poudre est la fleur d'amidon de froment, très finement pulvérisée; vous en trouverez dans toutes nos pharmarcies. Surtout ne l'achetez jamais chez les parfumeurs; en voici la raison :

Les parfumeurs, préparant leur poudre au point de vue décoratif, y ajoutent constamment du talc qui lui donne effectivement plus de fixité. Mais le talc, s'il est par lui-même inoffensif, aurait l'inconvénient chez l'enfant de boucher les pores de la peau ; or l'enfant vit presque autant par la peau que par les poumons.

Aussi ne saurais-je trop vous recommander, surtout pendant toute cette période du premier âge, les soins et les pratiques de la propreté la plus exquise, de manière à maintenir aux téguments toute leur perméabilité.

EMMAILLOTTEMENT.

J'hésite presque à me servir de ce mot, tant il rappelle le maillot absurde dans lequel, naguère encore, on emprisonnait le nouveau-né, immobilisant ainsi tout son être, alors que chez lui au contraire le mouvement c'est la vie. On eût dit une pratique empruntée à l'ancien embaumement égyptien, les langes remplaçant les bandelettes, et le berceau l'hypogée. Heureusement « nous avons changé tout cela. »

La réforme, sous ce rapport, a été portée si loin en Angleterre qu'on se contente d'une large robe, sorte de sac de laine fine, qui sert d'unique vêtement à l'enfant.

En France, on lui met encore une camisole, petite brassière en laine, garnie d'une chemisette souple, qu'on fixe par derrière à l'aide de rubans; puis on l'enveloppe d'un lange de toile et d'un autre en laine ou en coton dont on replie les extrémités au devant de la poitrine : mais tout cela sera trop peu serré pour gêner le jeu du thorax, de l'abdomen ou des membres. C'est là le point essentiel, ce qui touche à la forme même du vêtement n'étant plus qu'un détail qui peut être abandonné aux goûts de la famille.

On doit se servir d'aussi peu d'épingles que possible, sans cependant s'en faire un épouvantail et surtout sans ajouter foi à toutes les histoires des nourrices.

Je rappellerai à ce propos que je me trouvais un jour chez la comtesse de B... lorsque, désireuse de me faire voir sa petite-fille, elle l'envoya chercher par sa femme de chambre dans son berceau. Peu d'instants après entra la nourrice. Celle-ci, ayant aperçu une épingle avec laquelle on avait fixé le « bavoir » de l'enfant, l'enleva avec un geste de terreur en s'écriant : « Oh! madame, il n'en faudrait pas davantage pour percer ce pauvre petit cœur! » Tel fut le saisissement de la comtesse que, sans mon intervention, elle eût, je crois, renvoyé sa femme de chambre pour infanticide par imprudence.

On est sûr du reste d'éviter toute piqûre en se servant d'épingles dites « anglaises » dont la pointe est logée dans une gouttière.

— Nous ne quitterons pas ce qui a trait au vêtement, sans dire un mot du bonnet.

Convient-il de couvrir la tête de l'enfant, ou au contraire de la laisser nue ? En général, la tête doit être tenue fraîche, puisque c'est vers le cerveau qu'à cet âge le mal a le plus de tendance à se porter. Il y aurait cependant de l'inconvénient à ce qu'elle fût sans protection aucune contre les variations de l'atmosphère. Je regarde donc le bonnet comme de rigueur, surtout pendant les premiers mois. Seulement on le quittera aussitôt que la tête sera garnie de cheveux, mais par degrés, je veux dire en se servant d'une étoffe de plus en plus légère, afin d'éviter les refroidissements et les rhumes.

ALLAITEMENT.

Voici l'enfant lavé, nettoyé et habillé. Il s'agit maintenant de pourvoir à sa nourriture.

L'aliment le plus naturel, je dirai même le seul possible, c'est le lait, et le meilleur lait est sans contredit le lait de la mère. Mais toutes les mères peuvent-elles nourrir ? Non, sans doute. Cependant le nombre de celles qui ne le peuvent pas est bien moindre qu'on ne le croit généralement.

Le grand empêchement que l'on fait valoir, c'est la constitution délicate ou faible de la jeune femme. Mais remarquez que beaucoup de mères ne se portent jamais mieux que quand elles nourrissent. On voit même leur tempérament se fortifier à mesure, comme si le travail dont la glande mammaire devient le siège, se généralisait au point d'imprimer un nouvel essor à tous les rouages de l'organisme. C'est que tout a été providentiellement calculé et prévu pour l'accomplissement du grand acte qui nous occupe, la femme qui a eu assez de force pour mettre au monde un enfant devant presque toujours en avoir assez plus tard pour le nourrir.

Je vais plus loin. L'allaitement par la mère garantira souvent celle-ci d'une foule d'accidents consécutifs à l'accouchement, tels que les engorgements du sein, le flux vaginal, les pertes utérines et cet ensemble de symptômes mal définis qu'on désigne sous le nom de *lait répandu.*

Je suppose donc toujours ici que c'est la mère qui nourrit. Indiquons-lui maintenant les règles qui devront la guider.

Son premier soin sera de présenter le sein à l'enfant. Sans doute à ce moment la mamelle ne sécrète pas un lait véritable, mais une sorte de sérosité appelée « colostrum ». Seulement cette sérosité, par ses caractères laxatifs, favorisera l'évacuation de la matière gluante et verdâtre nommée « meconium » qui obstrue l'intestin au moment de la naissance, et qui a son point de départ dans les eaux de l'amnios.

Si cette évacuation se fait attendre, on pourra l'activer en administrant à l'enfant, par cuillerées à café, un mélange de sirop de chicorée et d'huile d'amandes douces.

On dit généralement que la succion exercée par l'enfant sur le mamelon favorise la montée du lait. La chose est possible; en tous cas, cela l'habitue à téter. Si, au contraire, on se contente de lui faire boire de l'eau sucrée à l'aide d'une cuillère, il est à craindre qu'ensuite il se refuse à prendre le sein.

Lorsque tout d'abord l'enfant montre de la

répugnance à téter ou *tire* difficilement, il faut s'assurer si sa langue est parfaitement libre. Le plus souvent ses mouvements sont gênés par cette petite bride qu'on nomme le « filet. » Prévenez tout de suite le médecin. La bride une fois coupée, l'enfant s'accoutumera promptement à prendre le sein.

Bien que cette petite opération n'entraîne en général aucune hémorrhagie, vous surveillerez l'enfant dans les premiers moments qui la suivront, car il pourrait se faire que les mouvements de succion qu'il exercera entretinssent l'écoulement du sang, chose dont vous ne seriez point averti puisqu'il l'avalerait. Il suffirait alors, pour arrêter le sang, de porter sur la petite plaie quelques gouttes d'eau un peu salée, à l'aide d'un morceau d'éponge.

Une fois la montée de lait opérée, vous présenterez alternativement l'enfant à l'un et l'autre sein. Je dis alternativement ; c'est là un précepte de rigueur. Il n'est pas rare en effet que, par une raison inexplicable, l'enfant préfère un sein à l'autre, et la mère, pour s'éviter un léger débat, cède à ce caprice. Or bien souvent un abcès au sein en est la conséquence.

Combien de fois une mère doit-elle donner à téter à son enfant ? Bien qu'il n'y ait à cet égard aucune règle absolue, on peut établir d'une manière générale les proportions suivantes : Toutes les heures et demie dans le premier mois, toutes les deux heures dans le second, en augmentant ainsi graduellement l'intervalle à mesure que l'enfant prend de l'âge, jusqu'à ce qu'on arrive à une moyenne de quatre heures.

Beaucoup de mères sont dans l'usage de donner le sein à l'enfant aussitôt qu'il crie, sans s'inquiéter autrement de la cause de ses cris. Trop souvent au contraire cette cause est qu'il a trop tété ; la preuve, c'est qu'il n'est réellement soulagé que quand il a rejeté le trop plein par le vomissement.

Qu'on n'oublie pas que l'estomac a besoin de repos autant et plus peut-être que tout autre organe, à cause de son fonctionnement excessif ; il a surtout besoin de sommeil. Aussi doit-on accoutumer l'enfant à ne téter qu'une fois pendant la nuit.

Le lait de la mère sera pour le nouveau-né le seul aliment des quatre premiers mois. Si cependant l'appétit impérieux de l'enfant ou la faiblesse relative de la mère exigeaient un supplément de nourriture, on se bornerait à donner du lait de vache ou de chèvre, coupé simplement d'eau ordinaire, celle-ci étant bien mieux supportée par l'estomac que les décoctions d'orge, de gruau ou de mie de pain auxquels on a recours si souvent.

Il faut donner autant que possible le lait de la même vache pour cette raison surtout que, tous n'étant pas également nourrissants, on ne sait plus dans quelle proportion devra être coupé celui que l'on destine à l'enfant.

Le lait bouilli passe en général plus facilement que celui qui n'a pas subi l'action du feu. Il faut le faire boire à la température du lait qu'on vient de traire. Evitez de trop le sucrer, car cela énerve la digestion. Ajoutez-y plutôt un peu de sel; c'est un tonique très franc qui a de plus l'avantage de prévenir la formation des vers.

Certaines personnes recommandent le bouillon; mais tel n'est pas mon avis, surtout quand l'enfant est très jeune. A cet âge, il aigrit sur l'estomac, occasionne des flatuosités et du dérangement intestinal. Le lait, je ne saurais trop le répéter, est l'aliment par excellence.

Quelle que soit la nourriture que vous employiez il faut la donner au moyen du biberon. Non seulement c'est la manière la plus naturelle, en ce qu'elle oblige l'enfant à sucer, comme il le ferait pour le sein de la mère, mais encore l'action de téter fait sortir le contenu de ses glandes salivaires, ce qui aide à sa digestion. L'enfant du reste préfère ce moyen à tout autre et, à cet âge, il n'y a pas de sentiments plus vrais que l'instinct.

NOURRICE.

Je suppose que la mère a été jugée incapable de nourrir ou que, l'ayant essayé vainement, elle a dû y renoncer; la voilà en tous cas obligée de recourir à une nourrice.

Ce n'est pas sans un véritable serrement de cœur qu'elle confiera ainsi à une mercenaire le soin d'élever ce qu'elle a de plus cher au monde, car, en plus de la nature des soins qui ne sauraient jamais être les mêmes, elle se trouvera privée de ces jouissances intimes et délicieuses qu'une mère seule sait goûter. Mais enfin toute autre considération doit céder devant l'intérêt de l'enfant. Il s'agit donc maintenant de trouver une bonne nourrice.

Je vais essayer par quelques traits d'en esquisser en quelque sorte le signalement.

L'âge le meilleur est de vingt à trente ans. Elle devra, autant que possible, être plutôt brune que blonde, avoir le teint coloré, être exempte de boutons et de rougeurs et appartenir à la campagne. On s'assurera qu'elle n'a ni grosseurs ni cicatrices autour du cou, et qu'elle n'est point née de parents poitrinaires. Si ses dents sont saines, ses gencives vermeilles, son haleine pure, ce sont encore là autant de garanties.

Attachez une importance non moindre à l'état

de son enfant. S'il est vif, ni trop gros ni trop maigre, qu'il tète avec avidité, cela prouve également en faveur du tempérament de la mère.

Il va sans dire que l'examen du sein devra être l'objet d'une attention toute spéciale. Prenez garde toutefois de trop vous en rapporter aux apparences extérieures. Un sein relativement peu développé fournira souvent plus de lait qu'un sein qui l'est davantage. D'ailleurs, la plupart des nourrices ont eu soin de ne pas le présenter à leur enfant longtemps avant qu'on les visite, dans le but d'en augmenter le volume.

L'examen du mamelon ne saurait être non plus l'objet d'une inspection trop minutieuse. Il faut qu'il offre assez de longueur pour que l'enfant le saisisse facilement, mais qu'il ne soit pas trop gros pour ne pas gêner les mouvements de succion.

Quant au lait, c'est nécessairement sa qualité qui sera votre grand objectif. Vous reconnaîtrez qu'il est bon s'il est clair, d'un blanc tirant sur le bleu et d'un goût sucré. Recueilli dans une éprouvette ou simplement dans un verre, il doit former une crème un peu épaisse. Mais il est des cas où, pour plus de sûreté encore, il convient de le soumettre à l'inspection microscopique.

Vous devez également, dans le choix d'une nourrice, vous enquérir de son caractère. Si elle est irascible, colère, emportée, elle donnera à l'enfant du mauvais lait ou du moins du lait de qualité inégale. C'est même là le grand écueil chez la femme du monde qui nourrit, les impressions trop vives auxquelles elle est sans cesse exposée retentissant d'une manière plus ou moins fâcheuse sur la sécrétion mammaire.

— Mais enfin je suppose la nourrice acceptée et installée chez vous. Surveillez son hygiène. La plupart de ces nouvelles débarquées de la campagne ont de la tendance à se bourrer d'aliments, à boire outre mesure, à abuser du café et à se faire servir sans rendre elles-mêmes aucun service. Cette vie par trop matérielle et cette indolence finiraient par être préjudiciables à l'enfant. Tâchez donc d'exercer sur elles une douce influence. Ce ne sera pas toujours chose aisée, car, pour une nourrice qui sera un vrai trésor, combien d'autres au contraire seront de véritables pestes !

VACCINATION.

La vaccine, en dépit des attaques dont elle a été l'objet et des méfaits dont on l'a accusée, est peut-être la découverte qui a rendu le plus de services à l'humanité. Avant elle, la petite vérole faisait de tels ravages que ceux qui en réchappaient restaient défigurés, quelques-uns même sourds ou aveugles.

L'inoculation fut sans doute un progrès. Mais elle détermina plus d'une fois des accidents graves, quelques-uns même mortels.

La vaccine au contraire, lors même qu'elle ne vous préserve pas complètement, ce qui est la très rare exception, vous garantit au moins la vie sauve. Jamais elle ne détermine une défiguration considérable; le tout se borne à quelques taches ayant effleuré plutôt que creusé l'épiderme. Mais pour obtenir ce résultat il faut que la vaccination ait été bien faite et avec du bon vaccin.

Pour bien vacciner, on se sert généralement d'une lancette dont la pointe a été imbibée du virus vaccinifère. Il faut autant que possible que la piqûre ne dépasse pas de beaucoup l'épiderme. Quand elle pénètre trop profondément, la petite plaie, au lieu de laisser perler une gouttelette de sang, saigne beaucoup et le virus peut être entraîné avant d'avoir été absorbé.

Le mode de vaccination le meilleur est celui qui a lieu de bras à bras, c'est-à-dire d'enfant à enfant.

Quand on se sert de vaccin conservé entre deux verres, on est bien moins sûr du succès, car, comme il s'est desséché, il faut préalablement le délayer dans de l'eau, ce qui lui enlève de son activité.

On évite cet inconvénient en l'introduisant dans un petit tube dont on ferme l'extrémité à la flamme de l'alcool. De cette manière il ne se dessèche pas et on peut l'employer pur.

Le choix du vaccin n'exige pas moins de précautions que le choix du lait de la nourrice. Il faut bien s'assurer que l'enfant est sain et né de parents sains, les maladies les plus graves et tout spécialement le syphilis, pouvant se transmettre si le vaccin est contaminé.

C'est pour remédier à ce danger qu'on avait donné le conseil de prendre directement le vaccin sur la vache. Ce serait là sans doute une excellente méthode. Malheureusement rien n'est rare comme ce genre de vaccin naturel.

Je dis « ce genre. » C'est qu'il y a quelques années, on a exalté à grand renfort de réclames un soi-disant vaccin naturel développé en Sicile sur le pis d'une génisse. Or voici comment on s'y était pris pour l'obtenir. On avait vacciné tout simplement l'animal avec du vaccin humain, puis on avait attribué au bouton qui en était résulté toutes les qualités du cowpow naturel.

Si le virus provenant de ce bouton avait fourni réellement des résultats supérieurs à ceux du vaccin humain, on eût eu raison de lui donner la préférence pour la vaccination. Mais ce n'est pas ainsi que les choses se passèrent. De nombreux échecs prouvèrent bientôt que c'était précisément le contraire qui avait lieu (1). Aussi, après un engouement passager, a-t-on renoncé à peu près généralement aujourd'hui au vaccin de génisse.

Il est d'usage de faire trois piqûres à chaque bras. Le nombre ici importe peu; la place au contraire exige certaines précautions.

Ainsi, chez la jeune fille, on disposera les piqûres de telle sorte que les cicatrices qui en résulteront ne puissent se voir lorsque certaines exigences de la toilette l'obligeront à avoir les bras nus. Il est des parents qui, pour plus de sûreté, font vacciner leur enfant à la jambe ou même à la cuisse; mais il en résulte un inconvénient d'un autre genre. Plus tard, ne fut-ce que pour être admise dans une maison d'éducation, il faudra que la jeune fille justifie qu'elle a été vaccinée, d'où la nécessité d'un examen toujours désagréable et souvent très pénible. Tout bien considéré, mieux vaut encore la vaccination au bras avec les précautions que j'ai indiquées.

(1) J'ai vu, pour mon exemple, le vaccin pris sur l'enfant déterminer de vrais boutons chez des personnes qu'on avait inutilement vaccinées, peu de jours auparavant, avec du vaccin de génisse.

On peut quelquefois utiliser la vaccination pour combattre certains signes de naissance, appelés vulgairement *envies*, scientifiquement *nævi*, que leur texture variqueuse expose à dégénérer en tumeurs. Il suffit pour cela d'en piquer le centre avec la pointe de la lancette, le travail que provoque la formation du bouton vaccinal ayant souvent pour effet de faire disparaître le signe lui-même.

A quel âge convient-il de vacciner l'enfant ? Le plus tôt sera le mieux. En temps ordinaire, on peut attendre six semaines à deux mois ; mais, s'il règne quelque épidémie de variole, on devra pratiquer la vaccination tout à fait dans les premiers jours qui suivent la naissance.

Il est rare que cette petite opération détermine autre chose qu'un peu de fièvre, d'agacement et d'insomnie. Et encore tous ces symptômes disparaissent-ils d'eux-mêmes vers le huitième jour, époque où le bouton vaccinal est entièrement formé.

Dans le cas où les piqûres faites par la lancette tendraient à s'enflammer, il suffira d'étendre à leur surface une simple couche d'huile d'amandes douces pour voir l'irritation se calmer et s'éteindre.

Il n'y a aucun inconvénient, au point de vue des garanties de préservation de la variole, à percer le bouton, quand il est parvenu à son entier développement, et à en utiliser le contenu pour vacciner d'autres enfants.

Enfin indiquons les caractères auxquels on reconnaît que le bouton obtenu est bien réellement le bouton du vrai vaccin :

Ce bouton, au lieu d'être terminé en pointe comme les boutons ordinaires, offre au contraire une surface aplatie ; il est de plus ombiliqué, c'est-à-dire qu'il présente une dépression à sa partie centrale. Quand on le perce, il s'en échappe une sérosité transparente. La cicatrice qu'il laisse après lui se distingue également par certains signes. Elle est petite, circulaire, marquée par des rayonnements et des dentelures, et son empreinte est indélébile.

Quand le bouton vaccinal offre ces caractères, l'enfant peut être considéré comme garanti de la variole pendant une période de huit à dix ans. Sans doute cette garantie n'est pas absolue en ce sens qu'une éruption pourra encore se manifester ; mais elle se maintiendra toujours dans des limites très bénignes.

Seulement, et je ne saurais trop appeler l'attention sur ce point, si on laisse passer la période que nous venons d'indiquer, sans que l'enfant ait été soumis à une seconde vaccination, *il sera aussi exposé à contracter la maladie que s'il n'eût pas été vacciné une première fois.*

DENTITION.

La dentition est la période la plus importante de la vie des enfants, et aussi celle qui est la plus fertile en orages ; elle ne saurait donc être trop attentivement surveillée.

L'époque à laquelle elle commence n'a rien de fixe. Il y a même des enfants qui naissent avec des dents ; tel a été Louis XIV en France, et Richard III en Angleterre. Par contre, il en est d'autres chez lesquels la dentition est énormément retardée. En règle générale, on peut dire qu'un enfant commence à faire ses dents de six à sept mois.

Les dents percent presque toujours par paire et dans l'ordre suivant : D'abord les deux incisives moyennes d'en bas, puis les deux grandes incisives d'en haut ; après celles-ci, les petites incisives ; enfin les incisives latérales d'en bas. Les autres dents se montrent également dans un ordre assez régulier, mais qui n'offre non plus rien d'absolu ni de constant.

D'habitude, la première dentition ne se complète qu'en deux ans, à partir du moment où elle a commencé ; d'où il résulte qu'en moyenne un enfant de deux ans a seize dents, et qu'à deux ans et demi il en a vingt.

On est dans l'usage, quand l'enfant fait ses dents, de lui donner des hochets en ivoire ou en métal dans l'espoir qu'en les « mâchonnant », il usera ses gencives et facilitera la sortie des dents. C'est là une petite pratique qu'il ne faut pas dédaigner car, pour les cas ordinaires, elle peut avoir ses avantages. Mais, si la dentition est douloureuse, mieux vaut recourir à des objets plus doux, tels que du bois de réglisse, de guimauve ou un anneau de caoutchouc.

Je viens de parler de « dentition douloureuse. » C'est qu'il s'en faut de beaucoup que les choses se passent toujours d'une manière complètement anodine.

Sans doute il est des cas où les dents percent sans que l'enfant en ait autant dire la conscience. Il en est quitte pour porter les mains à ses gencives qui sont un peu rouges, se plaindre quand on appuie dessus, saliver abondamment, avoir quelques feux au visage, puis, un beau jour, un petit point blanc nacré indique que la dent est percée. Mais ceci est l'idéal. Les cas les plus fréquents sont ceux au contraire où la dentition, doublement laborieuse, s'accompagne d'accidents locaux et généraux. Comment s'en étonner ?

Songez donc que, pour se faire jour au dehors, il faut que les dents traversent toute l'épaisseur de la gencive, laquelle représente en ce point un tissu dur, serré, compact, offrant la résistance de la corne. Ce tissu renferme, de plus, quantité de filaments nerveux qui seront nécessairement lacérés. Or, comme ces filaments sont sous la dépendance de la cinquième paire qui est le nerf le plus sensible du système, et celui qui réagit le plus puissamment sur le cerveau, on s'explique très bien pourquoi le travail de la dentition, bien qu'étant un acte naturel, se complique si souvent d'accidents tant locaux que généraux. Essayons d'en donner une esquisse.

Les gencives se gonflent au point de former de véritables bourrelets; elles sont tendues, luisantes, et tellement douloureuses que l'enfant refuse de téter, la souffrance lui faisant lâcher le mamelon aussitôt qu'il le saisit. Sa bouche est sèche, son haleine brûlante. Il est agité, fiévreux et a des soubresauts en dormant. Son sommeil est interrompu à tout instant par des coliques accompagnées de diarrhée, ses cris sont plaintifs : on le voit porter machinalement la main à son front avec anxiété; son visage se colore par bouffées; la lumière lui fait mal aux yeux; enfin la scène peut se terminer par des convulsions.

Que faire pour remédier à cet ensemble de symptômes dont le dernier surtout a une si grande gravité ? Je ne vois qu'un moyen; inciser les gencives.

Chose étonnante! Cette petite opération, si tant est qu'elle mérite ce nom, qui en Angleterre est tellement banale que la plupart du temps ce sont les nourrices elles-mêmes qui la pratiquent, est au contraire en France presque inconnue ou du moins à peu près inusitée. Et cependant il est des cas ou ses effets sont instantanés, je pourrais dire magiques, tant l'enfant est subitement calmé!

C'est que ce qui s'oppose surtout à la sortie de la dent, c'est une membrane fibreuse et raide qui l'emprisonne à la manière d'une courroie ou d'un ressort. L'incision de la gencive n'est donc autre qu'un débridement.

Pour opérer ce débridement on a proposé bien des instruments et bien des méthodes. Je l'ai pratiqué nombre de fois et voici tout simplement comment je procède :

L'enfant étant placé au grand jour sur les genoux d'une personne autre que sa mère, de peur des émotions, on lui maintient solidement les jambes et les bras, car tout enfant, même pour les plus petites choses, lutte et se débat vivement. Mais enfin le voilà immobilisé.

Je lui écarte alors les mâchoires de la main gauche, en même temps que je lui refoule la langue avec les doigts, puis, tenant de la main droite comme une plume à écrire un bistouri boutonné ou simplement un canif à pointe mousse, j'incise toute l'épaisseur de la gencive jusqu'à l'os. Au besoin je fais ainsi deux ou trois petite hachures. La douleur est à peu près nulle, et le soulagement presque toujours immédiat. Quant à des accidents je n'en ai jamais vu, pas même la plus légère hémorrhagie.

Si malgré cette incision, les symptômes géné-raux continuent de se produire, c'est qu'ils se rattachent à une cause autre que la dentition; vous les combattrez alors par les moyens que j'indique plus loin.

SEVRAGE.

Le sevrage est la cessation de l'allaitement par le sein. C'est un événement d'une extrême importance qui intéresse aussi bien la santé de la mère que celle de l'enfant.

L'époque à laquelle on devra y recourir n'offre nécessairement rien de fixe ni d'absolu. Il m'a semblé cependant qu'une moyenne de neuf mois est un temps convenable. Si la mère est délicate on fera bien de sevrer l'enfant dès le sixième mois; si au contraire c'est l'enfant qui est faible, on pourra prolonger l'allaitement jusqu'à douze et treize mois, mais il y a rarement avantage à le continuer plus longtemps.

Pour préparer l'enfant à ce changement de régime, on lui donnera peu à peu le sein moins souvent, en augmentant d'autant la nourriture artificielle. On le tiendra le plus possible éloigné de sa mère. Enfin la nuit, au lieu de lui présenter le sein ou le biberon, on le fera boire au verre ou à la cuillère.

Il y a du reste des enfants qui se sèvrent tout seuls. Vous les verrez un beau jour refuser le sein sans qu'on sache pourquoi et, lors même que vous insisteriez, ne plus vouloir le reprendre. On dirait qu'un petit sentiment d'amour-propre les avertit que ce n'est plus de leur âge.

La mère, de son côté, devra prendre certaines précautions. Elle diminuera sa nourriture pour diminuer autant que possible la sécrétion du lait, fera usage de boissons rafraîchissantes et même aura recours à de légers laxatifs. Sans doute elle est moins exposée aux engorgements mammaires qu'aux débuts de l'allaitement, mais elle n'en est pas non plus complètement exempte. Son attention doit donc être tenue en éveil. Pour peu que les seins deviennent gonflés et douloureux, elle les frictionnera avec une pommade camphrée, le camphre étant ici le meilleur des résolutifs, et les entourera de flanelle, afin de mieux les protéger et d'y entretenir une chaleur toujours égale.

Il faut dans tout cela procéder avec une extrême

mesure. Un sevrage trop brusque pourrait amener de dangereuses répercussions vers la poitrine ou d'autres organes de l'économie.

On parle souvent dans le monde de *lait répandu*, c'est-à-dire de lait qu'on suppose passé dans la constitution et y exerçant certains ravages. J'ai déjà moi-même prononcé ce mot, en traitant de l'allaitement.

Nul doute qu'on ne débite de la sorte bien des histoires invraisemblables ou même impossibles. Mais ne tombons-nous pas nous-mêmes dans l'excès opposé, en leur refusant toute créance? Il ne répugne nullement d'admettre que, de même que des troubles survenus dans la sécrétion du foie peuvent produire la jaunisse, de même des troubles survenus dans la sécrétion de la mamelle peuvent verser dans le sang certains principes que la couleur blanche du lait empêchera, comme pour la bile, d'être appréciables à la vue, mais qui n'en seront pas moins nuisibles à la santé.

On ne saurait donc, je le répète, entourer de trop de précautions le sevrage.

PARTIE MÉDICALE.

INDISPOSITIONS ET MALADIES DU NOUVEAU-NÉ.

Le travail qui accompagne l'accroissement simultané de tous les organes chez le Nouveau-né exige un tel équilibre dans le fonctionnement de chacun qu'il n'y a pas lieu de s'étonner que cet âge soit plus sujet que tous les autres aux *Indispositions* et aux *Maladies*.

Les indispositions, tant qu'elles conservent le caractère de bénignité qu'indique le mot, peuvent en général très bien être traitées par la mère elle-même, d'après les instructions qu'elle lira plus loin. Mais il n'en est pas de même des maladies.

Celles-ci débutent tantôt vivement, tantôt d'une manière insidieuse ; seulement, une fois déclarées, leurs progrès sont en général très rapides. Vous ne sauriez donc, quand vous en avez le premier éveil, réclamer trop tôt l'intervention du médecin.

Parlons d'abord des indispositions ; nous arriverons ensuite aux maladies, sans toutefois les ranger dans des catégorie à part, car entre les maladies et les indispositions, il n'y a souvent que des nuances.

GERÇURES.

La négligence et le manque de propreté sont les causes les plus ordinaires des gerçures; aussi doit-on s'attacher surtout à les prévenir. Je ne puis à cet égard que renvoyer à ce que j'ai dit (page 252) des « Premières ablutions », celles-ci en étant le moyen préservatif par excellence.

Mais enfin je suppose les gerçures formées. Vous arroserez avec de l'eau tiède les points qu'elles occupent, puis, après les avoir bien séchées, à l'aide d'un linge fin appliqué à plat, vous les saupoudrerez de farine de froment.

Autrefois on se servait de poudre de lycopode; mais comme celle-ci n'a aucun avantage sur la farine de froment et que, par le fait de sa teinte jaune, elle salit le linge et la peau, on y a généralement renoncé aujourd'hui.

Vous verrez employer par quelques personnes une poudre parfumée dite « Poudre à la violette. » J'en suis très peu partisan, cette prétendue poudre à la violette n'étant autre qu'un mélange de farine de froment et de poudre d'iris. Or l'iris est un irritant de la peau.

Quelle que soit du reste la poudre dont on ait fait usage, il peut arriver que les parties gercées tardent à guérir. Vous devrez alors discontinuer le traitement, et le remplacer par celui-ci :

On bat un jaune d'œuf en y ajoutant par gouttes une cuillerée d'eau-de-vie. Une fois le mélange opéré, on en étale une couche, avec un petit pinceau, sur tous les points où siègent des gerçures, et on répète ces applications, que précède toujours un grand lavage, jusqu'à ce qu'on soit parvenu à une complète cicatrisation. Il est très rare que celle-ci se fasse attendre.

CONSTIPATION.

L'estomac est chez l'enfant l'organe qui joue le rôle prédominant en ce qu'il est chargé non seulement de fournir les matériaux nécessaires au maintien de l'équilibre de la nutrition, mais aussi ceux qui doivent pourvoir à l'accroissement de l'économie tout entière. A ce dernier point de vue, la nature et la qualité des matériaux qu'il élabore entrent pour beaucoup dans la constitution même des tempéraments. Ses fonctions, ainsi que celles de l'intestin, ne sauraient donc être l'objet d'une trop attentive surveillance.

Ce qu'il faut éviter par-dessus tout c'est la constipation. Vous aurez soin pour cela d'asseoir chaque jour, à la même heure, dès les premiers mois, l'enfant sur son petit vase, en l'engageant à faire quelques efforts. C'est chose étonnante combien en général, par cette simple précaution, on parvient à accoutumer l'intestin à fonctionner régulièrement. On a, de plus, l'avantage d'habituer l'enfant à la propreté.

Mais, il pourra se faire que, malgré cela, vous voyez survenir de la constipation. Comment la combattre ?

Les lavements sont le moyen le plus usité et le plus simple ; c'est aussi le meilleur. Si l'eau simple ne suffit pas, on y ajoute une bonne cuillerée d'huile d'olive ou de miel.

Mais quand on n'arrive ainsi qu'à des résultats insuffisants ou nuls, il faut recourir à quelque chose de plus actif.

Je suis très peu partisan des purgations vraies, d'abord parce qu'elles fatiguent l'intestin, puis parce qu'elles augmentent le mal bien plutôt qu'elles ne le font cesser, chaque purgation étant suivie d'une constipation plus tenace. Mieux vaut se borner à de simples laxatifs. Voici quelques indications relatives à ceux parmi lesquels vous pourrez faire votre choix :

Donner le matin une cuillerée à café de sirop de chicorée ou, si cela ne suffit pas, d'huile de ricin.

Faire prendre, comme premier déjeuner, une tasse de lait chaud dans laquelle on aura fait dissoudre 15 à 20 grammes de manne en larmes; ou bien une tasse de café au lait, préparée avec du lait dans lequel on aura fait infuser une vingtaine de follicules de séné levantin : le tout bien sucré.

On obtiendra le même résultat en remplaçant le café au lait par du jus de pruneaux où l'on aura fait infuser le séné; faire prendre au besoin les pruneaux avec le jus.

Enfin, vous triompherez encore de la constipation en étalant, comme du sucre en poudre, une pincée de calomel préparé à la vapeur sur une tartine de confiture que vous donnerez à l'enfant à l'heure ordinaire de son goûter. Seulement, comme le calomel est un sel de mercure, soyez très réservé dans son emploi et surtout ne l'administrez jamais plusieurs jours de suite, car il porte très facilement à la salivation.

DIARRHÉE.

Le mot *Diarrhée* n'a pas tout à fait chez l'enfant le même sens que chez une grande personne, en ce que, ce qui serait chez celle-ci un dérangement de corps, chez lui au contraire est l'état normal. Ainsi l'enfant doit avoir par vingt-quatre heures de deux à trois garde-robes; mais il faut que la « matière soit louable ».

Entrons sur ce dernier point dans quelques détails un peu intimes.

Les évacuations de l'enfant doivent être bien liées, demi-liquides, d'un jaune tirant sur l'orange ; ce qu'on appelle « œufs brouillés. » Leur odeur doit être nulle, ou un peu fadasse ; elles ne doivent non plus s'accompagner d'aucune manifestation de colique. On reconnaît que l'enfant vient de salir ses couches en ce que son visage se colore légèrement et que son regard devient fixe comme quand on fait un effort. C'est là l'état de santé.

Si, au contraire, l'enfant a de cinq à six garde-robes, qu'elles soient aqueuses, gluantes, comme mousseuses, tirant sur le vert, qu'elles offrent des grumeaux, qu'elles exhalent une odeur aigre et piquante ; prenez garde : c'est un commencement de diarrhée.

A ce degré, il est rare qu'on doive intervenir autrement que par des bains, des lavements, des cataplasmes sur le ventre et des boissons légèrement gommeuses ; il faut en un mot calmer le flux intestinal mais non le supprimer. C'est que ce flux n'est souvent autre qu'un effort de la nature pour opérer une utile dépuration de l'organisme, ou pour détourner le sang des gencives, si l'enfant perce ses dents. Que de fois j'ai vu sa suppression trop brusque amener le balonnement du ventre, des congestions nerveuses ou sanguines, voire même des convulsions !

Enfin il peut se faire que la diarrhée devienne une dysenterie vraie. Dans ce cas l'enfant fait de continuels efforts pour évacuer; à chaque nouvelle tranchée il retire les jambes, crie très fort et semble en proie à une vive anxiété. Si on lui offre le sein, il le repousse; les matières qu'il rend sont brûlantes, verdâtres et fétides; on y distingue des stries de sang et comme des râclures d'intestin : parfois la fièvre s'allume. Nul doute que vous n'ayez affaire ici à une dyssenterie.

Je n'ai aucun conseil spécial à vous donner pour cette période extrême qui est tout à fait du ressort du médecin. Il ne faut même pas attendre que les choses en soient arrivées à ce point pour le faire prévenir.

MUGUET.

Le *Muguet* est une forme d'inflammation de la bouche caractérisée par l'exsudation de petites concrétions blanchâtres, tantôt disséminées et tantôt confluentes, constituant une sorte de végétation parasitaire. Presque toujours cette inflammation se rattache à quelque trouble fonctionnel des voies digestives. Voici par quels signes elle s'annonce :

On voit paraitre sur les côtés du frein de la langue, sur les bords de cet organe, à la face interne des joues et des lèvres, ainsi que sur les gencives, une matière crémeuse, très analogue pour l'aspect au caséum. Cette matière est souvent disposée par petits points semblables à des grains de semoule; d'autres fois elle s'étale en nappe et forme ainsi des plaques mamelonnées. Examinée au microscope, elle laisse apercevoir des filaments tubuleux et des spores remplis de poussière à la manière des cryptogames.

Le plus souvent l'éruption est limitée à la bouche et constitue toute la maladie; cependant, il peut se faire qu'elle s'étende à d'autres muqueuses, spécialement à celles des fosses nasales. Mais, même dans les cas les plus simples, il y a habituellement un peu de fièvre, la peau est chaude et le ventre douloureux; en même temps il survient des selles bilieuses et verdâtres, qui, pour peu quelles se répètent, jettent l'enfant dans un profonde débilité.

Le traitement du muguet consiste surtout dans les applications locales. Vous délayerez du miel dans une décoction épaisse de racine de guimauve et vous vous en servirez pour toucher plusieurs fois par jour les surfaces malades. Bornez à cela votre intervention. Sans doute il pourra être utile de substituer au miel des topiques plus puissants tels que, par exemple, le borax, l'alun et même l'acide chlorhydrique, mais ce sera l'affaire du médecin et non la vôtre.

APHTHES.

Si l'*Aphthe* se rapproche du muguet par son siège, il s'en distingue par sa forme en ce qu'il consiste en une vésicule pleine d'eau qui s'ouvre et laisse à sa place une légère ulcération à fond grisâtre dont les bords, d'un rouge vif, sont assez nettement arrondis. Il est rare qu'il n'existe qu'un seul aphthe, mais il est plus rare encore que l'éruption soit confluente.

L'aphthe guérit habituellement tout seul. On peut quelquefois hâter sa cicatrisation en le touchant légèrement avec la pointe d'un crayon de nitrate d'argent. Cette petite opération, qui n'est aucunement douloureuse, met, plus que tout autre moyen, à l'abri des récidives.

CONVULSIONS.

Il est de ces maladies qu'il est inutile de défi-nir. Il suffit d'en prononcer le nom pour qu'on se représente tout de suite le genre particulier de symptômes qui les caractérisent; telles sont les *Convulsions*.

Demandez à une mère ce qu'il faut entendre par ce mot; elle vous le dira sans hésiter. Souvent même, par une sorte de secret instinct, elle verra, chez son enfant, dans certains signes qui échapperaient à d'autres et même au médecin, les avant-coureurs ou l'imminence d'une attaque. Toutefois il peut se faire que les convulsions éclatent tout à coup avant qu'aucun symptôme en ait donné le premier éveil.

Les convulsions peuvent être partielles ou générales. Ainsi, tantôt elles se bornent à quelques tressaillements du visage ou des membres; d'autres fois le corps tout entier est agité de secousses saccadées, violentes, comme tétaniques; enfin, il n'est pas rare que les puissances musculaires de la poitrine et du cou se crispent au point de comprimer ces régions comme dans un étau, d'où résulte une menace d'asphyxie par strangulation.

Les convulsions, quelle que soit leur bénignité apparente, constituent toujours un accident de nature grave, en ce que, par une recrudescence instantanée, elles peuvent causer la mort au moment peut-être où vous vous croirez le plus en sûreté. Il faut donc se hâter d'intervenir.

Vous commencerez par débarrasser l'enfant de

tout ce qui peut exercer sur lui la moindre pression, la moindre gêne : bonnet, fichu, cravate, corset, linge ou langes, tout doit disparaître. Étendez-le sur un canapé ou sur un lit, dans une pièce bien aérée, la tête un peu haute et soutenue par un oreiller de crin ; puis versez-lui de l'eau fraîche sur le visage, au lieu de la lui projeter par chiquenaudes (1), en même temps que vous lui maintiendrez des compresses d'eau et de vinaigre appliquées sur le front. Faites-lui prendre, par cuillerées, s'il peut avaler, de l'eau sucrée fraîche dans laquelle vous aurez mis quelques gouttes de fleur d'oranger ou d'éther. Enfin, administrez-lui de petits lavements d'eau fraîche, que vous répéterez de manière à ce qu'ils représentent une sorte d'irrigation locale du rectum.

Pendant que vous irez ainsi au plus pressé, on préparera un bain, le bain constituant ici le sédatif par excellence. Aussitôt qu'il sera prêt, vous y plongerez l'enfant, et, s'il paraît bien s'en trouver, vous l'y maintiendrez le plus longtemps possible. Une forte poignée de tilleul, ajoutée au bain, rendra son action plus calmante. Surveillez tout particulièrement la température de l'eau ; il faut

____

(1) L'inconvénient que je trouve à projeter l'eau par chiquenaudes, c'est de provoquer un tressaillement qui ressemble à des convulsions et qui, par suite, m'a paru plus d'une fois les exaspérer au lieu de les calmer.

qu'elle soit plutôt basse que trop élevée. Évitez cependant qu'elle soit tout à fait froide : à cet âge, les bains froids sont mal supportés.

Presque toujours, sous l'influence de ces moyens, les convulsions s'apaisent et tout rentre peu à peu dans l'ordre. Vous en profiterez pour faire prendre à l'enfant du valérianate de zinc, dont vous délayerez vingt centigrammes dans une tasse d'eau sucrée, et que vous administrerez par cuillerées à bouche, une toutes les heures.

Mais ce peut n'être là qu'une simple trêve. Bientôt les convulsions reparaîtront avec une intensité égale, parfois même supérieure à celle de la première attaque. C'est que, tant que la cause qui les a produites n'aura pas été neutralisée, elle deviendra l'occasion d'incessantes récidives. Il est rare en effet que les convulsions constituent par-elles-mêmes la maladie tout entière ; le plus souvent elles sont le symptôme de quelque état pathologique d'une nature essentiellement variable. Cet état, il faut le chercher et le combattre.

Au premier rang des causes qui peuvent ainsi produire les convulsion se placent les troubles de la digestion stomacale. Il faut se hâter alors de faire vomir. Le meilleur vomitif à cet âge est le sirop d'ipécacuanha.

Il n'est pas rare non plus de voir les maladies

éruptives, et plus particulièrement la scarlatine et la rougeole, débuter par des convulsions. S'il n'existe encore aucun signe apparent vers la peau, mais que la langue soit blanche et chargée, administrez de même l'ipécacuanha. Vous ne courrez aucun risque à dégager ainsi l'estomac et, de plus, il pourra se faire que les secousses produites par le vomissement déterminent une transpiration plus ou moins abondante qui favorisera elle-même la sortie de l'éruption.

Les convulsions reconnaissent souvent encore comme cause la présence des vers intestinaux. Dans ce cas, il est urgent de recourir aux vermifuges. La santonine en pastilles est un des plus sûrs et en même temps un des plus facilement acceptés, par son manque presque complet de saveur. La dose moyenne est de trois pastilles dans la journée, deux le matin à jeun, et une avant le dîner.

Enfin, de toutes les causes de convulsions, le travail de la dentition est certainement la plus commune et la méningite la plus grave.

Je me suis déjà expliqué, en parlant de la dentition, sur le remède héroïque à opposer aux convulsions qui en dépendent; ce remède, c'est l'incision des gencives. Je n'ai donc plus à y revenir.

Quant à celles qui se rattachent à la méningite,

et dont je n'ai point encore parlé, qu'il me suffise de dire, que lorsqu'un enfant est pris tout à coup de vomissements sans cause connue; qu'il devient triste, taciturne, morose; que la lumière lui fait mal aux yeux; qu'il porte machinalement la main à son front; que son sommeil est agité et interrompu par des soubresauts ou des rêves; vous devez vous hâter de faire avertir le médecin. Ce sont là, en effet, les signes d'une méningite à ses débuts, et, si vous ne parvenez pas à en enrayer les progrès, c'en est fait de la vie du nouveau-né.

— Je ne m'étendrai pas davantage sur les soins particuliers que réclame ainsi chaque espèce de convulsions, renvoyant, pour plus de détails, à l'histoire des maladies dont elles sont l'expression. Il est toutefois un moyen dont il faut que je vous parle avec quelques détails; car, par l'empressement qu'on met à y recourir, c'est celui qui inspire généralement le plus de confiance, mais qui, par contre, crée le plus de dangers : ce moyen c'est le Bain de pieds.

Bain de pieds. — Le but qu'on se propose par l'emploi du bain de pieds c'est de dégager le cerveau en appelant le sang vers les extrémités inférieures. Mais d'abord rien ne prouve qu'ici le cerveau soit toujours congestionné, du moins dans le sens qu'on attache à ce mot. Si, pendant les crises, le visage se gonfle, parfois même prend une teinte violacée, il est présumable qu'effectivement la même tension existe à l'intérieur du crâne ; mais, sauf les cas de méningite commençante, c'est la conséquence toute passive de la gêne qu'éprouve la circulation cérébrale. N'allez donc pas toujours y voir un phénomène actif, réclamant l'emploi d'une médication révulsive.

Il y a plus, ces bains de pieds, indépendamment de leur inutilité, pourront devenir l'occasion d'un redoublement de convulsions par la lutte qui en sera la conséquence, l'enfant faisant des efforts pour fuir la douleur, tandis que vous, de votre côté, vous aurez recours à la force pour lui maintenir les pieds dans un milieu trop brûlant.

J'ai dit « trop brûlant. » C'est que, dans le trouble et la précipitation du moment, on s'en rapporte, pour le degré de température de l'eau, à la sensation perçue par la main, renseignement infidèle s'il en fut, la peau de la main étant, sous ce rapport, beaucoup moins impressionnable que celle du pied. D'ailleurs, par un préjugé déplorable, on se figure généralement que, plus l'eau sera chaude, plus son action sera bienfaisante et rapide. Vous faites donc violence à l'enfant dont l'agitation, je le répète, accroît d'autant les convulsions.

Qu'en résulte-t-il trop souvent ? C'est qu'après le bain, les pieds restent rouges, gonflés, douloureux ; l'épiderme, dans les points où l'immersion a porté, se détache par lambeaux et met à nu des brûlures que suivront des suppurations intarissables. Heureux encore si ces brûlures ne se terminent pas par la gangrène !

Il ne se passe pas d'année sans que je sois témoin de catastrophes de ce genre.

Je ne saurais donc trop insister sur ce point que le bain de pieds constitue, contre les convulsions, un moyen rarement utile, quelquefois très nuisible, pouvant même devenir l'occasion d'accidents mortels.

CROUP.

Le *Croup* est une maladie caractérisée par la formation d'une fausse membrane ou « couenne » dans les voies aériennes, et plus spécialement dans le larynx. Si l'on songe à l'étroitesse de ce conduit chez l'enfant, on conçoit déjà, *à priori*, quelle doit être la gravité de cette maladie.

Le croup débute souvent comme une angine bénigne ou un simple rhume : d'autres fois il éclate comme la foudre. Ainsi un enfant s'était couché la veille parfaitement portant ; il avait mangé comme de coutume et joué avec son entrain ordinaire ; sa peau était fraîche, sa respiration douce, son pouls naturel. Et voilà que tout à coup, au milieu de la nuit, il se réveille en sursaut, sa voix offrant ce timbre saccadé, vibrant, rauque, qu'il suffit hélas! d'avoir entendu une fois pour ne plus jamais l'oublier. Il a le croup.

La toux qui accompagne ces altérations de la voix, et qui offre de même un caractère à part, se complique bientôt de véritables accès de suffocation. Les petits malades portent la main vers l'endroit où ils éprouvent une strangulation douloureuse, et s'élancent de leur lit, comme s'ils allaient étouffer. Ces accès amènent habituellement l'expulsion de fausses membranes reconnaissables surtout en ce qu'elles reproduisent la forme en tuyau des canaux où elles se sont formées. Ils sont suivis d'une rémission et d'un calme, malheureusement peu durables, pendant lesquels l'enfant s'endort le plus souvent; puis il est tiré de son sommeil par de nouvelles crises qui vont toujours en se rapprochant; enfin, arrive un moment où l'asphyxie est imminente.

Cette gradation d'accidents peut suivre quelquefois une marche comme foudroyante. Il n'y a donc pas un instant à perdre.

La première chose à faire, c'est de recourir à un vomitif. J'ai dit la première chose à faire : j'aurais pu dire la seule, du moins la seule qui soit efficace. Ainsi les sangsues à la gorge auxquelles on accordait, naguère encore, tant de confiance, ont été reconnues comme habituellement inutiles ou même dangereuses, en ôtant à l'enfant la force de réaction dont il aura besoin pour soutenir un aussi terrible assaut. Les sinapismes, les bains de pieds, les révulsifs vers l'intestin n'offrent non plus aucun avantage réel. Le seul traitement, je le répète, sur lequel vous puissiez compter, est le traitement par les vomitifs, car c'est le seul qui, par les contractions spasmodiques qu'il provoque vers le larynx, et l'air qu'il en chasse brusquement, amène l'expulsion des fausses membranes.

A quel vomitif donnerez-vous la préférence ? Les deux meilleurs sont l'émétique et le sulfate de cuivre ; toutefois c'est le premier que je vous recommande, comme ayant une action plus sûre et plus rapide.

Vous en délayez cinq centigrammes dans un verre d'eau sucrée que vous faites prendre à l'enfant par cuillerées à café, une toutes les dix minutes, jusqu'à ce qu'il vomisse. Les vomissements obtenus, vous continuez l'usage de la solution ; seulement vous n'en donnez plus qu'une cuillerée toutes les demi-heures.

Il va sans dire que, dès le début, vous avez envoyé chercher le médecin. Celui-ci, malheureusement, ne sera jamais sûr de parvenir à arrêter les progrès du mal. Quand il a vainement tout épuisé, reste une ressource extrême, la *trachéotomie*, c'est-à-dire « l'incision de la trachée » ou conduit aérien au-dessous de l'obstacle qui s'oppose au passage de l'air.

Bien entendu ce ne saurait être ici le lieu de vous entretenir de cette opération, puisque vous n'auriez même pas à vous prononcer sur sa convenance. Si j'y ai fait allusion, c'est uniquement pour que vous sachiez qu'elle n'offre de chances de réussir qu'autant qu'on y a recours avant que le mal ait atteint sa période ultime, et que, par suite, vous ne devez point vous opposer, par une fausse tendresse, à cette dernière tentative de salut.

Surtout ne perdez pas de vue que le croup est une maladie essentiellement contagieuse, et qu'il faut non seulement écarter du petit malade les autres enfants, mais éviter soi-même de respirer l'air qui s'échappe de sa poitrine, car, en traversant le larynx, il se charge de miasmes inoculables.

ANGINE COUENNEUSE.

L'*Angine couenneuse* a cela de commun avec le croup qu'elle offre de même, comme caractère anatomique, l'existence de fausses membranes : seulement ces fausses membranes résident dans l'arrière-gorge et non dans le larynx. Tantqu'elles ne dépassent pas l'arrière-gorge, elles ne présentent que peu ou point de danger, l'ampleur de cet orifice permettant l'entrée et la sortie de l'air. Mais, dès l'instant où elles envahissent le larynx, elles obturent ce conduit ; vous avez alors tous les accidents du croup ou plutôt le croup lui-même.

L'indication principale, au début, consiste donc moins encore à traiter la lésion de l'arrière-gorge, qu'à l'empêcher de s'étendre jusqu'au larynx. Heureusement vous avez dans l'angine couenneuse un peu plus de temps devant vous que dans le croup, car, presque toujours, sauf les cas d'épidémie, la maladie s'annonce comme une irritation simple du gosier, et ce n'est que plus tard qu'apparaissent les filaments, les pellicules ou les plaques qui constituent la fausse membrane. Vous pouvez donc souvent prévenir cette redoutable complication.

On prend quelquefois pour de fausses membranes les petites concrétions fort anodines qui s'aperçoivent souvent entre les anfractuosités ou à la surface des amygdales dans certaines esquinancies. Ces concrétions sont circonscrites, sans liaison avec les parties voisines, et tiennent plutôt de la nature de l'aphthe ; il n'y a donc pas lieu de s'en effrayer.

Le signe qui doit plus particulièrement vous
donner l'éveil et qui suffirait à lui seul pour faire
soupçonner l'angine couenneuse, c'est l'engorgement des ganglions situés au-dessous de la mâchoire inférieure. Cet engorgement n'existe point
ou existe à un degré bien moindre dans les
autres espèces d'angines, sauf peut-être celle qui
précède la scarlatine des enfants.

— Vous voilà, je suppose, parfaitement édifié
sur la nature de l'affection : c'est une angine
couenneuse. Qu'aurez-vous à faire ?

La médecine est depuis longtemps à la re-
cherche d'un spécifique propre à détacher ou dissoudre les exsudations plastiques qui constituent ces éruptions de la gorge.

Un des derniers remèdes préconisés est le
brome ; mais je crains bien qu'on n'en ait singulièrement surfait la valeur et que, par suite, il ne
soit de même bientôt oublié.

Laissez donc de côté les médicaments et bornez-
vous à agir sur le foyer même du mal par des
topiques stimulants et surtout perturbateurs.
Vous arriverez ainsi à substituer à une inflammation de mauvaise nature une inflammation
nette et franche, laquelle pourra ensuite être
facilement traitée par les moyens appropriés.

Au premier rang se place la cautérisation. Nous
la pratiquons, nous autres médecins, avec une

solution concentrée de nitrate d'argent, ou avec l'acide chlorhydrique plus ou moins pur. Mais vous n'aurez jamais le courage de porter de semblables caustiques à l'intérieur de la gorge de votre enfant; l'eussiez-vous, que je vous en dissuaderais par la difficulté de les manier.

Contentez-vous de badigeonner avec un petit pinceau chargé d'alun les points où vous apercevrez quelque membrane. Dirigez également sur ces mêmes points un véritable courant d'eau de chaux, à l'aide d'une petite seringue. Enfin, ayez soin de ramener au dehors les mucosités filamenteuses qui s'accumulent autour du voile du palais ; vous rendrez ainsi le passage de l'air plus facile, et, de plus, vous préviendrez l'introduction des pellicules dans le larynx où elles pourraient devenir un élément d'inoculation.

Convient-il d'administrer un vomitif? Il n'est pas indiqué tant que les fausses membranes sont confinées dans l'arrière-gorge. Mieux vaut le réserver pour le cas où elles envahiraient le larynx: employé prématurément, il vous trouverait ensuite sans défense.

Vous vous abstiendrez également de tous moyens débilitants (purgations, sangsues, diète), leur moindre inconvénient étant leur inutilité. Les vésicatoires surtout seraient plus nuisibles qu'utiles, en ce que, sans qu'ils eussent procuré aucune dérivation salutaire, vous verriez leur surface se recouvrir de fausses membranes.

C'est que rien n'est déplorable comme la facilité avec laquelle ces fausses membranes, pour le moindre prétexte et même en l'absence de tout prétexte, tendent à se déposer sur les divers points de l'économie. On dirait qu'elles font partie intégrante du sang et circulent avec ce fluide à la manière de ces sels calcaires que charrient certaines eaux incrustantes. Bornez donc votre traitement à modifier par des topiques les lésions de l'arrière-gorge.

L'angine couenneuse, de même et plus encore que le croup, est une maladie éminemment contagieuse. Aussi convient-il d'établir autour du malade un véritable cordon sanitaire, éloignant toutes les personnes dont la présence ne serait pas suffisamment justifiée par les soins à donner ou par les devoirs de la famille.

Que la mère elle-même évite, par une tendresse irréfléchie, d'approcher son visage trop près de celui de son enfant. Si encore elle avait ainsi la perspective de racheter une vie si précieuse au prix de la sienne! Mais, hélas! on compterait simplement une victime de plus.

ACNÉ, COUPEROSE

ET

PITYRIASIS

UN NOUVEAU TRAITEMENT

DE L'ACNÉ

DE LA

COUPEROSE ET DU PITYRIASIS

TROIS ÉRUPTIONS.

Si je réunis sous un même titre les trois Éruptions du visage et du cuir chevelu, appelées *Acné*, *Couperose* et *Pityriasis*, c'est que, physiologiquement et anatomiquement parlant, elles appartiennent toutes les trois au même groupe. C'est que, de plus, il résulte des nombreux travaux auxquels je me suis livré, que le même traitement (1) leur est applicable.

Parlons d'abord de l'Acné; nous passerons ensuite à la Couperose et au Pityriasis.

---

(1) J'ai déjà décrit ce traitement dans ma Toilette d'une Romaine; seulement, comme il est peu connu, je crois devoir y revenir encore.

§ I

ACNÉ.

UN APERÇU GÉNÉRAL DE L'ACNÉ.

L'*Acné* est une éruption caractérisée par des
boutons ou des rougeurs, quelquefois les deux,
qui s'accompagnent souvent de suintement, et
qui, à un certain degré, donnent à la physionomie l'aspect le plus disgracieux, parfois même
le plus repoussant.

La puberté est l'époque où la maladie fait
d'habitude sa première apparition. On voit les
boutons surtout surgir au milieu de la santé la
plus florissante, comme par une sorte d'ébullition
de la sève. Telle, aux approches du printemps,
la végétation, chez certaines plantes, produit de
même des bourgeons luxuriants.

Après la puberté, l'âge mûr est la période où
l'éruption se montre avec le plus de fréquence.
Seulement, par suite sans doute de l'amoindris-
sement de la vitalité, elle revêt plus rarement la
forme boutonneuse : ce sont plutôt des taches
ou des plaques d'un rouge livide. Telles, quand

arrive l'automne, les feuilles à qui la sève fait défaut prennent de même une teinte jaunâtre ou cuivrée.

Et qu'on ne s'étonne pas de nous voir établir de pareils rapprochements entre la succession de nos âges et l'ordre des saisons. La jeunesse n'est-elle pas le printemps de la vie, et l'âge mûr n'en est-il pas l'automne ?

Il n'y a, du reste, aucune phase de l'existence qui soit à l'abri de cette dermatose. Celle-ci sévit de même, avec une égale intensité, sur l'un et l'autre sexe. Toutefois, il est d'observation que la femme y est plus sujette que l'homme : triste privilège, puisqu'elle se trouve ainsi atteinte dans ce qu'elle a de plus cher, la beauté.

En résumé l'acné mérite, à tous les points de vue, d'éveiller la sympathie et la sollicitude du médecin. Combien au contraire affectent à son endroit je ne sais quelle légèreté dédaigneuse, si même ils n'y trouvent matière à plaisanterie sur la coquetterie des femmes !

NATURE DE L'ACNÉ.

Pour bien comprendre la nature de l'acné, il importe d'en préciser le siège.

Dans l'épaisseur de la couche la plus résistante

de la peau, celle qu'on appelle le derme, sont logées des milliers de petites glandes qui sécrètent une matière grasse : ce sont les *Follicules sébacés.* Chacune de ces glandes représente une poche ovoïde que termine un goulot fort étroit, lequel vient s'ouvrir au dehors, à travers l'épiderme, par un pertuis microscopique. La peau, ainsi perforée, figure donc une sorte de tamis ou de crible qui livre incessamment passage à l'humeur destinée à la lubrifier. L'acné n'est autre que la maladie de ces follicules.

Les follicules existent sur tous les points de la peau ; seulement comme la face est l'organe qui, par son exposition à l'air et la finesse de ses téguments, avait le plus besoin de protection, c'est à la face qu'ils se montrent les plus nombreux et que leur sécrétion est la plus abondante.

Il n'est pas besoin d'être anatomiste pour constater leur existence, ni physiologiste pour reconnaître la nature de la matière qu'ils sécrètent. Il suffira, chez beaucoup de personnes, de presser entre les doigts l'extrémité du nez pour en faire sortir cette matière sous la forme de petits vers, comme le peintre fait sortir ses couleurs de la petite vessie qui les renferme. Si ces petits vers semblent avoir une tête noire, cela tient à la présence de quelques impuretés à l'orifice du goulot qui leur a livré passage.

En somme, il n'est pas un seul point de nos téguments qu'on puisse dire en être complète· ment dépourvus ; seulement, comme c'est à la face que les follicules abondent, et que par suite ce genre d'éruption est le plus fréquent, le mot « Acné », dans le langage ordinaire, sert presque exclusivement à désigner les éruptions de cette région.

CAUSES DE L'ACNÉ.

Les causes qui sont de nature à favoriser ou à produire le développement de l'acné sont généralement assez obscures. Il en est cependant quelques-unes que l'on ne saurait méconnaître.

En tête se place l'influence de l'utérus, influence qui explique parfaitement pourquoi l'acné s'observe plus souvent chez la femme que chez l'homme.

D'autres viscères encore — mais ici l'homme n'y est pas moins exposé que la femme — réagissent puissamment sur les follicules de la peau.

Tel est le foie, l'acné se liant très souvent aux souffrances de cet organe et au tempérament bilieux.

Tel est plus particulièrement encore l'estomac. De là, ces boutons et ces rougeurs qui accompagnent si souvent les dyspepsies et les embarras gastriques. Quelquefois, chose étrange! les phénomènes sont inverses ou plutôt ils alternent. Ainsi, quand l'estomac fonctionne bien, la figure est bourgeonnée ; quand, au contraire, il fonctionne mal, elle devient nette. On dirait que le principe morbide se déplace pour « sauter » de l'un à l'autre, de telle sorte qu'il est quelquefois fort difficile d'indiquer l'organe qui en est le point de départ ou bien l'aboutissant.

L'hérédité est aussi une des causes qui influent le plus sur la production de l'acné. Il est des familles où la maladie se transmet presque fatalement des parents aux enfants, parfois même avec la fidélité d'une épreuve photographique. On veut alors toujours y voir la préexistence de quelque humeur.

Sans doute, la chose est possible, mais non pas d'une manière aussi absolue qu'on serait tenté de le supposer, car enfin on peut hériter de l'acné comme on hérite de la couleur des cheveux, d'une difformité physique ou de certaines taches dites de « naissance », sans qu'il y ait pour cela quelque vice dans le sang.

Mais n'insistons pas davantage sur ces questions d'étiologie, sur lesquelles d'ailleurs nous aurons l'occasion de revenir, et arrivons à notre véritable objectif, je veux dire au traitement.

Toutefois il me paraît essentiel d'indiquer tout d'abord quelles sont les différentes formes qu'affecte l'éruption, chacune de ces formes représentant non pas une maladie, mais une espèce à part, d'où découlent certaines modifications thérapeutiques.

TROIS VARIÉTÉS D'ACNÉ.

La maladie des follicules, que nous avons dit caractériser l'acné, se présente sous des formes très diverses. Beaucoup d'auteurs ont voulu faire de chacune de ces formes une espèce particulière (1); mais c'est multiplier par trop les divisions, et, sous prétexte d'aider la mémoire, on la fatigue.

Les diverses formes d'acné me paraissent pouvoir être ramenées à trois types principaux, que nous désignerons sous les noms d'*Acné rosacée*, d'*Acné boutonneuse* et d'*Acné sécrétante*.

Indiquons-en successivement les caractères propres et les caractères différentiels.

---

(1) On a même admis une *Acné parasitaire*, parce qu'on a découvert dans certains boutons un petit « acarus » : mais ce parasite est un produit et non une cause de l'éruption, car il se rencontre également dans les croutes de l'eczéma.

ACNÉ ROSACÉE.

L'acné rosacée a son siège à peu près exclusif à la face. Elle est caractérisée par des taches ou des plaques d'un rouge plus ou moins vif, dont le développement n'est pas toujours le même suivant les âges.

Chez les jeunes gens, on observe souvent, soit après une exposition prolongée au soleil, soit après un violent exercice ou des excès quelconques, des rougeurs irrégulièrement circonscrites sur certains points du visage, principalement aux joues et au front.

Plus tard, ou même quelquefois dès le début, le nez s'entreprend. Son extrémité devient d'un rouge violacé, ce qui donne à la physionomie un aspect disgracieux et étrange. Quelques pustules s'y déclarent çà et là ; dans ces points la rougeur devient plus vive. La maladie peut de là s'étendre au reste du visage, mais souvent elle reste limitée au nez, lequel ne tarde pas à acquérir un volume plus considérable; en tous cas, il se déforme, ce qu'on attribue invariablement à un » échauffement du sang. »

La rougeur augmente d'ordinaire après le repas, quelque frugal qu'il ait été, souvent même dès les premières cuillerées de potage.

Aussi les personnes atteintes d'acné se con-
damnent-elles presque toujours à l'eau pure
comme boisson, et aux viandes blanches comme
aliment. Il est rare toutefois qu'elles en obtiennent
quelque bénéfice.

L'acné rosacée, même parvenue à un certain
degré, peut se dissiper d'elle-même, mais c'est
l'exception. Presque toujours la peau reste inégale, rugueuse, comme parcheminée, ou même
ses vaisseaux capillaires se dilatent et deviennent
variqueux. C'est le signe qu'elle dégénère en
« Couperose », ainsi que nous le verrons dans un
instant, quand nous traiterons de cette affection.

ACNÉ BOUTONNEUSE.

L'*Acné boutonneuse* a pour caractère, ainsi
que son nom l'indique, la formation de « boutons »
développés à la surface ou dans l'épaisseur même
de la peau. Le volume de ces boutons peut varier
depuis la simple granulation jusqu'aux pustules
et aux tubercules. Elle offre donc, comme l'acné
rosacée, des degrés très différents.

Le cas le plus anodin est celui où il se manifeste sur certaines parties du visage, et en
particulier le front et les tempes, de petites
indurations de la grosseur d'une tête d'épingle,

dont l'extrémité se termine par un point noir assez semblable à un grain de poudre. Ce sont ces points noirs que l'on désigne communément sous le nom de « *Tannes*. » A ce degré, l'acné représente une affection tellement discrète qu'elle ne mérite réellement pas le nom de maladie, son seul inconvénient, fort grand, il est vrai, pour une femme, étant de déparer un peu les traits.

Il n'en est malheureusement pas de même de l'acné boutonneuse vraie qui a pour signalement les caractères que voici :

Elle s'annonce par un sentiment de tension et de chaleur qu'accompagne parfois une démangeaison extrêmement vive. Puis, apparaissent de petites élevures, coniques ou légèrement déprimées à leur centre, dont la base est entourée d'une auréole inflammatoire. Ces élevures peuvent ne pas aboutir; alors l'inflammation disparaît, et elles restent indéfiniment enchatonnées dans la peau, à la manière de grains de plomb.

Mais le plus souvent, au contraire, elles grossissent au point de devenir des pustules et bientôt leur sommet blanchit : indice de suppuration. Quand celle-ci est formée, il suffit en général de la simple pression des doigts pour faire sortir le pus; seulement il est rare qu'il s'échappe ainsi en totalité, à moins, comme on

dit, que le bouton ne soit complètement « mûr. »
Presque toujours sa partie la plus concrète
reste emprisonnée à l'intérieur de l'utricule.
Aussi, même quand le bouton a disparu, la
peau conserve-t-elle quelque chose de rude et
de noueux, rappelant assez cet état particulier
qu'on appelle « Peau de chagrin. »

— Nous supposons toujours que l'acné, quelles
que doivent être ses évolutions ultérieures, a
débuté par la face. Mais il peut se faire, au
contraire, qu'elle se montre tout d'abord au dos
ou à la poitrine, surtout au dos. Telle sera même
quelquefois l'intensité de l'éruption que le thorax
se trouvera comme enserré dans un double
plastron, alors que la face n'aura absolument rien.

Mais c'est là le cas le plus rare. Presque
toujours celle-ci s'entreprend à son tour, seulement à un degré moindre : ainsi on pourra n'y
observer que quelques boutons, comme si tout
l'effort du mal se concentrait sur le tronc.

ACNÉ SÉCRÉTANTE.

Il n'est pas, à vrai dire, d'acné, tant rosacée
que boutonneuse, qui ne soit en même temps
sécrétante, puisque les follicules, étant des
organes glanduleux, ne peuvent s'irriter sans

que leur sécrétion en soit plus ou moins accrue. Toutefois, je ne comprends sous le titre d'*Acné sécrétante* que la variété dans laquelle cette sécrétion atteint de telles proportions qu'elle constitue le symptôme prédominant, quelquefois même le symptôme unique.

Plusieurs cas peuvent se présenter, mais il est facile de les ramener tous à trois.

Un premier cas est celui où la peau du visage devient comme farineuse; si on y passe la main, elle offre quelque chose de râpeux et de rêche. Examinés à la loupe, on voit qu'effectivement les feuillets de l'épiderme sont hérissés comme dans le phénomène appelé « Chair de poule », et que dans leur intervalle se trouve une matière pulvérulente. Cette matière, tantôt tombe d'elle-même; d'autres fois, au contraire, se réunit pour former des lamelles ou des houppes soyeuses : c'est l'*Acné sécrétante sèche*.

Dans un second cas, la peau se couvre d'une couche huileuse, ce qui lui donne des reflets vernissés et la fait paraître comme transparente. Cette couche, à mesure qu'on l'enlève, se reproduit presque instantanément, parfois même son abondance est telle qu'elle constitue un véritable flux. Froissée entre les doigts, elle exhale une sorte d'odeur de suif et donne la sensation d'un corps oléagineux. Si vous en imprégnez du papier et que vous approchiez ce papier de la flamme, il brûle avec éclat : c'est l'*Acné sécrétante humide*.

Enfin, dans un troisième cas, l'exsudation, au lieu d'affecter la consistance huileuse, se traduit par des croûtes d'un blanc grisâtre et tirant sur le jaune. La matière qui les constitue est malléable comme de la cire, et adhère faiblement aux tissus sous-jacents. Soulève-t-on l'une de ces croûtes avec précaution et lenteur, on voit qu'elle plonge à l'intérieur même du follicule par un ou plusieurs filaments qui en constituent la racine. Il semble donc qu'on surprenne la maladie en flagrant délit de formation : c'est l'*Acné sécrétante croûteuse*.

DU TRAITEMENT DE L'ACHÉ.

Le traitement de l'acné, de même que celui de toute affection éruptive, n'a pas seulement pour objet de faire disparaître le mal local, il doit de plus neutraliser la cause interne, si tant est qu'il en existe une, qui l'a produit ou qui l'entretient. Sans cela, vous vous exposeriez à des répercussions d'autant plus dangereuses que peut-être la maladie, dont vous auriez voulu vous débarrasser, n'était qu'une utile dépuration de l'organisme.

Ainsi, dans ces machines qu'emploie l'industrie, si vous veniez à fermer brusquement les soupapes dites de « sûreté », qui donnent issue à l'excès de la vapeur, celle-ci, par sa rétention inopportune, tournerait sa force contre la machine elle-même, et ferait éclater le réservoir destiné à la contenir.

Toutefois, que les malades se défient de leur tendance à voir partout des altérations humorales, et surtout qu'ils n'aient pas une foi trop absolue, je devrais dire trop aveugle, dans tous les soi-disant DÉPURATIFS. Que de médicaments on décore de ce nom, qui sont absolument inhabiles à dépurer quoi que ce soit, sauf peut-être la bourse de ceux qui les achètent !

Je ne nie pas cependant qu'il ne puisse être quelquefois utile de faire marcher de front le traitement interne et le traitement externe, et, pour mon compte, je n'y manque jamais quand l'indication m· paraît positive. J'ai même fait composer à cette intention un *Sirop* qui me parait réunir toutes les conditions désirables.

Maintenant donc que nous voici d'accord sur les principes, abordons le côté pratique du problème.

La question qui se présente la première, comme

dominant toutes les autres, est celle-ci : La science possède-t-elle quelque agent médicamenteux qui triomphe sûrement de l'acné ? Non, elle n'en possède aucun.

C'est surtout à l'époque de mes « Consultations pour les eaux » que je vois défiler sous mes yeux ce triste cortège de malades réfractaires à la médecine. Ils viennent, après avoir vainement essayé de tout, me demander de leur indiquer une eau qui les guérisse. Malheureusement cette dernière ressource n'aboutit que trop souvent aussi à une déception de plus.

J'ai donc dû procéder à toute une série d'essais et de recherches pour tâcher de découvrir un traitement réellement curatif de l'acné. Y suis-je parvenu ? J'ose m'en flatter. Cependant, comme tout auteur ne saurait trop se tenir en garde contre les illusions de la paternité et les entraînements de l'amour-propre, je vais exposer simplement ma nouvelle méthode, laissant aux faits, et aux faits seuls, le soin de prononcer.

MA MÉTHODE DE TRAITEMENT.

Ma méthode de traitement a pour but, comme toutes celles dont je viens de parler, de provoquer dans les points occupés par la maladie une stimulation artificielle qui, en se dissipant, em—

portera avec elle l'irritation pathologique. Elle repose donc absolument sur les mêmes principes que les autres. Elle n'en diffère que par la nature de l'agent médicamenteux; cet agent, c'est l'*Acide chlorhydrique.*

J'ai donc expérimenté cet acide sous forme de lotions, contre l'acné, en l'associant à l'alcool pour lui servir de diluant, à un balsamique pour en masquer l'odeur, et à un mucilagineux pour en tempérer l'activité. Or je n'ai pas tardé à reconnaître que la Liqueur résultant de cette combinaison produit des effets doublement utiles et sur la vitalité des follicules et sur leur texture intérieure. J'ai constaté de plus que, par l'espèce d'astriction qu'elle exerce sur les téguments, elle leur communique plus de tonicité et plus de ressort : aussi l'ai-je appelée « *Liqueur styptique.* »

Puisque c'est cette Liqueur qui fait aujourd'hui la base de ma méthode, entrons dans quelques détails sur son caractère et sur son emploi.

Liqueur styptique. — La Liqueur styptique a une transparence et une limpidité parfaites; sa saveur est franchement acide ou simplement aigrelette, suivant son degré de concentration; quant à son odeur, elle rappelle assez celle du chloroforme. Voici comment je procède à son application :

Tenant d'une main un bourdonnet de coton, je saisis de l'autre un pinceau imbibé de la Liqueur, lequel pinceau me sert à l'étaler en une couche très mince sur les surfaces malades. J'ai soin d'essuyer à mesure avec mon coton; de cette manière le badigeon est trop superficiel et le contact de la Liqueur trop rapide pour que celle-ci ait le temps de pénétrer. D'ailleurs, je lotionne immédiatement après ces mêmes surfaces avec une mixture très calmante que j'ai appelée à cause de cela *Eau lénitive.*

Eau lénitive. — L'Eau lénitive est un mélange d'eau de roses et d'eau de laurier-cerise, avec addition d'un peu de glycérine et d'un benzoate alcalin. Elle est d'une transparence parfaite, d'une odeur suave, et d'une saveur qui n'a rien de désagréable. Son contact sur les parties touchées par la Liqueur produit un bien-être immédiat et, pour peu qu'on le prolonge quelques instants, toute trace de cuisson disparaît. Pour faire ce petit lavage, je me contente d'un bourdonnet de coton, bien imprégné d'Eau lénitive et tenu simplement avec les doigts.

Voici maintenant quels sont les effets immédiats du pansement.

La cuisson légère provoqué par la Liqueur se dissipe au bout de quelques secondes; quant à la rougeur qui en avait été la conséquence, elle

persiste un peu plus longtemps, mais rarement
au delà d'un quart d'heure.

Jamais ces pansements ne sont suivis d'aucune
réaction inflammatoire; c'est au point que telle
personne qui aura été touchée le matin pourra, le
soir même, aller au bal ou au théâtre. Toutefois,
pour plus de précautions encore, je fais faire,
entre chaque pensement, des lotions sur la peau,
avec une mixture dite *Mixture blanche*, qui agit
de la même manière à peu près que l'Eau lénitive.

On répétera en moyenne ces pansements tous
les deux jours; quelquefois tous les jours, mais
jamais deux fois dans la même journée.

— Les détails dans lesquels nous venons
d'entrer s'appliquent surtout à l'acné de la
face. Mais nous avons dit que l'éruption envahit
quelquefois le corps, soit en partie, soit en
totalité. Parlons donc de ce dernier cas.

Quand les boutons restent limités à la poitrine
ou aux épaules, on peut à la rigueur s'en tenir
aux pansements faits à l'aide d'un pinceau tels
que, je viens de les décrire; mais, quand ils
occupent de plus larges surfaces, ou s'étendent
jusqu'au tronc et aux membres inférieurs, ces
lotions deviendraient à peu près impraticables;
ajoutons que, chez une jeune personne les bien-
séances seules s'y opposeraient.

C'est pour les cas de cette nature que j'ai substitué aux pansements avec la Liqueur les *Bains acidules*, dont il me reste maintenant à parler.

Bains acidules. — Ces Bains, ainsi du reste que l'indique l'épithète d'*acidules*, ne sont que la Liqueur sous une autre forme. Pour les préparer, je n'emploie pas l'acide chlorhydrique, qui aurait l'inconvénient de dégager des vapeurs de chlore, pénibles ou même dangereuses à respirer; d'ailleurs il en faudrait des quantités trop considérables pour un bain. Je l'ai remplacé par l'acide sulfurique, lequel m'a procuré littéralement les mêmes résultats. La dose en est de 250 à 300 grammes par bain; je l'élève même jusqu'à 5 et 600 grammes.

Chose étonnante! Cet acide, au lieu de communiquer à l'eau quelque chose d'âcre et de caustique, la rend au contraire douce et onctueuse comme par l'addition d'un mucilage. Ainsi se trouve justifiée l'expression d'*Huile de Vitriol* par laquelle, à cause de sa consistance sirupeuse et peut-être aussi comme antiphrase, on désigne quelquefois cet acide.

On reste en général une demi-heure au bain. Pendant sa durée, on se lotionne à plusieurs reprises la figure avec l'eau du bain, en ayant soin de se tenir la bouche et les yeux fermés.

Combien il est à regretter que ce genre de bain ne soit pas encore entré dans la pratique! Il y a une multitude de cas où il serait de beaucoup préférable au bain à base de soude, car, autant celui-ci, par son alcalinité, affaiblit et énerve, autant le bain acide remonte et fortifie.

Quelle est maintenant la moyenne de la durée du traitement par ma méthode? Il faut compter sur quinze jours ou trois semaines; très-rarement elle dépasse un mois. Comparez cette durée avec celle que nécessitent les autres médications !

— Parlons maintenant du traitement particulier à chaque forme d'acné.

TRAITEMENT DE L'ACNÉ ROSACÉE.

Nous avons vu que cette forme d'Acné a pour caractères dominants des *Rougeurs fixes du visage* et des *Montées de chaleurs intermittentes.*

« Rougeurs fixes du visage. »

Pour combattre ces rougeurs, on promènera sur toutes les surfaces malades un pinceau imbibé de Liqueur styptique assez fortement concentrée, en ayant soin de lotionner immédiatement après avec l'Eau lénitive. Il en résultera, dans le moment, une légère cuisson et un peu plus de coloration des taches, mais, au bout de quelques minutes, cette petite excitation disparaîtra.

Le malade commencera dès le jour même ses lotions avec la Mixture blanche, pour les continuer ainsi tout le temps de sa cure.

Presque toujours, dès le lendemain, la teinte des taches aura déjà pâli; cependant, de peur d'irriter, on s'abstiendra de faire usage de la Liqueur.

Le surlendemain, nouvelle application de celle-ci, laquelle développera les mêmes phénomènes que la première fois, c'est-à-dire, un peu de cuisson et un peu de rougeur, mais d'une manière fugitive.

Vous continuerez ainsi ces pansements tous les deux ou trois jours, sans crainte aucune que, dans l'intervalle d'un pansement à l'autre, il survienne de réaction inflammatoire. *Depuis plus de vingt ans que j'emploie cette méthode de traitement, je n'en ai pas vu un seul exemple.*

Il pourra se faire qu'il se développe, sur les surfaces touchées, de tout petits boutons, comme si l'humeur répandue en nappe sous l'épiderme se réunissait en autant de foyers. L'apparition de ces boutons, de nature réellement critique, est un événement heureux, en ce qu'ils sont presque toujours les avant-coureurs d'une guérison très prochaine. Quelquefois ils se dissipent d'eux-mêmes; dans le cas contraire, on les touche avec la Liqueur.

« Montées de chaleurs intermittentes. »

Que deviennent-elles pendant ce temps-là ? Elles suivent la marche décroissante des rougeurs, de même que la teinte nacrée de la peau. La seule remarque que j'aie à faire à leur sujet, c'est que, comme elles ne sont pas limitées aux taches, mais s'étendent d'ordinaire à tout le visage, c'est sur tout le visage également que vous devrez promener votre pinceau. Agissez hardiment. Qu'auriez-vous à craindre ?

La Liqueur, et c'est là un de ses caractères les plus remarquables, la Liqueur EST SANS ACTION AUCUNE SUR LES TÉGUMENTS SAINS; par contre, elle agit immédiatement sur les téguments que la maladie commence à envahir et elle ne tarde pas à les ramener à leur fonctionnement physiologique.

Dans certains cas un peu réfractaires, j'ai recours à la *Pommade* dite *Sicilienne*. Je sais qu'il est rare que les corps gras conviennent contre l'acné ; cependant je fais ici une exception en faveur de cette pommade, à cause de son action astringente et résolutive, due surtout aux sels d'alumine qu'elle renferme. Voici comment on l'emploie :

On en étend une très légère couche, matin et soir, sur les surfaces malades, en ayant soin d'enlever chaque fois la couche précédente avec une éponge ou un linge fin. Comme elle a une odeur agréable et une teinte rosée, son application sur la figure n'a rien d'incommode ni de disgracieux. Une fois ôtée, il suffit de laver avec de l'eau ordinaire la place quelle occupait, pour qu'elle ne laisse aucune trace.

TRAITEMENT DE L'ACNÉ BOUTONNEUSE.

L'Acné boutonneuse est, de toutes les formes d'acné, celle dont ma méthode triomphe le plus sûrement. C'est au point que j'ai pu dire, sans rien exagérer, que *la guérison est devenue la règle et l'insuccès la très rare exception.*

Il suffit, du reste, de suivre les diverses transformations que subit le bouton, par l'effet du traitement, pour s'expliquer comment et pourquoi il doit guérir. Voici, en effet, ce qu'on observe :

A peine a-t-il subi le contact de la Liqueur, que ses parois se resserrent et sa pointe s'effile; en même temps, le malade y accuse une assez vive cuisson. Que se passe-t-il en pareil cas? La Liqueur, par sa nature éminemment subtile, pénètre à travers l'orifice du follicule hypertrophié jusque dans sa cavité même, et là, rencontrant la matière sébacée dont l'accumulation produit la maladie, elle l'attaque, la corrode, la détruit.

Il en résulte que le bouton, par la rétraction de ses parois, se ratatine et s'atrophie.

Aussi, quand vous appliquez la Liqueur, ne sauriez-vous vous contenter, comme pour l'acné rosacée, d'un badigeon superficiel. Vous devez, au contraire, promener très lentement votre pinceau sur les surfaces où siége l'éruption, forçant les doses aux endroits où elle est la plus accentuée, et déposant au besoin une gouttelette sur le bouton.

Sous l'influence de ces pansements, que vous répétez tous les deux ou trois jours, les boutons diminuent de plus en plus de volume, jusqu'à ce qu'ils ne représentent plus qu'un petit grain noirâtre qui tombe de lui-même, ou qu'on détache avec l'ongle. Alors la maladie est guérie.

Vous hâterez ce résultat en faisant, entre chaque pansement, les lotions avec la Mixture blanche que nous avons dit exercer sur la peau une action calmante et résolutive.

Enfin, quand l'éruption, au lieu d'être limitée à la face, s'étend au reste du corps, insistez tout particulièrement sur les Bains acidules.

Tels sont les principes généraux qui devront vous guider dans le traitement de l'acné boutonneuse. Toutefois, avant d'arriver au traitement de l'acné sécrétante, disons un mot de l'emploi de la Liqueur contre la petite éruption appelée « Tannes », dont nous avons précédemment indiqué les caractères.

TANNES. — On imbibe de la Liqueur un petit pinceau que l'on promène sur les divers endroits de la face où siègent les points noirs, que nous savons être les orifices dilatés des follicules. Ces orifices se resserrent immédiatement, ainsi qu'on peut le constater avec la loupe, par l'action astringente de la Liqueur; en même temps, la matière grasse qui forme les points noirs est entamée et se décolore par l'action dissolvante de même cette Liqueur.

Continuez tous les jours ou tous les deux jours ces applications. Vous ne tarderez pas à voir les tannes s'effacer peu à peu et les téguments finir par reprendre leur teinte naturelle.

TRAITEMENT DE L'ACNÉ SÉCRÉTANTE.

Lorsque la sécrétion folliculeuse qui caractérise cette forme d'acné consiste simplement en une sorte d'état gras de la peau du visage, quelques applications de Liqueur styptique suffisent en général pour en triompher. Mais, si cette sécrétion a pris les proportions d'un flux, attendez-vous à ce que le traitement sera difficile, les progrès peu sensibles, les temps d'arrêt fréquents. On dirait presque que cette suractivité des glandes sébacées est passée à l'état de fonction physiologique. Le succès ne saurait donc être obtenu qu'au prix d'une persévérance qui est rarement la qualité dominante du patient.

Le monde d'emploi de la liqueur n'offrant ici rien de particulier, je ne crois pas devoir entrer dans plus de détails.

RÉPERCUSSIONS ET RÉCIDIVES DE L'ACNÉ.

Nous ne saurions clore ce qui se rattache au traitement de l'Acné sans dire un mot de deux éventualités qui préoccupent en général les malades très vivement ; ce sont : les *Répercussions* et les *Récidives*.

RÉPERCUSSIONS.

On appelle ici « Répercussion » le déplacement de l'acné que l'on suppose se porter du visage sur un organe intérieur, de manière à substituer à un simple désagrément physique une affection plus ou moins sérieuse. La crainte qu'elle inspire à quelques personnes atteint de telles proportions qu'elle les fera renoncer à toute espèce de traitement.

Essayons de faire la part de ce qui est vrai d'avec ce qui est exagération.

On ne saurait méconnaître que, quand il existe à l'extérieur de nos téguments une sécrétion quelconque, se traduisant par un flux, il pourrait y avoir inconvénient ou même danger à supprimer ce flux, sans se préoccuper autrement de ce que vont devenir les matériaux qui servaient à le constituer. Il ne répugne en effet nullement d'admettre que ces matériaux, continuant d'être sécrétés et ne trouvant plus d'issue au dehors, seront refoulés à l'intérieur et pourront se fixer sur quelque organe essentiel.

C'est l'histoire de ces vieux ulcères qu'on *sèche* trop brusquement, et qui sont suivis d'accidents cérébraux ou autres.

Aussi ai-je toujours soin, lorsque j'ai à soigner une ACNÉ SÉCRÉTANTE, fût-elle légère, de faire marcher de front le traitement externe et le traitement interne, ce second traitement étant plus important encore que le premier, puisqu'il touche à des phénomènes plus graves.

Mais qu'y a-t-il de commun, je vous le demande, entre ces répercussions et la guérison d'une *Acné rosacée* ou d'une *Acné boutonneuse*, LESQUELLES NE SÉCRÈTENT RIEN ? Où donc ici se portera l'humeur, puisque cette humeur est absente ?

On s'étonnera, sans doute, de voir certains médecins partager ces vaines terreurs. Mais d'abord les partagent-ils réellement ?

Je croirais bien plutôt que beaucoup d'entre eux entretiennent les malades dans ces idées que « leur éruption est un mal pour un bien », parce qu'ils se sentent dans l'impossibilité absolue de les guérir. Ils y trouvent le double avantage de donner au patient une fiche de consolation, en même temps qu'ils sauvegardent eux-mêmes leur amour-propre.

RÉCIDIVES.

L'acné, comme toutes les éruptions, expose aux récidives ; peut-être même y expose-t-elle plus encore par suite précisément de l'ignorance où l'on est en général des causes qui en ont déterminé le développement. Comment se flatter, en effet, que désormais on sera complètement à l'abri de ses atteintes, puisqu'on continue de se trouver dans les mêmes conditions de genre de vie et d'atmosphère que lors de sa première apparition ?

Toutefois, si l'on ne possède pas de moyen prophylactique véritable, on est toujours sûr de tenir le mal en respect, en prolongeant les pansements quelque temps encore après que toute trace d'éruption a disparu. L'acné, en effet, est une affection *dont on ne devient complètement maître qu'en l'usant.*

Il suffira par conséquent d'avoir chez soi un flacon de Liqueur styptique, au degré de force qu'on sait par sa propre expérience être celui qui convient, et de s'en lotionner de temps à autre le visage, une fois, par exemple, tous les sept ou huit jours. On suspendra tout à fait, quand, ne voyant plus rien survenir, on jugera que la peau a repris son fonctionnement normal.

Je ne saurais non plus vous recommander trop fortement l'usage habituel des Bains acidules. Je connais des malades, ou plutôt des guéris, qui n'en prennent jamais d'autres et qui s'en trouvent à merveille.

C'est au printemps surtout que vous devrez insister sur ces bains et, au besoin, revenir à quelques lotions avec la Liqueur, nos corps éprouvant, à cette époque, un mouvement sanguin et humoral qui n'est pas sans analogie avec la « montée » de sève chez les végétaux. Ce mouvement se traduit quelquefois par une réapparition de boutons qu'il est bon de prévenir.

Il ne faut pas non plus négliger ces mêmes moyens à l'automne, car il peut se faire que l'acné, complètement absente pendant les chaleurs, tende à revenir avec les premiers froids.

C'est à ce moment surtout qu'il faut s'attacher à bien choisir ses Eaux de toilette. Sous ce rapport, la *Mixture blanche* dont j'ai parlé plus haut en tient parfaitement lieu et elle a de plus le grand mérite d'être éminemment hygiénique.

COUPEROSE.

LA COUPEROSE INDÉPENDANTE DE L'ACNÉ.

La plupart des auteurs qui ont écrit sur les « *Éruptions de la face* » ont réuni dans une même description la Couperose et l'Acné, comme si la première était simplement l'exagération de la seconde. J'ai autrefois partagé moi-même cette manière de voir, mais, mieux renseigné par les faits, j'ai complètement modifié depuis mes idées à cet égard, et je range aujourd'hui ces éruptions dans deux catégories différentes.

C'est que, s'il est démontré que la Couperose (1) n'est souvent que l'Acné portée à son maximum de développement, il ne l'est pas moins qu'il peut se faire qu'elle en soit tout à fait indépendante; elle représente bien réellement dans ce cas une individualité pathologique.

Les détails dans lesquels il nous faut maintenant entrer vont, je l'espère, justifier de tous points cette distinction.

(1) On l'appelle également « Goutte-rose »; de *gutta rosea, gutta rosacea.*

TROIS ESPÈCES DE COUPEROSES.

La Couperose a pour siège les vaisseaux capillaires de la face, comme l'Acné a pour siège les follicules sébacées de cette région. Voilà leurs deux grands caractères distinctifs.

Nous avons exposé précédemment comment débute l'acné. Il nous faut exposer maintenant comment débute la couperose, sa période initiale étant d'autant plus essentielle à connaître que c'est à ce moment surtout que la maladie est accessible à nos médications.

Les premières manifestations de la couperose s'annoncent toujours par un changement d'aspect dans les petites veines qui rampent à la surface de la peau. Ces veines qui, à l'état normal, sont comme perdues dans l'ensemble même des téguments, commencent à devenir apparentes, non pas partout, mais dans certains points isolés de la face, surtout aux joues, aux tempes et au nez.

Ce sont : tantôt de simples linéaments, ressemblant à des hachures, et tantôt des points étoilés, représentant des irradiations : de là deux formes d'éruption que nous désignerons par les noms de *Couperose par hachure* et de *Couperose par irradiation*.

Une troisième forme est celle dans laquelle les deux formes précédentes se trouvent réunies, et où, de plus, il peut se mêler des boutons et des rougeurs appartenant à l'Acné véritable. Nous la désignerons sous le nom de *Couperose confluente*.

Maintenant que nous venons d'indiquer la caractéristique de chacune de ces trois formes, entrons dans quelques détails sur leur signalement individuel.

COUPEROSE PAR HACHURES.

Les linéaments que nous avons dit être le propre de ce genre de couperose ressemblent effectivement à ces coups de crayon appelés « hachures » qu'on aurait jetés au hasard sur différents points du visage. Leur direction est généralement transversale et un peu arquée; leur longueur varie depuis un simple petit trait jusqu'à plusieurs centimètres. Quant à leur nombre, il n'offre non plus rien de fixe : il est rare cependant qu'au début il y en ait plus de quatre à cinq.

Quelques-uns de ces linéaments sont complètement isolés; d'autres, au contraire, sont rapprochés les uns des autres, mais sans se toucher autrement que par de petits fils.

En résumé, il faut plutôt y voir les avant-coureurs de l'éruption que l'éruption elle-même.

Mais celle-ci ne tarde pas à s'accentuer davantage. Les hachures se multiplient, se rapprochent et finisssent par se fondre, de manière à former de distance en distance de véritables plaques entre lesquelles la peau peut rester encore parfaitement saine.

Quelquefois il semble que toute la force du mal se concentre sur un seul point; ce point est le plus ordinairement l'extrémité du nez. Alors tout le réseau veineux superficiel devient apparent et de ses entrecroisements multiples résulte une sorte de tissage, semblable à du feston.

Mais ce cas est le plus rare. Presque toujours la totalité de la figure finit par être envahie.

COUPEROSE PAR IRRADIATION.

Ce que nous venons de dire de la Couperose par hachures est parfaitement applicable à la Couperose par irradiation, celle-ci n'étant de même qu'une dilatation variqueuse de quelques veinules du visage. La seule différence réside dans l'aspect de ces veinules.

Ce sont bien toujours des linéaments; seulement, au lieu d'être isolés et parallèles, ils sont groupés en faisceau pour former autant de petits disques étoilés. On dirait qu'un vaisseau s'est rompu et que ses éclats ont été projetés dans tous les sens, comme autant de rayons; c'est du reste la comparaison qu'emploient généralement les malades.

La petite étoile que figurent ces éclats est quelquefois à peine perceptible. On la prendrait presque pour une morsure d'insecte; seulement loin de se cicatriser, elle ne tardera pas à s'étendre à la manière d'une goutte d'huile, et elle pourra finir par acquérir ainsi les dimensions d'une véritable tache.

Si encore le mal restait stationnaire! Mais, « l'élan une fois donné », d'autres taches s'ajouteront à celle-là, en même temps que les anciennes augmenteront de volume. Bientôt le visage en sera entièrement couvert; dans les endroits mêmes où la peau paraîtra encore saine, elle sera traversée par de longs filaments vasculaires. C'est ainsi que par gradation insensible vous arriverez à la Couperose confluente.

COUPEROSE CONFLUENTE.

Cette forme de Couperose n'est, ainsi que nous venons de le dire, que l'aggravation de l'une ou l'autre des deux formes précédentes, et quelquefois des deux réunies. Souvent aussi elle se complique d'Acné, surtout d'Acné boutonneuse.

Je serai bref quant à ce qui touche à son signalement, car un simple coup d'œil jeté sur certains visages, bien faciles, à rencontrer, tant le nombre en est considérable, vous en apprendra beaucoup plus que toutes les descriptions. Contentons-nous donc d'en esquisser les principaux traits :

La figure, à cette période avancée de l'éruption, offre rarement une teinte uniforme. Rutilante dans certains points, plutôt violacée dans d'autres, semée de boutons dans sa presque totalité, son ensemble lui donne assez l'apparence d'un masque.

Ce masque prend d'ordinaire, chez les femmes arrivées à l'âge critique, un cachet particulier. Ainsi, sur le réseau capillaire devenu variqueux se dessinent des veines plus variqueuses encore, qui forment un relief très sensible. Leurs divisions multiples, leur entrecroisement et les petits espaces qu'elles circonscrivent par leurs lignes bleuâtres, rappellent assez les dessins d'une carte de géographie.

Les traits se reconnaissent encore; seulement ils paraissent grossis et dépolis, comme si on les regardait avec la loupe.

Londres est de toutes les villes celle où j'ai

vu le plus de femmes atteintes de couperose confluente. Peut-être n'y a-t-il là qu'une simple action du climat, mais peut-être aussi — qu'on me pardonne ma franchise, — doit-on faire entrer en ligne de compte l'habitude qu'ont généralement les Anglaises, même du meilleur monde, de faire usage un peu trop généreusement de boissons déjà par elles-mêmes trop généreuses.

Ce qui me ferait croire à cette dernière influence, c'est que, dans le Nord de la France, où les conditions climatologiques se rapprochent notablement de celles de Londres, la couperose paraît être beaucoup moins fréquente. Elle l'est toutefois bien assez encore pour faire le désespoir d'un grand nombre de femmes et le tourment de leur existence.

TRAITEMENT DE LA COUPEROSE.

Le traitement de la couperose est un traitement tout local, comme est locale la maladie qu'il s'agit de combattre. Nous venons de voir, en effet, que celle-ci consiste essentiellement dans la dilatation variqueuse des veines de la face. Ramener ces veines à leur calibre normal, tel doit être votre principal objectif.

Pourquoi les veines cèdent-elles ainsi dans

certains points, tandis qu'elles résistent dans d'autres ? Convenons franchement que nous n'en savons pas le premier mot. Il nous faut donc renoncer à toute médication en grand, pour nous borner à faire ce qu'on appelle la « Médecine des symptômes. »

Ne nous en plaignons pas ; car, toute modeste qu'elle paraisse être, cette médecine va nous fournir le moyen de guérir.

Mais je vois déjà plus d'un sourire d'incrédulité accueillir ce mot de « guérison. » C'est qu'il n'est pas un malade, peut-être même pas un médecin qui ne regarde comme absolument au-dessus des ressources de l'art ces varices de la face.

Cela est vrai pour ce qui est des traitements auxquels on a recours d'habitude, mais cela cesse de l'être pour celui que nous allons indiquer.

Et d'abord rappelons ce que nous avons dit plus haut de l'action de la Liqueur styptique dans les cas « d'Acné boutonneuse. »

« *A peine le bouton a-t-il subi le contact de cette Liqueur, que ses parois se resserrent ; c'est par leur retrait successif qu'il se ratatine et finit par s'atrophier.* »

Ce peu de mots va nous donner la clef du traitement de la couperose.

Il suffira, en effet, d'appliquer la Liqueur sur

la veine dilatée pour obtenir son resserrement : or, pour peu que vous répétiez ces applications, comme le resserrement que vous provoquerez chaque fois sera suivi d'un retrait moindre, il arrivera un moment où la veine aura repris son diamètre normal.

Le traitement devra donc être le même pour la Couperose par hachure et pour la Couperose par irradiation, la différence ne portant que sur de simples détails. Dans le premier cas, vous étendrez une couche de Liqueur sur toute la longueur du linéament; dans le second, vous en déposerez une goutte au centre même du point étoilé : pour l'un comme pour l'autre, vous l'y laisserez séjourner une minute environ. Ne craignez pas d'employer votre Liqueur à un degré assez fort de concentration, en vous guidant toutefois d'après la finesse de la peau et son impressionnabilité.

Pour mieux se rendre compte des progrès de la cure, il faut opérer devant une glace grossissante et, examiner la veine variqueuse avant et après l'application de la Liqueur.

On voit que chaque pansement sera bien réellement suivi d'un resserrement très sensible de ses parois. Sans doute celles-ci ne tarderont pas à céder de nouveau, mais elles ne reviendront pas tout à fait au même point. C'est en gagnant ainsi tous les jours un peu de terrain que vous finirez par obtenir un résultat complet et durable.

Je dis : « Tous les jours. » C'est que la Liqueur, même concentrée, détermine une irritation si légère que, chez beaucoup de personnes, des pansements quotidiens sont parfaitement supportés. Mieux vaut cependant, quand on les fait soi-même, n'y revenir, pour plus de sûreté, que tous les deux jours.

La durée d'un pareil traitement n'offre rien de bien fixe; elle est en moyenne de trois semaines à un mois. Quant aux chances de guérison, elles sont dans la proportion de NEUF SUR DIX.

Toutefois, entendons-nous. Ceci s'applique uniquement aux deux formes de couperose dont je viens de parler, QUAND ELLES SONT PRISES A LEUR DÉBUT.

C'est qu'à mesure que l'éruption s'accentue davantage, à mesure aussi les cures deviennent de plus en plus rares. A-t-elle atteint ce degré de *défiguration* que nous avons nommé « Couperose confluente », ne comptez plus que sur une simple amélioration, et encore dans des limites bien restreintes.

— Avant de quitter ce qui se rattache à la couperose, disons un mot des *Taches hépatiques.*

TACHES HÉPATIQUES.

Les « Taches hépatiques » appartiennent à cette classe de dermatose qu'on appelle *Éphélides*, lesquelles ont pour caractères de se développer insensiblement, sans inflammation de la peau, et le plus souvent sans cause connue. Ce sont précisément ces caractères qui m'engagent à rapprocher leur histoire de celle de la Couperose, d'autant plus que le même traitement est applicable à ces deux genres d'éruption.

Le mot « hépatique » appliqué à ces taches vient du mot grec ἥπαρ, ἥπατος, qui signifie « foie. » On avait cru, en effet, sans motif bien plausible, qu'elles se développaient surtout chez les personnes à tempérament bilieux, c'est-à-dire chez lesquelles prédominent les fonctions du foie.

Ces taches peuvent se montrer sur presque toutes les parties du corps ; mais les seules que j'aie traitées par ma méthode siégeaient à la face : je ne parlerai donc que de celles-là.

Les malades ne sont en général avertis de leur présence par nul autre signe que par les changements survenus dans la coloration de la peau. Ces changement n'apparaissent pas subitement ; ils s'annoncent presque toujours par un petit pointillé grisâtre qui, tout d'abord distinct et isolé, ne tarde pas à se fondre et à dégénérer en plaques dont les bords sont plutôt frangés que réguliers. Ces plaques peuvent finir par occuper ainsi une étendue considérable.

Quant à leur couleur, elle est très variable. Après avoir débuté par des tons grisâtres, il n'est pas rare qu'elles tournent au safran, puis prennent des teintes chocolat.

Enfin, elles ne forment aucun relief sur la peau ; tout au plus, quand on y passe la main, y éprouve-t-on une légère sensation râpeuse.

Les taches hépatiques sont, de l'aveu de tous les médecins, au-dessus et même en dehors des ressources de l'art. En effet, elles ont pour siège le pigmentum, c'est-à-dire la matière colorante semi-liquide qui se trouve entre l'épiderme et la peau proprement dite. Comment dès lors les atteindre ?

Ce ne pourra pas être par un traitement général, puisqu'elles sont complètement indépendantes de la circulation, et que, par suite, elles ne semblent pas vivre de la vie de l'individu. Sous ce rapport donc, nul accès à tenter pour les médicaments par voie d'absorption.

Pourra-t-on du moins les attaquer directement par des topiques locaux ? On répond encore à cela que la chose est impossible, l'épiderme devant offrir à leur pénétration un obstacle infranchissable.

Oui sans doute l'obstacle existe : aussi est-ce précisément cet obstacle que je me suis proposé de franchir. Je me suis dit : Puisque la Liqueur styptique, portée à un degré convenable de concentration, exfolie l'épiderme sans irriter les tissus sous-jacents, pourquoi ne pas essayer d'arriver de la sorte jusqu'au pigmentum, de manière à en modifier la sécrétion et à le ramener peu à peu à son type physiologique?

J'ai donc tenté l'épreuve, et le succès m'a donné complétement gain de cause. Ainsi je suis parvenu à faire disparaître, par une série de petites cautérisations successives, des taches hépatiques, *non pas de naissance*, remarquez-le bien, car celles-là sont tellement incrustées dans la peau que j'ai désespéré de les guérir, mais des taches purement *accidentelles*, développées, par conséquent, dans les circonstances et avec les caractères que je viens d'indiquer.

Je dois dire toutefois que je n'avais eu à traiter jusqu'à présent que des taches de dimensions moyennes, lorsque je fus consulté, dans le courant de l'année 1878, pour un cas où la figure tout entière était envahie.

Il s'agissait d'une dame, jeune encore, dont la physionomie me frappa par son aspect étrange. On voyait en effet des traits fins et réguliers se dessiner à travers un masque d'un brun chocolat. Ce masque occupait la totalité de la figure, une ligne blanche légèrement onduleuse indiquant les limites de la joue, de la tempe et du front. Passé cette ligne, la peau avait sa couleur ordinaire.

Le mal remontait à quatre ans environ. Il avait débuté par l'apparition d'une petite tache sur l'aile gauche du nez, laquelle s'était propagée assez rapidement à la joue correspondante; puis une autre tache s'était montrée sur l'aile droite du même organe, et avait envahi également la joue de ce côté. L'éruption depuis lors avait continué de s'étaler sur les deux moitiés du visage et avait fini par les couvrir du masque dont nous venons de parler.

Je soumis la malade à une série de pansements avec la Liqueur styptique, et les choses marchèrent si bien qu'après six semaines de traitement, elle quittait Paris avec un tout autre visage.

De retour chez elle, elle m'écrivait ces quelques lignes, qui résument parfaitement les résultats de sa cure : « Personne ne veut plus me reconnaître. On me renie, même dans ma famille ! »

§ III.

PITYRIASIS.

SIÈGE DU PITYRIASIS.

Le « Pityriasis » est une maladie éruptive du système pileux qui offre, comme caractère à peu près constant, la formation de pellicules minces et fines, rappelant assez les apparences du son : d'où le mot de « pityriasis », qui n'est qu'un dérivatif du mot grec πιτυρον, qui veut dire « son ».

Le pityriasis a été envisagé par beaucoup d'auteurs comme une simple variété de l'acné et décrit sous le nom *d'Acné pilaris*. Il est de fait que ces deux éruptions présentent entre elles la plus grande analogie en ce que, d'une part, elles se traduisent par des troubles de sécrétion à peu près identiques, et que, d'autre part, le même traitement par la Liqueur syptique leur est applicable.

Mais, d'un autre côté, elles diffèrent par leur siège anatomique. Ainsi l'acné réside dans les follicules sébacés, le pityriasis dans les bulbes pileux.

Elles diffèrent, de plus, par la disposition de leurs éléments propres. Ainsi, tandis que le follicule ne consiste que dans une sorte de sac d'endosmose, le bulbe, au contraire, représente une véritable poche organique qui donne naissance à une papille, d'où émerge un poil. Ce poil, suivant l'endroit où il est implanté, porte le nom de barbe, sourcil ou cheveu.

Mais ici peu importent les noms. L'essentiel, c'est d'avoir établi que le pityriasis mérite bien réellement d'occuper une place à part dans le cadre nosologique.

Quel ordre maintenant convient-il d'adopter pour sa description?

Comme il ne s'attaque que rarement à la barbe, ou aux sourcils, tandis qu'il a une prédilection très marquée pour la chevelure, nous traiterons tout d'abord un peu sommairement du pityriasis des deux premiers, afin de pouvoir nous étendre davantage sur celui du cuir chevelu.

Mais il est un point que nous devons commencer par élucider, car son importance est telle qu'il domine toute la question. C'est celui qui se rattache à l'emploi de la Liqueur styptique. N'est-il pas à craindre que les applications d'une liqueur plus ou moins acide ne finissent par altérer soit la couleur, soit la texture du poil?

J'avoue avoir été arrêté assez longtemps

moi-même par cette appréhension, en songeant surtout à ce qui arrive pour l'acide nitrique; mais l'expérience m'a appris qu'il n'en est absolument rien. Quand l'acide chlorhydrique est convenablement dilué (1), il n'exerce aucune action chimique sur le poil lui-même et modifie seulement la vitalité de son bulbe.

Voilà donc un point parfaitement établi et de manière à ne pas y revenir.

Entrons maintenant dans quelques détails sur le signalement des principales espèces de pityriasis, réservant pour la fin ce qui se rattache à leur traitement.

PITYRIASIS DE LA BARBE.

C'est, avons-nous dit, une affection assez rare. Il semblerait, au contraire, qu'elle dût être assez commune, à en juger par les boutons qui se développent fréquemment dans la barbe; mais ce sont presque toujours des boutons d'acné. Il peut se faire cependant que le bulbe pileux lui-même devienne le siège d'un véritable pity-

(1) J'ai même plusieurs fois fait l'expérience de renfermer dans un flacon rempli d'*acide chlorhydrique pur* des cheveux de provenances différentes. Or, quand au bout de quinze jours à trois semaines je les en ai retirés, ils n'avaient subi aucune modification dans leur texture ni leurs nuances.

riasis. Presque toujours alors on l'attribue dans le monde à l'action d'un rasoir « malpropre ».

PITYRIASIS DES SOURCILS.

Le Pityriasis des sourcils est un peu moins rare que celui de la barbe et s'annonce, de même, par la formation de farines et quelquefois d'enduits croûteux tout autour du bulbe, d'où résulte également la chute des poils. C'est une affection tellement rebelle aux traitements ordinaires que la plupart des médecins la regardent comme incurable. Et cependant je l'ai vue céder à l'emploi de ma méthode.

PITYRIASIS DU CUIR CHEVELU.

Le Pityriasis du cuir chevelu est une affection si fréquente, comparativement à celle qui s'attaque soit à la barbe, soit aux sourcils, que, dans le langage habituel, quand on parle du « Pityriasis » sans rien ajouter, il est sous-entendu qu'il ne s'agit que du pityriasis de la chevelure.

C'est là, du reste, une maladie qui partage avec l'acné le triste privilège de faire le tourment d'un grand nombre de femmes, par la crainte, malheureusement trop fondée qu'elle leur inspire qu'il n'en résulte la dénudation du crâne.

Et cependant la plupart des médecins affectent pour le pityriasis, comme pour l'acné, le dédain le plus superbe. Il semblerait presque qu'ils ne sauraient s'occuper de si petites choses sans déroger et sans déchoir.

« De si petites choses » ! Mais qu'y a-t-il donc de petit quand il est question de la santé, voire même de la beauté ?

Dans la plupart des cas, il est, sinon impossible, du moins très difficile d'apprécier le point de départ de la maladie. Il n'y a, en effet, ni symptômes généraux précurseurs, ni même symptômes locaux capables d'attirer l'attention; point de souffrance d'aucun genre, pas plus à l'extérieur qu'à l'intérieur du crâne. C'est seulement quand le malade, sollicité par la démangeaison, vient à se gratter, qu'il s'aperçoit que ses doigts ont entraîné quelques pellicules et aussi quelques cheveux.

Ce premier éveil du pityriasis donne en quelque sorte le mot de la maladie tout entière en ce que ses trois grands caractères sont : la *Démangeaison;* la *Formation de pellicules;* la *Chute des cheveux.*

Vous pourrez voir ainsi les chevelures les plus belles, les plus fournies, les plus opulentes, réduites à des proportions telles qu'elles pourront satisfaire à peine aux exigences de la coiffure la plus mesquine.

Il est toutefois une bonne parole que je suis heureux de pouvoir faire entendre à l'adresse des enfants d'une même famille, quand l'un d'eux en est atteint : *Le Pityriasis ne paraît être aucunement contagieux.*

TRAITEMENT DU PITYRIASIS.

Le traitement du Pityriasis de la barbe et des sourcils étant le même que celui du cuir chevelu, nous prendrons ce dernier comme type.

Vous commencerez par débarrasser la tête de ses pellicules avec le démêloir et la brosse, mais en procédant très doucement, la moindre manœuvre un peu brusque pouvant amener l'avulsion du cheveu. C'est que le bulbe pileux n'est pas seulement ramolli et devenu friable; la peau du crâne elle-même est comme frappée d'inertie. Aussi vous abstiendrez-vous de recourir au peigne fin, ou du moins devrez-vous éviter qu'il atteigne la racine même du cheveu.

Ceci fait, on imbibe de la liqueur une petite brosse que l'on promène sur toute l'étendue du cuir chevelu, lui faisant exécuter des petits mouvements dans divers sens, afin qu'elle pénètre bien jusqu'au bulbe; puis on sèche la tête avec un linge fin.

Il ne faut pas craindre de porter la Liqueur à un sixième et même à un cinquième de concentration, tant est grande la tolérance des téguments! A ce degré, les malades n'accusent aucune sensation dans le moment; c'est seulement au bout de quelques minutes qu'ils se plaignent d'un peu de cuisson et de chaleur, puis, en moins d'un quart d'heure, tout est rentré dans l'ordre.

D'habitude, la démangeaison disparaît dès le premier pansement. Si, par extraordinaire, il est besoin de recourir à un deuxième ou même à un troisième, on mettra 48 heures d'intervalle entre chaque. Mais, je le répète, j'ai presque toujours vu le prurit céder dès la première application.

La suppression du flux farineux est presque toujours aussi la conséquence de l'emploi de la Liqueur, mais il s'en faut de beaucoup que le résultat en soit aussi immédiat que pour la démangeaison. Comptez sur un traitement de trois semaines à un mois.

Les pansements, dans ce cas, devront être répétés tous les trois ou quatre jours seulement; de même, la Liqueur sera employée à un titre bien plus faible, dans la crainte d'irriter.

Vous verrez ainsi peu à peu les pellicules diminuer de nombre et se reproduire plus lentement;
il arrivera enfin un moment où il n'existera plus
que quelques farines, comme on en observe du
reste sur les têtes les plus saines; vous n'aurez
plus alors à vous en occuper.

Quant à ce qui est du repeuplement du crâne,
presque toujours, lorsque les pellicules ont cessé
d'être sécrétées, la chute des cheveux s'arrête
toute seule. Le problème ne consiste donc plus
qu'à réparer les ravages produits par le pityriasis, en amenant le cuir chevelu à se regarnir.
La chose est-elle possible?

J'ai par devers moi trop de succès dus à la
continuation de mon traitement pour hésiter à
répondre par l'affirmative.

***

DE LA CALVITIE.

Il peut se faire qu'en l'absence du Pityriasis,
on observe la chute partielle ou totale des cheveux. Cette affection est connue sous le nom
de « Calvitie », du mot latin *calvus* (chauve).

On l'appelle quelquefois encore *Alopécie*, du
mot grec ἀλώπηξ (renard), parce que, dit-on, cet
animal est sujet, en vieillissant, à perdre ses

poils. Drôle d'étymologie! Et encore plus drôle de rapprochement!

La calvitie ne crée un état réellement maladif qu'autant qu'elle prend de certaines proportions, comme nous venons de le voir, par exemple, dans le pityriasis. Mais il s'en faut de beaucoup qu'il en soit toujours ainsi. Les femmes, à cet égard, ont le tort de céder trop tôt à une véritable panique, car, enfin, si des cheveux tombent, d'autres repoussent. C'est un peu l'histoire des arbres verts. Ils paraissent toujours tels, non parce que leurs feuilles sont constamment les mêmes, mais parce que celles qui tombent sont remplacées sans cesse par d'autres de même nuance.

Ce n'est donc, en définitive, que quand cette sorte d'équilibre entre la chute des cheveux et leur *repousse* se trouve par trop rompu, que les choses deviennent inquiétantes.

Mais enfin il peut se faire que le crâne se dégarnisse au point qu'il y ait réellement calvitie. Que faire alors pour y porter remède?

Contre les calvities séniles, n'espérez rien ni de la nature ni de l'art. Il serait même irrationnel de tenter quoi que ce soit, car elles constituent chez le vieillard une sorte d'état normal. C'est qu'il arrive un âge où le bulbe pileux s'atrophie au point qu'on ne distingue plus, même avec une forte loupe, l'orifice par lequel s'échappait le

cheveu. Cet orifice s'efface par le même mécanisme que l'avulsion d'une dent finit par amener
l'oblitération complète de l'alvéole.

Quant aux calvities anticipées, c'est-à-dire qui
devancent les ans, elles ne sont que le symptôme
d'un état plus général et dépendent souvent de
la vie fiévreuse, semée d'excès, qu'on mène dans
nos cités. Ai-je besoin de rappeler également
qu'au premier rang des causes qui les produisent
se placent les trop fréquents voyages à Cythère
et les trop copieuses libations à Bacchus? C'est
au point qu'il est impossible de se figurer un
libertin avec une chevelure bien fournie.

Contre ces calvities par épuisement ne comptez
pas plus sur l'efficacité des remèdes que contre
les calvities séniles.

Mais enfin la chute des cheveux peut être
déterminée par des causes d'un autre ordre.
Ainsi le bulbe pileux pourra être frappé d'atonie,
sans qu'on puisse attribuer cette perte de ressort
soit aux années, soit à aucun genre d'excès. Ce
sera une affection toute locale, comme on en
observe si souvent à propos des autres appareils
sécréteurs. Dans ce cas, il sera possible de la
combattre avec succès par l'emploi direct de topiques stimulants appropriés.

Ainsi s'explique le succès de certaines pommades ou mixtures à base de rhum, de kirsch, de

quinine, de cantharides et autres substances agissant dans le même sens.

Quant à la préférence à donner à telle préparation plutôt qu'à telle autre, tout dépend des indications individuelles. C'est que, sachez-le bien, il ne saurait être question ici d'une recette unique, espèce de panacée, s'adaptant à tous les cas,

Et cet heureux Phénix est encore à trouver.

Je doute même qu'il se trouve jamais, ce qui conviendrait à telle chevelure ne pouvant nécessairement convenir à telle autre, si même il ne lui est contraire. Aussi remarquez que tous les prétendus spécifiques les plus vantés finissent tôt ou tard par tomber dans un même discrédit.

Ce qu'il faut donc tout d'abord, c'est s'attacher à reconnaître la cause même de la calvitie. Or, on le comprend, une semblable étude dépasserait les limites de notre travail.

Il est cependant une cause que nous ne saurions passer sous silence; c'est celle qui se rattachait à l'anémie. Voici à cet égard comment je m'exprime dans un livre (1) où j'ai traité ces diverses questions plus à fond :

« L'anémie est aujourd'hui la maladie à la mode. Tout le monde est anémique. Il n'est que

(1) Toilette d'une Romaine. Page 410, 3ᵉ édition. Garnier frères, éditeurs.

trop vrai du reste que notre pauvre espèce tend chaque jour à s'étioler davantage, ainsi que le prouve l'abaissement du niveau des tailles pour l'admission sous les drapeaux. Mais je vais plus loin : qui oserait affirmer qu'il n'en est pas un peu de même du niveau des intelligences ?

« C'est qu'à part ce qui a trait aux sciences physiques, les plus nobles facultés de notre esprit paraissent avoir éprouvé un temps d'arrêt. Quel est aujourd'hui l'avocat, quel est le médecin, quel est le poëte, quel est le statuaire un peu hors ligne, qui appartienne à la génération actuelle ? Il semble qu'à force d'avoir exalté la matière, en haine du spiritualisme, on ait fini par se laisser dominer et absorber par elle.

« Toujours est-il, pour revenir à notre sujet, qu'on ne saurait méconnaître que certain appauvrissement du sang puisse devenir une cause de calvitie par l'alanguissement de notre être. Ce ne sont plus alors des topiques locaux dont il est besoin ; ce qu'il faut, c'est un « remontant » général de l'organisme. Seulement où le trouver ? »

CURE RADICALE

DU

CANCER

CURE RADICALE

DU

CANCER

~~~~~~~~

CANCROÏDE OU BOUTON CHANCREUX.

Le *Cancroïde* ou « Bouton chancreux » a un caractère de gravité tout autre que les maladies éruptives qui viennent de nous occuper. Celles-ci, en effet, sont toujours un peu, dans le principe, une affaire de coquetterie. Le cancroïde au contraire, soulève d'emblée une question de vie ou de mort.

Heureusement la science possède un moyen sûr, facile, immanquable, d'en triompher : c'est ce moyen que je me propose aujourd'hui de faire connaître. J'entrerai à son sujet dans d'autant plus de détails qu'encore bien que, de tous les traitements qu'emploie la chirurgie, ce soit incontestablement le plus héroïque, c'est peut-être celui que l'on connaît le moins bien et qu'on applique le plus mal.
~~~~~~~~

Mais, d'abord, attachons-nous à donner le signalement bien exact de l'affection dont il s'agit.

Le cancroïde se présente le plus habituellement sous la forme d'une espèce de verrue dont la base étroite est comme étranglée par une sorte de collet. Sa surface est tantôt polie et lisse, tantôt inégale et raboteuse; jamais elle ne donne naissance à aucun poil; parfois elle est parsemée de stries rougeâtres. Quant à sa couleur, elle est violacée, brune ou même noire.

Ce n'est pas toujours de cette manière que s'annonce le cancroïde. On ne voit quelquefois au début qu'une tache jaunâtre qui dépasse à peine le niveau des téguments, et qui semble formée par le dessèchement d'une humeur exhalée de la peau. Cette tache, de même que le bouton, peut durer très longtemps sans faire de progrès. Lorsque, par une cause quelconque, la pellicule qu'elle présente vient à tomber, un nouveau suintement de la peau ne tarde pas à la reproduire : mais presque toujours alors la tache s'est sensiblement agrandie.

Bien que la face soit le siège de prédilection du bouton chancreux, et qu'il s'attaque de préférence aux lèvres, au nez et aux joues, le cuir chevelu n'en est pas complètement à l'abri. Par contre, je n'en ai jamais rencontré sur d'autres parties du corps.

On l'observe très rarement chez les enfants et les adultes : l'homme fait et le vieillard y sont les plus sujets; enfin on croit avoir remarqué qu'il est plus fréquent chez l'homme que chez la femme.

Quel qu'ait été du reste son mode d'apparition et en quelque endroit qu'il réside, il ne pourra conserver son caractère anodin qu'à la condition qu'on ne l'irritera pas. Malheureusement il est presque toujours le siège, non pas de douleurs aiguës, mais de démangeaisons sourdes qui font que les malades y portent instinctivement la main. Ils le grattent, l'entament, le font saigner : or, pour peu que ces manœuvres imprudentes se répètent, le bouton finira par dégénérer en cancer. Aussi les anciens l'avaient-ils appelé : *Noli me tangere.* « Ne me touchez pas. » Enfin, même en l'absence de toute excitation, il peut subir cette dégénérescence par sa propre malignité.

Une fois devenu cancer, le cancroïde se comporte comme toutes les affections de cette nature.

Vous verrez sa surface se recouvrir de bosselures et de végétations, et il s'en exhalera une sanie roussâtre; puis l'ulcération continuera de creuser en largeur et en profondeur, offrant dans sa marche cela de particulier que, rapide ou lente, elle ne rétrocédera jamais, sous l'influence d'aucun moyen. Parfois, il est vrai, elle s'arrêtera d'elle-même sans cause connue, mais bientôt elle « rattrapera » par de nouveaux et incessants progrès le temps qu'elle aura perdu. Les muscles, les cartilages, les os, seront ainsi successivement envahis, et une mort affreuse, la mort par le cancer, c'est tout dire, en sera la terminaison inévitable.

EN QUOI LE CANCRÖIDE DIFFÈRE DU CANCER VRAI.

Je viens de dire que les malades succombent à une mort affreuse, la mort par le cancer. Cela est exact au point de vue de l'issue de l'affection, mais cesse de l'être sous le rapport de la nature intime du mal. Ainsi le cancroïde diffère du cancer vrai par plusieurs caractères dont voici les principaux :

D'abord il est très rare que les ganglions lymphatiques qui l'avoisinent deviennent le siège d'un engorgement quelconque; cet engorgement est, au contraire, la règle pour tout ce qui est cancer, et il peut même prendre de telles proportions qu'il devienne le symptôme prédominant.

La suppuration du cancroïde exhale en général une odeur simplement fadasse; celle du cancer vrai est au contraire presque toujours d'une fétidité *sui generis* tout à fait repoussante.

Dans le cancroïde, le principe même du mal reste localisé dans les limites du bouton long-temps avant de se répandre dans l'organisme pour l'infecter; c'est au point que vous verrez des malades avoir la figure presque entièrement rongée, et conserver malgré cela, en plus de leur embonpoint naturel, toutes les apparences de la vigueur et de la santé. Au contraire, dans le cancer vrai, l'émaciation devient promptement générale; en même temps les forces diminuent et les téguments prennent une teinte jaune paille, comme si le sang qui les traverse y déposait des germes et des ferments délétères.

Enfin, tandis que le cancer vrai est une maladie, non pas fatalement, mais éminemment héréditaire, LE CANCROÏDE NE SE TRANSMET JAMAIS PAR VOIE D'HÉRÉDITÉ.

C'est là un point parfaitement démontré sur lequel je ne saurais insister trop vivement. Ainsi, qu'on le sache bien, l'enfant issu d'un père ou d'une mère atteints de bouton chancreux n'est pas plus exposé à contracter plus tard cette maladie que celui qui est né de parents parfaite-ment sains. Quel motif plus grand de sécurité au point de vue de la famille et des alliances !

LE SPÉCIFIQUE DU CANCROÏDE.

Lorsque le cancroïde ne représente qu'un simple bouton, qu'il ne s'accompagne ni de douleurs ni d'élancements et qu'il semble être complètement stationnaire, on peut se contenter de le surveiller, quitte à intervenir aussitôt qu'il paraîtra atteint, ou seulement menacé de dégénérescence. Boyer en a vu un rester vingt-sept ans « sans donner signe de vie. » Quel observateur n'a pas été témoin de faits plus ou moins analogues? Pour mon compte, j'en ai opéré un qui datait de dix-sept ans, et dont la dégénérescence ne remontait pas à plus de quelques mois.

Si, au contraire, le cancroïde offre, dès le début, un mauvais aspect, qu'il soit le siège d'une sensibilité anormale, qu'il saigne facilement et surtout spontanément, il ne faut pas perdre un seul instant pour agir. Mais quel mode de traitement employer?

Il n'en existe autant dire que deux : l'*Ablation chirurgicale* et la *Destruction par les caustiques*.

« Ablation chirurgicale. »

Le mot l'indique : il s'agit d'extirper la totalité de la tumeur avec l'instrument tranchant, en ayant soin de ne laisser, ni à sa place, ni autour d'elle, rien de suspect. C'est un moyen qui répugne d'autant plus aux malades, qu'en plus

de la douleur, qu'il n'est pas toujours facile de
prévenir par le chloroforme, il entraîne forcément
après lui la difformité, parfois même la mutila-
tion de la face. Disons, de plus, que, comme pour
tout ce qui est affection cancéreuse, il expose à
des récidives à peu près inévitables. Aussi ne
conseillerai-je jamais d'y recourir, surtout possédant le second mode de traitement dont il me
faut maintenant parler.

« Destruction par les caustiques. »

Les caustiques ont le grand avantage d'être
moins effrayants, d'avoir une action plus pénétrante et de laisser des cicatrices beaucoup moins
apparentes. Tous ces caractères se trouvent
réunis dans le produit connu sous le nom de
« Poudre arsenicale ».

Mais il est un autre caractère encore qui lui
appartient en propre et qui la rend infiniment
plus précieuse : ELLE CONSTITUE LE VÉRITABLE
SPÉCIFIQUE DU CANCROÏDE.

Parlons donc de cette poudre.

POUDRE ARSENICALE.

Sa découverte remonte au milieu du siècle
dernier et fut due à un empirique. Mais elle ne
prit réellement place dans la science que quand

un célèbre chirurgien de l'Hôtel-Dieu de Paris nommé Baseilhac l'eut expérimentée avec succès et en eut fait connaître la recette. Comme ce chirurgien s'appelait en religion le *Frère Cosme,* la poudre fut désormais désignée par son nom.

Mais, à peine tombée dans le domaine public, chacun voulut y mettre du sien et en modifia la formule. Il en résulta qu'à mesure que cette Poudre s'éloignait davantage de sa composition première, à mesure aussi les guérisons devenaient plus rares.

On fit plus encore. Au lieu d'en borner l'emploi au traitement du bouton chancreux, on l'appliqua sur de larges surfaces ulcéreuses, ce qui produisit des cas d'empoisonnement dont plusieurs suivis de mort. C'est alors que, de désenchantement en désenchantement, l'opinion finit par abandonner le remède et même par l'oublier.

Les choses en étaient là quand, il y a environ une quarantaine d'années, M. le docteur Manec, alors chirurgien en chef de la Salpêtrière, eut l'idée d'expérimenter de nouveau la fameuse Poudre. Mais comment s'en procurer la composition *vraie?*

Le hasard lui vint fort heureusement en aide, en lui faisant retrouver la formule dans un vieux livre, à peu près inconnu, de Baseilhac, propre neveu du Frère Cosme. Cette formule, la voici :

Cinabre.......................... 6 parties.
Eponge calcinée................ 3 parties.
Arsenic blanc.................... 1 partie.

Réduisez le tout en poudre fine et mélangez exactement dans un mortier de verre ou faïence.

Telle est la poudre dont M. Manec a depuis lors constamment fait usage avec un succès qui ne s'est jamais démenti.

Voyons maintenant quel en est le mode d'emploi.

MODE D'EMPLOI DE LA POUDRE ARSENICALE.

On commence par délayer une certaine quantité de cette poudre dans un peu d'eau, de manière à en former une pâte, puis on procède au pansement. Si la surface de l'ulcère est au vif, on se contente de bien l'absterger, et on applique la pâte. Si, au contraire, elle est recouverte dans quelques-unes de ces parties par de la peau plus ou moins saine, on entame préalablement cette peau à l'aide d'un petit vésicatoire, ou mieux d'embrocations avec l'ammoniaque concentrée, car la pâte n'agit qu'autant qu'elle est en conctact immédiat avec une plaie.

Autrefois, quand il existait des végétations, voire même des champignons, on les excisait avec le bistouri. M. Manec a prouvé que c'est chose pour le moins inutile, le caustique appliqué simplement sur la surface des tumeurs les traversant de part en part, y compris les excroissances.

Je suppose le terrain préparé. Comment appliquera-t-on la pâte arsenicale?

On en étend une couche sur l'ulcère au vif, proportionnant l'épaisseur qu'on lui donne à la profondeur du mal qu'il faut atteindre. Mais ce précepte a moins d'importance qu'on ne le croirait tout d'abord, car il s'en faut de beaucoup que le caustique agisse toujours en raison directe de sa quantité.

La pâte appliquée, on la maintient en place à l'aide d'une rondelle d'amadou, et on en reste là.

Bientôt alors on voit la peau tout autour se congestionner et rougir; en même temps, le malade accuse, à l'intérieur même de l'ulcère, des battements, de la cuisson, de la brûlure. Presque toujours aussi le reste de la face s'entreprend; elle peut se gonfler au point de simuler une érysipèle. Mais rassurez-vous; l'inflammation n'atteindra pas ces proportions : du moins M. Manec ni moi n'en avons jamais vu d'exemple.

Cette période de travail intime et profond dure habituellement de cinq à six jours, puis tout rentre dans l'ordre. Il n'est pas rare toutefois qu'au moment où l'on croit que tout est fini il survienne de nouveaux élancements se reproduisant de temps à autre, comme si le caustique rencontrait quelque nouveau filon morbide à détruire ; mais ce sont les derniers jets d'un feu qui s'éteint.

Pendant ce temps-là, que devient l'emplâtre? Il adhère à la place où il a littéralement pris racine, et, comme il devra se détacher de lui-même, le rôle du médecin se réduit à en attendre la chute, tout en prévenant son décollement par l'accumulation du pus à l'aide de petites pressions exercées avec le doigt sur ses bords et à sa partie centrale. Il tombe ordinairement du douzième au vingtième jour, rarement plus tôt, quelquefois, au contraire, plus tard.

L'emplâtre à ce moment s'est littéralement transformé. Il représente une eschare brunâtre, comprenant l'amadou, la poudre et le cancroïde confondus si intimement ensemble, qu'on ne saurait mieux comparer leur amalgame qu'à un morceau de cuir. Cette eschare offre une telle résistance que c'est à peine si l'on parvient à la diviser avec des ciseaux.

Quant à la plaie sous-jacente, elle est unie et a bon aspect. On la panse tout simplement comme une plaie ordinaire avec du cérat, et elle se cicatrise d'elle-même. Il est bon toutefois, à chaque pansement, de la nettoyer avec une décoction de feuilles de noyer, laquelle agit comme un bon détersif.

EFFETS CURATIFS DE LA POUDRE ARSENICALE.

Voici dans quels termes s'est exprimé M. Manec sur les résultats obtenus par lui dans le traitement du bouton chancreux par la Poudre arsénicale :

DEPUIS PLUS DE QUARANTE ANS QUE J'EMPLOIE CETTE POUDRE CONTRE LE CANCROÏDE DE LA FACE, JE NE L'AI PAS VUE ÉCHOUER UNE SEULE FOIS, DU MOMENT OÙ LE MAL A ÉTÉ PRIS A TEMPS.

Or, s'il est un homme qui, par ses travaux antérieurs, ait le plus droit d'être écouté, et, par son caractère, le plus droit d'être cru, cet homme est M. Manec.

Qu'il me soit permis de joindre ici mon témoignage au sien. Depuis de longues années aussi que j'emploie cette même poudre contre les mêmes cas, je n'ai pas compté non plus un seul insuccès.

Toutefois, je me hâte d'ajouter avec lui : « Du MOMENT OÙ LE MAL A ÉTÉ PRIS A TEMPS. »

Et, en effet, c'est au cancroïde surtout que doit s'appliquer ce précepte du poëte : « Agissez dès le début : le remède arrive trop tard, quand déjà le mal s'est aggravé par de longs délais : »

Principiis obsta : sero medicina paratur,

Quum mala per longas invaluere moras.

On peut même établir, à ce propos, la gradation que voici :

Si vous intervenez tout au commencement de la dégénérescence du mal, la guérison est certaine.

Si, au contraire, l'ulcération s'est déjà très étendue en largeur et en profondeur, la guérison sera possible encore, mais moins sûre.

Si enfin le cancroïde a déjà détruit une partie du visage, tout au plus pourrez-vous sauver la vie du malade en en arrêtant les progrès.

COMMENT AGIT LA POUDRE ARSENICALE.

La poudre arsenicale n'agit pas seulement en cautérisant les surfaces sur lesquelles on l'applique : elle est absorbée, et son absorption a lieu en raison directe de l'étendue de ces mêmes surfaces. Si donc celles-ci permettent à l'agent vénéneux de pénétrer dans le sang en quantité trop grande, il en résultera des symptômes d'empoisonnement. Des cas de ce genre n'ont été que trop souvent observés.

Roux a cité entre autres celui d'une jeune fille morte dans son service, à l'hôpital de la Charité, par suite d'un pansement fait par lui-même avec la poudre arsenicale. Il est vrai que jamais chirugien n'eut la main plus malheureuse.

C'est pour prévenir ces accidents que M. Manec veut qu'au lieu d'attaquer le mal en une fois et en masse, on y revienne à plusieurs reprises et en fragmentant les doses du toxique. Mais laissons-le nous exposer lui-même ce que lui a appris sa longue expérience :

« Lorsque, dit-il, la surface du cancroïde ne dépasse pas les dimensions d'une pièce de deux francs, l'absorption n'est pas suivie de danger. Si l'ulcère présente une étendue beaucoup plus grande, on peut encore l'attaquer impunément, mais en s'y prenant à plusieurs fois, et en mettant un *intervalle convenable* entre chaque application. »

Voilà qui est parfaitement clair. Seulement que faut-il entendre par « intervalle convenable ? » C'est encore M. Manec qui va nous en préciser le sens :

L'arsenic absorbé se trouve, dit-il, éliminé principalement par les voies urinaires dans un espace de temps qui ne dure pas moins de cinq jours, ni plus de huit, ainsi que l'ont démontré les analyses faites par M. Pelouse. Il suit de là qu'en mettant un intervalle de neuf à dix jours entre deux applications de la pâte, il devient facile d'éviter tout danger provenant de l'absorption de l'arsenic. »

Ainsi s'exprime M. Manec. Les malades peuvent très bien du reste vérifier sur eux-mêmes, sans le secours des analyses, la justesse de ces remarques, car leurs urines commencent à se troubler et à former des dépôts dès le premier jour de l'application de la pâte arsenicale, et c'est rarement avant le huitième qu'elles reprenleur limpidité première.

Telles sont les instructions relatives à l'emploi de la poudre arsenicale; quand elles sont suivies ponctuellement, on est sûr d'arriver à des guérisons SANS RÉCIDIVES.

GUÉRISONS SANS RÉCIDIVES.

Le mot « *sans récidives* » appliqué à la guérison du cancer a quelque chose qui étonne, si même il ne provoque l'incrédulité, tant on a l'habitude de voir le mal se reproduire! Et cependant je répète ce mot, car il est de M. Manec, comme celui que nous avons cité plus haut à propos de la CURABILITÉ CERTAINE de cette maladie. Voici en effet sa propre déclaration :

« LE CANCROÏDE, UNE FOIS GUÉRI PAR LA POUDRE ARSENICALE, NE RÉCIDIVE JAMAIS. »

Tout absolue que cette déclaration puisse paraître dès l'abord, on reviendra facilement sur une première impression, pour peu qu'on réfléchisse à ce que nous avons dit plus haut de la nature spéciale du bouton chancreux et du mode d'action non moins spécial de la Poudre arsenicale.

Le bouton chancreux en effet n'est pas un cancer comme un autre, c'est-à-dire le développement d'un mal dont les germes se trouvent répandus dans l'économie qu'ils infectent. Non : c'est bien plutôt un produit parasitaire, vivant de sa vie propre et comme séquestré dans le point où il a pris naissance. Il pourra ainsi rester silencieux et latent de longues années, voire même pendant toute l'existence de l'individu. Pour qu'il dégénère, il faut presque toujours que quelque excitation venue du dehors l'irrite et l'enflamme ; et, même dans cet état, conserve-il encore une physionomie qui ne permet pas de le confondre avec le cancer vrai.

Mêmes remarques à propos de la Poudre arsenicale. Elle diffère des autres escharotiques en ce que l'acide arsénieux qui en fait la base ne possède, comme caustique local, qu'une assez faible énergie. La preuve, c'est que, si la peau n'a pas été préalablement dénudée, cet acide n'aura pas prise sur elle, l'épiderme suffisant pour l'en garantir. Aussi agit-il surtout par « absorption. » Voyons donc comment celle-ci va se comporter.

Si la quantité de poison a été sagement calculée, ses effets resteront limités et le mal seul sera frappé de mort. Si, au contraire, elle est trop forte, l'intoxication deviendra plus générale et le malade lui-même pourra succomber.

C'est ainsi, qu'on me pardonne cette comparaison empruntée au règne végétal, que tel agent vénéneux, employé à certaines doses, tuera la plante parasite sans toucher à l'arbre où plongent ses racines, qui, à des doses plus fortes, les fera périr tous les deux.

Tout réside donc ici, succès ou échec, dans la mesure du traitement.

Nous venons d'établir quelles immenses ressources la thérapeutique des affections cancéreuses du visage peut retirer de l'emploi de la Poudre arsenicale. Jamais peut-être médication n'eut autant de titres à la confiance des malades par les services qu'elle est appelée à leur rendre, ni plus de droits à celle des médecins par les garanties que leur offrent les suffrages de notre premier corps savant. Songez donc qu'elle a valu à M. Manec, de la part de l'Académie des Sciences, le prix Montyon! Et cependant malades et médecins la connaissent à peine, ou même, ces derniers surtout, la connaissent défavorablement! Comment expliquer une aussi étrange anomalie?

Nul doute qu'il ne faille en chercher la raison dans l'IGNORANCE ABSOLUE où l'on est sur la manière exacte et précise d'appliquer le remède.

M. Manec, suivant l'usage, s'est contenté d'envoyer son manuscrit à la Commission nommée pour les prix Montyon : or, à part les quelques extraits donnés par le Rapport et les Comptes rendus publiés par les journaux, ce manuscrit n'a jamais vu le jour, on en a été donc réduit à de simples renseignements.

Si encore ces renseignements étaient exacts! Mais la plupart ne reposent au contraire que sur les données les plus fausses, surtout pour ce qui a trait à la composition de la poudre. Aussi ceux de nos confrères qui les ont pris pour guides n'ont-ils généralement rencontré, au lieu des succès promis, que des déceptions. Si donc personne ne vient enfin restituer à la méthode son caractère vrai, elle est peut-être à la veille de disparaître, comme la première fois, dans l'indifférence et l'oubli.

C'est à M. Manec qu'appartenait de droit cette mission; elle eût été le digne couronnement de son œuvre. Mais il n'exerce plus. Retiré de la clientèle, son intention est de ne rien publier, maintenant surtout qu'il m'a remis ses documents et ses notes et que, de plus, il m'a prêté, pour l'exécution de mon travail, un concours (1) ou

(1) Ce concours a été tel que je n'ai jamais remis une épreuve à l'impression sans l'avoir préalablement communiquée à M. Manec, ET SANS QU'IL Y EUT APPOSÉ SON VISA.

plutôt une collaboration telle qu'il en a fait son œuvre autant que la mienne.

Ainsi s'expliquent les raisons pour lesquelles j'ai pris la plume, et le genre de crédit que méritent mes assertions.

LA POUDRE ARSENICALE ET LE CANCER VRAI.

Nous ne nous sommes occupé jusqu'à présent de l'emploi de la Poudre arsenicale que contre le Cancroïde, et même pour éviter toute confusion avec le Cancer *vrai*, nous avons tracé, dans une sorte de parallèle, les caractères qui distinguent ces deux sortes d'affections. On comprend parfaitement cette réserve de notre part. C'est que, si nous sommes CERTAIN que la poudre arsenicale est bien réellement le *spécifique* du cancroïde, nous n'avons nullement cette certitude pour le cancer « vrai. » Je dirai plus : la chose nous paraît peu probable.

Mais est-ce une raison pour renoncer à tout espoir et pour s'abstenir de toute tentative ? Je ne le pense pas, et voici mes motifs.

Il existe entre le cancer vrai et le cancroïde un grand lien de parenté, TOUT AU DÉBUT, le premier paraissant être, comme le second, un mal essentiellement local. Je citerai comme exemple le

cancer du sein, puisque le sein est l'organe auquel le cancer « vrai » s'attaque le plus souvent.

Ce cancer peut ne s'annoncer, dans le principe,
que par un petit bouton ou une légère ulcération
du mamelon. Le reste du sein proprement dit
sera intact; il en sera de même du tissu cellulaire
environnant; les ganglions voisins ne seront non
plus aucunement engorgés; enfin la santé générale
continuera d'être excellente.

N'est-il pas dès lors rationnel d'admettre qu'A
CETTE PÉRIODE le virus cancéreux est tout entier
encore cantonné dans la glande, absolument
comme le virus rabique, au premier moment de
la morsure de l'animal, est, tout entier également,
cantonné dans la plaie ? Pourquoi dès lors ne pas
attaquer le virus cancéreux par la pâte arsenicale,
comme on attaque le virus rabique par le fer rouge ?

Il ne saurait, en tout cas, y avoir aucun inconvénient et, du moins, vous ferez réellement
quelque chose dans l'intérêt du malade, tandis
qu'avec les médications actuelles vous ne faites
absolument rien, du moins rien d'effectif, la plupart ne servant qu'à entretenir cette suprême et
dernière consolation qu'on appelle l'espérance.

Mais qu'il soit bien compris que si, contre les
cancers de cette nature, vous vous décidez à y
recourir, vous vous garderez bien d'attendre,
comme pour le cancroïde, que le mal ait subi un

commencement de dégénérescence. Vous ne sauriez, au contraire, intervenir trop tôt, et cela pour des motifs d'une évidence telle que je n'ai pas besoin de les indiquer.

— Je me hâte d'ajouter en terminant que, dans tout ce que je viens de dire des effets possibles du traitement du cancer vrai par la Poudre arsenicale, je n'ai pas obéi simplement à des vues spéculatives. Non. J'ai déjà fait plusieurs essais, *dont quelques-uns m'ont donné des résultats extrêmement satisfaisants;* seulement, je ne suis pas encore en mesure d'ériger ces résultats en méthode.

Je vais donc persévérer dans mes recherches avec d'autant plus de courage et d'ardeur qu'il s'agit ici du plus affreux et du plus incurable de tous les maux, et que, par suite, la découverte du moindre allègement devrait être estimée à l'égal d'un immense bienfait.

GUIDE PHARMACEUTIQUE

DES

FAMILLES

GUIDE PHARMACEUTIQUE

DES

FAMILLES

CE QUE COMPRENDRA CE GUIDE.

Il a été beaucoup parlé de Médicaments dans les divers « Traités » qui constituent ce volume ; mais, à part quelques rares exceptions, je me suis contenté de les indiquer sans les décrire. C'est que, le même médicament convenant pour divers cas, je me serais trouvé forcément entraîné dans de fastidieuses redites. Il m'a donc paru préférable de les réunir tous dans une sorte de formulaire que j'ai relégué à la fin de l'ouvrage sous le titre : GUIDE PHARMACEUTIQUE DES FAMILLES.

Ce Guide comprendra deux parties.

Dans l'une, j'énumérerai les médicaments proprement dits, ceux qui font la base de la « matière médicale » où vous devrez puiser. Aussi apporterai-je un soin tout spécial à faire connaître leur signalement, leur mode d'emploi et leurs doses, de même que les préceptes relatifs à leur administration.

Cette première partie, je l'ai intitulée : *Petit Codex.*

Dans la seconde, je passerai en revue d'autres agents thérapeutiques qui pour la plupart méritent à peine le nom de médicaments, tels que cataplasmes, vésicatoires, tisanes. Quelques-uns même demandent, pour être convenablement utilisés, moins encore des connaissances vraies qu'une certaine routine; telles sont, par exemple, les sangsues.

Il va donc nous falloir entrer dans des détails tellement infimes que j'ai intitulé cette seconde partie : *Manuel de la garde-malade.*

Ainsi se trouvera complétée l'éducation tout à la fois médicale, chirurgicale et pharmaceutique du lecteur.

PETIT CODEX.

Les médicaments dont il va être parlé n'ayant d'intérêt pour le lecteur que par les applications qu'il pourra lui-même en faire à la pratique, je bornerai leur description à ce qu'il est essentiel qu'il sache pour son propre usage. Je serai donc nécessairement bref.

Quant à l'ordre qui sera suivi dans leur description, il ne saurait offrir rien de méthodique puisque la diversité même des matières traitées dans ce volume exclut toute méthode. Je me contenterai donc de rapprocher, autant que possible, les uns des autres ceux qui offrent entre eux certaines analogies.

———

ÉMÉTIQUE.

L'*Emétique* ou « tartre stibié » est un sel d'antimoine. Longtemps proscrit par des arrêts solennels émanés soit des Parlements, soit de la Faculté elle-même, il constitue aujourd'hui un des agents les plus précieux de la thérapeutique.

Il se présente sous la forme d'une poudre blanche. Sa saveur, bien que styptique et nauséabonde, est peu appréciable pour le malade, le mode le plus habituel de le faire prendre étant de le dissoudre dans une notable quantité de liquide. Surtout évitez de vous servir d'un véhicule contenant d'autres sels, beaucoup de ceux-ci le décomposant et, par suite, annihilant son action ou même la dénaturant.

L'émétique est le vomitif par excellence. La dose la plus habituelle est de cinq centigrammes. On peut aller jusqu'à dix, dose qu'il faut rarement dépasser.

La manière la plus simple de l'administrer est la suivante : Faites-le dissoudre dans la valeur d'un verre d'eau tiède qui sera pris en une fois, si c'est un adulte, ou par cuillerées à bouche si c'est un enfant. Aussitôt que le vomissement commencera, vous le favoriserez en faisant boire au malade de l'eau tiède. Une fois l'effet suffisamment produit, vous laisserez reposer l'estomac, en vous abstenant de toute boisson, sauf peut-être un peu d'eau froide pour calmer les nausées ou les spasmes.

Une autre manière d'administrer l'émétique consiste à le dissoudre dans la valeur d'un litre de bouillon aux herbes qu'on fera boire, par tasses, de quart d'heure en quart d'heure. C'est ce qu'on

appelle l'*émétique en lavage*. Chose étonnante!
Une aussi minime pincée de sel, noyée en quelque
sorte dans une telle masse de liquide, produira
le plus souvent « par haut et par bas » des effets
d'une extrême énergie. Et, ce qui n'est pas moins
digne de remarque, il n'est pas rare que sous
cette forme son action se borne à purger, sans
faire vomir.

IPÉCACUANHA.

L'*Ipécacuanha* se présente sous l'aspect d'une
poudre rouge qu'on extrait de la racine d'un petit
arbuste qui croît naturellement au Brésil. C'est
un vomitif presque aussi sûr que l'émétique :
seulement son action est sensiblement plus douce.
On le délivre dans les pharmacies par paquets de
cinquante centigrammes; c'est la dose ordinaire
pour les grandes personnes : la moitié suffit
pour un enfant. Quant à son mode d'emploi, on
délaye la poudre dans un peu d'eau tiède et l'on
agite le mélange que l'on fait prendre en une
fois, ou bien en deux, séparées par un intervalle
de dix minutes à un quart d'heure.

Comme cette poudre a une saveur désagréable
et est assez difficile à avaler, on la remplace en
général par le sirop, surtout pour les enfants. La

dose de *Sirop d'Ipécacuanha* est de 20 à 30 grammes, administré par cuillerées à café jusqu'à ce que l'effet soit produit.

______

LAUDANUM DE SYDENHAM.

Des diverses préparations dont l'opium fait la base, une des plus usitées et aussi des meilleures est le *Laudanum* dit de « Sydenham », du nom du célèbre médecin anglais qui l'inventa vers la fin du dix-septième siècle.

Le laudanum se présente sous l'aspect d'un liquide brun, d'une odeur vireuse, d'une saveur désagréable, tachant la peau en jaune par suite du safran qui entre dans sa composition. Quinze gouttes de ce médicament représentent cinq centigrammes d'extrait d'opium. On l'emploie à l'intérieur et à l'extérieur.

A l'intérieur. — La dose est de cinq à dix gouttes sur un morceau de sucre, que l'on prend en une fois, ou de dix à vingt gouttes dans un verre d'eau sucrée, que l'on prend par cuillerées à bouche, une toutes les demi-heures. Cependant, il faudrait en suspendre l'usage si le malade se plaignait d'envies de vomir ou de vertiges, encore bien qu'à cette dose fractionnée on ne puisse jamais craindre d'empoisonnement.

Le laudanum est quelquefois aussi administré en *lavements*. On en délaye de cinq à dix gouttes dans la valeur d'un verre d'eau tiède, et, une fois injecté, on le garde le plus longtemps possible, car il ne produit tous ses effets qu'autant qu'il n'est pas rendu, en d'autres termes, qu'il est absorbé.

La prudence exige qu'on ne fasse jamais prendre de laudanum sous aucune forme, à un enfant, sans l'avis positif du médecin.

A l'extérieur. — Le laudanum sert fréquemment à arroser les cataplasmes émollients. Ne craignez pas d'en verser jusqu'à une cuillerée à la fois. Autant en effet cette substance est absorbée rapidement quand elle est en contact avec les membranes muqueuses de l'estomac ou du rectum, autant au contraire son absorption est lente quand on la dépose à la surface de l'épiderme.

S'il s'agit de coliques déterminées par la présence de certains calculs dans le foie ou les reins, mieux vaut l'employer tout à fait pur sur la peau, *loco dolenti,* et encore, même sous cette forme, procure-t-il rarement le soulagement désiré.

Le laudanum mélangé avec sept ou huit fois son volume d'huile d'olive, et aiguisé d'un peu d'ammoniaque, constitue un « liniment » qui rend encore de grands services contre les douleurs rhumatismales et autres.

MORPHINE.

La *Morphine,* ou principe actif de l'opium, s'emploie en médecine, combinée de manière à former un sel appelé *acétate, sulfate* ou *chlorhydrate de morphine.* Seulement c'est une substance trop dangereuse pour que vous puissiez songer à la faire prendre à l'intérieur.

On peut l'administrer au contraire à l'état de sirop que l'on trouve tout préparé dans les pharmacies. La dose de *Sirop de morphine* est de 20 à 30 grammes, pur ou délayé dans de l'eau ordinaire.

A l'extérieur, les sels de morphine servent pour le pansement des petits vésicatoires que nous avons dit être utiles contres certaines douleurs. Vous trouverez, un peu plus loin, au mot VÉSICATOIRES (page 439), les détails relatifs à ce mode de pansement.

Enfin les « piqûres de morphine » sont aujourd'hui autant dire de mode. Elles consistent à injecter sous l'épiderme, à l'aide d'un tube capillaire et d'une petite seringue, quelques gouttes d'une solution de morphine qui effectivement procure un soulagement immédiat. Mais c'est un moyen dont il faut n'user qu'avec une extrême réserve, car il constitue une médication très énervante, et, quand on en a pris l'habitude, on ne saurait plus s'en passer.

EAU DE FLEURS D'ORANGER.

La fleur d'oranger doit l'extrême suavité de son parfum à une huile volatile qu'elle renferme en abondance et qu'on appelle *néroli*. Par la distillation, cette huile passe rapidement dans l'eau à laquelle elle donne toutes les propriétés de la fleur elle-même, et constitue ainsi un produit non moins utilisé dans l'économie domestique que dans l'économie médicale.

L'Eau de fleurs d'oranger est un bon sédatif. Aussi l'emploie-t-on journellement dans la plupart des indispositions nerveuses, chez les grandes personnes comme chez les enfants. Une cuillerée à café produit d'aussi bons effets qu'une infusion aromatique quelconque et offre le précieux avantage d'être toujours prête. On l'étend plus ou moins d'eau sucrée, car, pure, sa saveur est très amère; mais l'eau de fleurs d'oranger et le sucre, par l'heureuse combinaison résultant de leur mélange, semblent avoir été faits l'un pour l'autre. On a ainsi une potion qui calme souvent, plait toutours, et a le grand mérite d'être de sa nature inoffensive.

ÉTHER SULFURIQUE.

L'*Ether* est, comme tant d'autres substances utilisées en médecine, une découverte de l'alchimie et résulte de l'action d'un acide sur l'alcool.

Il existe un nombre assez considérable d'éthers; le plus estimé est l'éther dit « sulfurique», parce que c'est l'acide de ce nom qui en fait la base.

Cet éther est incolore, d'une limpidité parfaite, d'une fluidité et d'une volatilité extrêmes, d'une odeur particulière, forte et suave, d'une saveur chaude, presque suffocante.

On l'emploie à l'intérieur et à l'extérieur.

A l'intérieur. — La dose en est de dix à vingt gouttes sur un morceau de sucre ou dans un verre d'eau sucrée, aromatisée avec de l'eau de fleurs d'oranger. En ajoutant à ce mélange six à huit gouttes de laudanum, on obtient une potion à la fois calmante et antispasmodique.

A l'extérieur. — On le fait respirer dans les syncopes comme stimulant du cerveau; mais, pour peu qu'on en prolonge l'emploi, il agit, au contraire, à la manière des stupéfiants. C'est un peu l'histoire de l'alcool qui, à petite dose, excite, et, à haute dose, énerve : témoin, les ivres-morts.

Rappellerai-je que les inhalations d'éther ont précédé celles de chloroforme, comme moyen d'abolir la sensibilité pendant les opérations chirurgicales? Son emploi dans ce but est généralement restreint aujourd'hui aux cas où il s'agit de faire quelque incision sur un point limité de la peau; seulement, au lieu de la faire respirer, on dirige sur ce point un courant de vapeur d'éther. On parvient presque toujours ainsi à engourdir plus ou moins la douleur.

CHLOROFORME.

Le *Chloroforme*, dont la découverte est toute moderne, n'est autre que de l'acide formique, dans lequel l'oxygène est remplacé par son équivalent de chlore. C'est un liquide incolore, d'une odeur spéciale, rappelant celle de la pomme de reinette, d'une saveur à la fois brûlante et sucrée. C'est l'agent le plus puissant dont dispose la thérapeutique pour produire l'insensibilité par inhalation; aussi a-t-il à peu près complètement détrôné l'éther.

Mais, si l'éther respiré n'agit pas aussi rapidement et irrite davantage la poitrine, en revanche il est autant dire inoffensif, tandis que les cas de mort, causés par le chloroforme, se comptent aujourd'hui PAR CENTAINES. Je ne saurais donc vous engager trop fortement à ne jamais employer vous-mêmes ce dernier anesthésique en inhalation.

Vous pourrez, au contraire, en tirer un parti avantageux, comme topique sur la peau, toutes les fois qu'il s'agit de calmer quelque douleur névralgique, rhumatismale ou autre. Il suffit pour cela de l'associer à un corps gras, ou d'en imbiber une compresse que l'on étend sur la partie affectée et que l'on fixe ensuite au moyen d'un linge disposé en bande.

Le chloroforme réussit très bien aussi quelquefois contre la carie dentaire. On en introduit une ou deux gouttes dans la cavité de la dent à l'aide d'un peu de coton ou d'amadou; malheureusement son action n'est que momentanée.

—————

TEINTURE D'ARNICA.

S'il est une plante qui jouisse d'une réputation de spécificité contre toute espèce de contusions et de chutes, cette plante est l'arnica. Certes, on ne se douterait jamais, d'après ses caractères chimiques, botaniques et autres, qu'elle pût être douée de vertus si étonnantes. Elle ne se distingue, en effet, des autres végétaux de la même classe que par des propriétés astringentes un peu plus prononcées. Mais enfin la mode, ce grand législateur de toutes choses, même des choses médicales, l'a prise sous son puissant patronage, et en a fait presque un nouveau « Baume de fier-à-bras. »

N'est-ce pas un peu le cas de lui appliquer le mot si connu : « Hâtez-vous d'en user pendant qu'elle guérit ? »

L'arnica, comme l'indique l'épithète de *montana* qu'on y joint d'habitude, croît principalement dans les montagnes. Celle qu'on récolte en Suisse passe pour être la meilleure. Elle exhale, quand on l'écrase, une odeur vive et aromatique assez agréable ; appliquée sur la langue, elle détermine un sentiment d'amertume et d'âcreté qui ne déplaît pas. C'est dans la fleur surtout que ces qualités sont le plus prononcées ; aussi, est-ce la fleur que l'on fait de préférence macérer dans l'alcool pour obtenir la préparation si populaire appelée *Teinture d'arnica*.

Cette teinture est employée à l'intérieur comme stimulant, à l'extérieur comme résolutif.

A l'intérieur. — On en délaye de vingt à trente gouttes dans un peu d'eau sucrée, que l'on prend en une ou plusieurs fois au moment même de l'accident. Malgré son caractère anodin il ne faudrait pas en abuser ; car, de même que toutes les teintures dont l'alcool fait la base, elle finirait par réagir trop vivement sur le cerveau.

Dans mon jeune temps, on nous faisait prendre du *Vulnéraire Suisse* dont je n'ai pas encore oublié le goût, et qui jouissait d'une réputation non moindre. Il a été retrouver la fameuse « Médecine noire ». Quant à la Teinture d'arnica, elle a au moins l'avantage sur le Vulnéraire suisse d'être moins désagréable à avaler.

A l'extérieur. — On verse une cuillerée à café de cette teinture dans la valeur d'un verre d'eau, et on en imbibe des compresses qu'on applique sur les parties contuses, en ayant soin de les renouveler toutes les deux heures. Il en résulte un peu de chaleur à la surface de la peau, et, par suite, une légère accélération dans le passage du sang à travers ses capillaires. C'est probablement ce qui favorise la résorption de certains épanchements sanguins.

EAU DE MÉLISSE.

L'*Eau de mélisse* résulte de la distillation de la plante dans l'alcool. Elle a eu, pendant de longues années, une vogue extrême contre l'apoplexie ; d'où le nom d'*Eau anti-apoplectique*. On l'appelait et on l'appelle encore aujourd'hui *Eau des Carmes*, parce qu'on supposait que ces religieux étaient dépositaires des recettes les meilleures pour la préparer.

J'ai déjà eu occasion, en traitant des troubles et des accidents cérébraux (*page* 198), de m'expliquer sur la valeur thérapeutique de cette eau. Nul doute que, comme presque tous les excitants à base d'alcool, elle ne puisse être utile contre les défaillances et les évanouissements se rattachant à la débilité; mais nul doute aussi qu'elle ne soit complètement inutile, si même elle n'est nuisible, contre les apoplexies confirmées. Aussi, les pré-tendus succès qu'on lui a attribués, et qu'on lui attribue encore en pareil cas, ne peuvent-ils s'ex-pliquer que par des erreurs de diagnostic.

MAGNÉSIE CALCINÉE.

La *Magnésie calcinée* se présente sous la forme d'une poudre blanche très légère, qui rend les plus grands services, surtout dans la médecine des enfants. Une cuillerée à café, administrée le matin ou mieux le soir, dans un demi-verre d'eau sucrée, qu'on a soin d'additionner de quelques gouttes d'eau de fleurs d'oranger, pour masquer son goût de poussière, constitue un excellent laxatif. La même solution, aux mêmes doses, mais donnée par intervalles dans la journée, est également fort utile pour combattre les aigreurs de l'estomac.

Nous avons vu pareillement, en traitant des
« Empoisonnements, » que la magnésie constitue
l'antidote des acides, et aussi de l'arsenic. Il faut,
dans ces cas, la faire prendre par grandes cuillerées à bouche, autant que l'eau pourra en tenir
en suspension ou en dissoudre, ne pas craindre
en un mot d'en gorger le malade.

SULFATE DE QUININE.

La quinine est le principe médicinal du quinquina. Sa découverte est certainement l'une des
plus brillantes de la chimie française, en ce sens
surtout que c'est une de celles qui ont rendu et
qui rendent encore chaque jour le plus de services à l'humanité.

Le *Sulfate de quinine* qui n'est autre que la
quinine rendue plus assimilable, par sa combinaison avec un acide, constitue en effet le spécifique
par excellence de toutes les maladies qui affectent
la forme d'accès, et tout particulièrement des
fièvres intermittentes; c'est, de plus, un puissant
tonique. Malheureusement, son prix élevé et la
facilité que l'on a de l'altérer en l'associant à des
poudres inertes, l'exposent à de nombreuses
falsifications.

C'est surtout dans les pharmacies rurales

qu'il est rare de se le procurer pur : aussi, croit-on généralement que la fièvre est plus difficile à couper chez les paysans que chez les habitants des villes. Cela est vrai; seulement, ce ne sont pas les tempéraments qui sont rebelles, c'est le remède qui est amoindri. Il est donc indispensable d'avoir avec soi, à la campagne, et aussi en voyage, du sulfate de quinine *dont on soit sûr*, car il est des maladies, telles que, par exemple, la fièvre pernicieuse, où ce n'est pas trop de toute son activité pour prévenir une catastrophe.

On le délivre sans ordonnance, dans les pharmacies, par pilules de dix centigrammes à l'état de sulfate acide soluble, de manière qu'il ne puisse s'altérer en vieillissant.

La dose moyenne est de cinq à dix, dans l'intervalle qui sépare un accès d'un autre accès; mais, nous l'avons dit, il ne faudrait pas hésiter à en porter la dose à vingt-cinq et trente, en cas de fièvre pernicieuse.

Ne pas s'effrayer si, sous l'influence de la quinine, les malades éprouvent des bourdonnements d'oreille ou même deviennent plus ou moins sourds; c'est une action toute passagère qui se dissipe presque en même temps qu'on cesse le remède.

Nota. — La plupart des lotions que les coiffeurs et parfumeurs débitent sous le nom d'*Eau de quinine*, n'ont de quinine que le nom, cet alcaloïde étant insoluble dans l'eau simple.

BISMUTH.

Le *Bismuth* est un des médicaments les plus efficaces contre certaines affections des voies digestives, telles que les gastralgies, les coliques et les diarrhées; la dose en est d'un demi-gramme à un gramme par jour.

Mais c'est, associé à l'opium, qu'il produit surtout d'excellents effets contre le flux intestinal désigné sous le nom de « cholérine. »

J'emploie à cet usage des pilules contenant chacune dix centigrammes de bismuth et un centigramme d'extrait gommeux d'opium. On en prend de une à cinq par jour, en les espaçant de deux en deux heures. Cependant, tout anodines qu'elles sont, on ne doit pas, à cause de l'opium qu'elles renferment, les administrer aux enfants au-dessous de quatre ans, sans l'indication d'un médecin. Au-dessus de cet âge, il faut se borner à une seule pilule par jour jusqu'à sept ou huit ans; de huit à douze ans, on pourra en élever la dose à deux, augmentant ainsi d'une pilule tous les quatre ou cinq ans, jusqu'à ce qu'on atteigne le chiffre de cinq pilules auquel on devra s'arrêter.

VALÉRIANATE DE ZINC.

La valériane, combinée au zinc, forme un sel, appelé *Valérianate de zinc*, qui rend de grands services contre la migraine, les névralgies et les convulsions. Son action sur le système nerveux est celle d'un antispasmodique.

On l'administre à la dose de quinze à vingt centigrammes par jour, divisés par paquets, ou mieux par pilules à cause de son odeur. C'est du reste une préparation peu usitée dans la médecine populaire.

GRANULES DE DIGITALINE.

La digitaline est à la digitale ce que la quinine est au quinquina; c'est son principe actif. Personne n'ignore que la digitale agit tout spéciale- ment sur le cœur, dont elle ralentit les batte- ments. Cette même propriété se retrouve dans la digitaline, mais d'une manière infiniment plus accentuée. Ajoutons que la digitaline constitue, à certaine dose, un poison des plus terribles, ainsi que l'a prouvé le célèbre procès Lapom- meraye; on ne saurait donc prendre trop de précautions pour son emploi.

La forme de *Granules* sous laquelle on l'administre généralement aujourd'hui, me paraît préférable à toutes les autres, en ce qu'elle assure mieux la conservation du remède et met à l'abri de toute méprise.

Un granule renferme un milligramme de digitaline. On en prend ainsi trois ou quatre dans la journée, à deux heures d'intervalle chaque; il est prudent, malgré leur innocuité, de ne pas dépasser ce nombre.

PASTILLES VERMIFUGES DE SANTONINE.

La *Santonine*, ce vermifuge par excellence, est le principe actif du semen-contra. C'est encore une conquête de la chimie moderne, conquête précieuse entre toutes, puisqu'elle permet d'administrer, sous un très petit volume, l'équivalent, comme action, de plusieurs grammes de cette affreuse « Poudre à vers » qu'on faisait prendre autrefois sous forme de gelée ou de biscuit. La saveur nauséabonde de cette poudre était loin d'être entièrement masquée par celle du sucre; le contraste semblait même la faire ressortir davantage encore. J'en appelle aux souvenirs de tous ceux qui, comme moi, ont passé par là.

La santonine, au contraire, n'a aucun goût

désagréable ; c'est au point que les pastilles, dont elle fait la base, représentent pour l'enfant non plus un supplice, mais une friandise.

La dose à laquelle on prend ces pastilles varie suivant les âges. Voici d'après quelles règles on doit se guider :

De six mois à un an : 1 le matin et 1 le soir ;

De un à deux ans : 2 le matin et 1 le soir ;

De deux à quatre ans : 2 le matin et 2 le soir.

Ne pas dépasser ces chiffres, même chez l'adulte, car la santonine, à dose trop élevée, pourrait, ainsi que j'en ai vu dernièrement un exemple, agir à la manière des subtances vénéneuses. Du reste, ces quantités sont très suffisantes pour amener, en deux ou trois jours, l'expulsion des vers ; on peut, d'ailleurs, en prolonger quelque temps l'emploi, de manière à s'assurer qu'il n'en reste plus dans l'intestin.

SULFATE DE ZINC.

Le sulfate de zinc est un astringent fort utile pour réprimer toute espèce de flux, surtout le flux utérin, à la dose de trois à quatre grammes dans la valeur d'une injection.

Il s'emploie également avec grand succès contre les ophthalmies appelées « Coup d'air », et caractérisées par le développement des vaisseaux sanguins de la conjonctive. Vous pourrez préparer un très bon collyre, en en faisant dissoudre trente centigrammes dans un verre d'eau, et en y ajoutant vingt gouttes de laudanum de Sydenham. Se bassiner plusieurs fois les yeux dans la journée.

ALUN.

L'*Alun* ou « sulfate d'alumine » est une poudre astringente d'un emploi encore plus populaire que le sulfate de zinc. Nous avons dit, en parlant de l'angine couenneuse, comment on pouvait s'en servir pour toucher la gorge des malades. Il n'est aucunement vénéneux ; aussi n'y aurait-il pas à s'effrayer, dans le cas où ceux-ci, par mégarde, en avaleraient quelque peu.

Dissous à la dose de trois à quatre grammes dans un verre d'eau, l'alun s'emploie journellement comme gargarisme dans la plupart des maux de gorge, ou comme lotion dans les divers flux muqueux.

On l'utilise aussi, sous forme de poudre, pour réprimer les végétations fongueuses des plaies et des ulcères.

PERCHLORURE DE FER.

Le *Perchlorure de fer* est le plus puissant, le plus prompt et le plus sûr de tous les « Hémostatiques, » c'est-à-dire de toutes les substances qu'on emploie d'habitude pour arrêter les hémorrhagies. Il a, en effet, pour action immédiate de coaguler le sang et, par suite, d'oblitérer par une sorte de mastic les orifices des vaisseaux qui lui donnaient issue.

Il se présente sous la forme d'une liqueur rougeâtre, dont la saveur, fortement astringente, laisse un arrière-goût acide. On l'utilise à l'intérieur et à l'extérieur de la manière que voici :

A l'Intérieur. — On en verse vingt à vingt-cinq gouttes dans la valeur d'un verre d'eau froide que l'on fait prendre par cuillerées à bouche pour combattre les hémorrhagies par cause interne : tels sont surtout les vomissements de sang, que ce sang provienne de la poitrine ou de l'estomac ; telles sont aussi les hémorrhagies anales, les pissements de sang et les pertes utérines.

Il est bon toutefois d'être prévenu que, chez certaines personnes, il détermine de telles crampes d'estomac qu'il faut forcément en diminuer la dose. Celle-ci sera graduée suivant l'impressionnabilité du malade.

A l'extérieur. — Lorsqu'une plaie saigne en trop grande quantité ou trop longtemps, on imbibe de perchlorure de fer un tampon de charpie ou de coton que l'on applique dans le point même d'où le sang s'échappe, et qu'on recouvre d'une compresse imprégnée de la même liqueur; puis on assujétit le tout à l'aide d'une bande un peu serrée. Cela suffit presque toujours pour arrêter l'hémorrhagie, à moins que quelque artère trop volumineuse n'ait été ouverte.

Le contact du perchlorure sur les chairs à vif produit, dans le premier moment, une douleur assez vive, mais cette douleur ne détermine d'ordinaire aucune inflammation et elle ne tarde pas à se dissiper.

Nous avons vu également, à propos des hémorrhagies nasales, que la meilleure manière de s'en rendre maitre c'est de faire renifler du perchlorure de fer coupé de huit ou dix fois son volume d'eau. Si le saignement de nez persiste, employer le perchlorure pur, que l'on portera à l'intérieur même des narines, à l'aide d'un bourdonnet de coton qui sera laissé en place jusqu'à ce que le caillot soit formé.

Enfin, dans les hémorrhagies par piqûres de sangsue, il suffit d'appliquer sur la petite plaie un morceau d'amadou imbibé de perchlorure, pour que le sang s'arrête immédiatement.

ALCOOL CAMPHRÉ.

L'*Alcool camphré*, ou «.Eau-de-vie camphrée,» est un remède tellement populaire que je crois inutile de parler de ses usages. Chacun sait, en effet, que, coupé d'une certaine quantité d'eau, on l'emploie en frictions pour les foulures, les entorses et les vieux rhumatismes, et qu'introduit, à l'aide d'un peu de coton, dans une dent cariée, il calme quelquefois instantanément la douleur.

Il suffit de même d'en verser une cuillerée à café dans un verre d'eau pour avoir un gargarisme fort utile contre la plupart des ramollissements des gencives et certaines fétidités de l'haleine.

EXTRAIT DE SATURNE.

L'*Extrait de Saturne* ou « Sous-acétate de plomb » est encore un de ces remèdes qui jouent un tel rôle dans la médecine domestique, que tout détail sur son emploi serait complètement superflu. Il sert surtout pour lotions et fait la base de l'*Eau blanche*, dite *Eau de Goulard* ou *Eau végéto-minérale*. Voici la manière de la préparer :

On verse une cuillerée à café d'extrait de Sa-

turne dans un verre d'eau ordinaire, puis on
agite le tout jusqu'à ce qu'il offre une teinte tout
à fait laiteuse. Pour rendre son action plus résolutive, on y ajoute d'ordinaire une cuillerée à
bouche d'alcool camphré. C'est ce mélange que
l'on applique, au moyen de compresses suffisamment imbibées, sur les contusions, les engorgements et les tumeurs.

AMMONIAQUE LIQUIDE.

Il suffit d'avoir respiré une seule fois de l'*Ammoniaque* pure, appelée encore, « Alcali volatil »,
pour ne jamais oublier son affreuse odeur; il semble, en effet, que celle-ci remonte jusqu'au cerveau lui-même. C'est ce qu'il ne faut jamais perdre
de vue quand on en débouche un flacon sous les
narines d'une personne qui se trouve mal. Si on
n'avait pas la précaution de l'éloigner et de le
rapprocher alternativement, il pourrait finir par
amener la cautérisation de la muqueuse.

Quelques gouttes ajoutées à un verre d'eau et
bues en une fois ont suffi souvent pour dissiper
spontanément l'ivresse.

Mais c'est surtout comme topique qu'on emploie l'ammoniaque, soit coupée de deux tiers
d'huile pour rubéfier simplement la peau, soit

concentrée, pour cautériser les plaies véni-
meuses ou préparer les vésicatoires dits « extem-
poranés », parce qu'ils doivent prendre sur-le-
champ.

PIERRE INFERNALE.

La *Pierre infernale* ou « Nitrate d'argent », sert à
cautériser les plaies qui tardent trop à se cicatriser ; elle sert aussi à réprimer les bourgeons qui
se forment à la surface des vésicatoires. Nous
avons vu qu'on y a recours également pour arrêter les hémorrhagies produites par la piqûre
des sangsues : il n'est personne non plus qui ne
sache le parti que l'on peut en tirer pour la guérison des verrues et des cors ; enfin c'est un des
auxiliaires les plus utiles de la médecine usuelle.

Quant à la manière de l'employer, il suffit d'en
mouiller légèrement la pointe avec un peu de salive, sans, bien entendu, la porter à sa langue,
comme on le fait quelquefois, puis de toucher les
parties que l'on veut brûler.

La pierre infernale à l'inconvénient de laisser
après elle des taches noires qui persistent longtemps. Si ces taches sont limitées au point cau-
térisé, c'est la conséquence nécessaire de son application, et il n'y a rien à faire qu'à attendre

qu'elles se dissipent d'elles-mêmes. Mais si elles ont été faites par mégarde dans quelque endroit apparent, aux mains, par exemple, il suffit, pour en obtenir la disparition, de frictionner pendant un instant ces parties avec un petit morceau d'iodure de potassium.

ACIDE PHÉNIQUE.

L'*Acide phénique* rappelle par son odeur la créosote; c'est qu'effectivement on l'obtient comme elle de l'huile de goudron.

Cet acide a une action plus énergique que l'ammoniaque : on l'emploie, du reste, à peu près dans les mêmes cas. Il convient mieux quand il s'agit de cautériser une piqûre de guêpe ou d'abeille, comme neutralisant davantage le venin; au contraire, vous donnerez la préférence à l'ammoniaque contre les morsures de vipères, comme exerçant une sorte d'action spécifique sur le virus lui-même. C'est au point que dans les endroits où ces reptiles se rencontrent, il est toujours bon d'en porter un flacon sur soi.

Une ou deux gouttes d'acide phénique sur un morceau d'amadou, que l'on introduit dans une dent cariée, calment quelquefois la douleur comme par enchantement.

Enfin, il suffit de l'étendre d'eau et d'en imbiber les linges du pansement pour enlever l'odeur des plaies gangréneuses et des ulcères fétides. Ses usages comme désinfectant tendent même à se généraliser de plus en plus, beaucoup de personnes aujourd'hui le préférant au chlore.

NITRATE ACIDE DE MERCURE.

C'est un caustique d'une extrême puissance et qu'il faut réserver pour les grandes occasions. Je ne vois même, à vrai dire, que les morsures de chien enragé qui puissent vous obliger d'y recourir, soit parce que vous n'avez pas de fer rouge à votre disposition, soit parce que ce dernier mode de cautérisation effraye trop les blessés. Voici alors comment vour devrez procéder :

Versez dans une soucoupe une petite proportion de nitrate acide, puis imprégnez-en un pinceau que vous préparerez vous-même avec de la charpie ou du coton. Ayez soin, avant de vous en servir, de l'appuyer légèrement sur les bords du vase, afin qu'il ne retienne pas trop de caustique, sans quoi il pourrait, en bavant, brûler les parties voisines. Votre pinceau ainsi chargé, vous le faites pénétrer profondément dans tous les coins et recoins de la plaie que la dent de l'animal a pu atteindre. Ne craignez même pas d'aller au delà : il suffirait d'un atome de virus oublié pour développer l'hydrophobie.

COLLODION.

On donne le nom de *Collodion* à une liqueur blanchâtre, de consistance sirupeuse, qui se prépare avec le fulmi-coton, l'alcool et l'éther. Bien que sa découverte ne remonte qu'à peu d'années, le collodion constitue déjà l'un des agents les plus utiles, je dirai même, les plus indispensables de la thérapeutique.

C'est un moyen, parfois héroïque, pour faire avorter les clous ou furoncles, amener la résolution des engorgements glanduleux, empêcher les envies arrachées de s'enflammer, flétrir certains érésipèles commençants. Il suffit pour cela d'en étendre avec un pinceau une très légère couche sur les points de la peau où l'on veut agir, ayant soin, en même temps, de souffler dessus pour activer le desséchement de cette couche. Il en résulte une pellicule mince et diaphane, qui se comporte à la manière des enduits imperméables.

Le collodion, en plus de cette action résolutive,

l'emporte sur les agglutinatifs ordinaires en ce qu'il est aussi complètement insoluble dans l'eau chaude que dans l'eau froide.

Rappelons à ce propos qu'une des causes qui contribuent le plus à empêcher les écorchures aux mains de guérir, c'est la destruction incessante de la cicatrice chaque fois qu'on les lave. Rien de tout cela n'est à craindre avec le collodion, à cause de son insolubilité; précieux privilège dont vous apprécierez les avantages surtout à la campagne. Que par hasard votre cuisinière vienne à se faire une blessure de ce genre, un simple pansement avec le collodion lui permettra de ne pas interrompre un seul instant ses importantes fonctions.

DIACHYLON, TAFFETAS D'ANGLETERRE, BAUDRUCHE GOMMÉE.

On donne le nom de « Sparadrap de diachylon », ou tout simplement de *Diachylon*, à une bande de toile recouverte d'une composition emplastique jaune. Il suffit, pour s'en servir, d'en découper un morceau de la grandeur voulue et de l'appliquer tout simplement sur la peau après l'avoir fait légèrement tiédir.

Le diachylon est aujourd'hui l'une des préparations les plus importantes et les plus employées de la chirurgie. Nous avons dit, en parlant du pansement des blessures (*page* 38), comment il facilite l'affrontement de leurs bords et hâte la cicatrisation.

Appliqué sous forme d'emplâtre, il agit encore comme fondant ou comme maturatif dans la plupart des engorgements.

Quant au *Taffetas d'Angleterre* et à la *Baudruche gommée*, leur usage est trop connu pour qu'il soit nécessaire d'entrer dans des détails. Je dirai seulement, à propos de la baudruche, qu'elle représente une pellicule tellement mince que, si on la mouille avant de l'appliquer, elle se roule sur elle-même, ce qui empêche souvent qu'on ne puisse l'étendre. Mieux vaut la poser à sec sur la peau rendue légèrement humide avec la salive; elle adhère aussi bien et on évite le petit inconvénient dont je viens de parler.

MANUEL

DE LA

GARDE-MALADE

Nous en avons fini avec ce qui a trait aux médicaments qu'il est essentiel tout à la fois de con-
naitre et d'avoir sous la main. Vous savez maintenant, grâce aux instructions contenues dans
votre « Petit Codex » quels sont ces médicaments,
dans quels cas on les emploie, sous quelles
formes, à quelles doses, ainsi que la nature des
services qu'ils sont appelés à rendre. Inutile par
conséquent d'y revenir.

Il nous faut actuellement aborder d'autres remèdes que nous avons dit déjà être d'un ordre
beaucoup plus humble. En revanche, ils rendent
peut-être encore plus de services à la thérapeutique, car il en est dans le nombre qui sont d'un
usage à peu près journalier. Apportons donc
la même attention à cette seconde partie de notre
Guide pharmaceutique que nous avons intitulée :
« Manuel de la garde-malade ».

TISANES.

La *Tisane* est, sans contredit, le médicament le plus employé, celui auquel on a recours pour le moindre mal, sans même souvent qu'il soit besoin de demander les conseils du médecin.

Nous faisons usage d'une multitude de tisanes. Les anciens, au contraire, n'en connaissaient qu'une seule espèce, qu'ils préparaient invariablement avec de l'orge. C'est même à l'orge (πτισάνη) que le mot « tisane » doit son étymologie. En voici la recette, donnée par Hippocrate.

« On commençait par broyer l'orge dans un mortier, puis on l'humectait avec de l'eau, et, après l'avoir laissé un peu fermenter, on le faisait sécher au soleil. Il fallait ensuite le piler de nouveau, jusqu'à ce qu'il fût entièrement dépouillé de son écorce. On se servait alors de cette espèce de pâte pour former des boules que l'on conservait toutes prêtes dans les officines. Voulait-on faire de la tisane, on prenait une de ces boules et on la faisait bouillir dans dix ou quinze fois son volume d'eau, puis on y ajoutait un peu de vinaigre et d'huile, du sel blanc, une pincée d'amidon, quelques cuillerées de miel et autres ingrédients plus ou moins hybrides. »

Je ne sais si vous serez de mon avis, mais il

me semble qu'une pareille tisane ressemblait un peu trop au fameux thé de Mme Gibou. Si je vous en indique la recette, c'est uniquement à titre de curiosité, et non pour vous donner l'idée de l'approprier à vos usages. Contentez-vous de celles qui sont plus dans nos habitudes et dans nos goûts.

Nos tisanes actuelles s'obtiennent de trois manières : par *infusion*, par *décoction* et par *macération*. Un mot sur chacune de ces modestes préparations.

Infusion. — L'infusion consiste à verser un liquide bouillant sur une substance végétale dont on veut extraire les principes essentiels. Elle se fait absolument comme le thé, qui en est en quelque sorte le prototype. On emploie surtout, en pareil cas, les fleurs de la plante : une bonne pincée suffit d'habitude pour un litre d'eau. Quelquefois, afin de leur ôter de leur amertume, il faut d'abord les *blanchir*, c'est-à-dire qu'après les avoir échaudées pendant une ou deux minutes dans une première eau, on jette cette eau, pour les faire ensuite infuser définitivement dans une seconde qui forme la tisane.

Décoction. — La décoction diffère de l'infusion en ce qu'au lieu de laisser simplement « mijoter » la plante dans le liquide, on la fait bouillir avec lui. Sa durée moyenne est d'environ une ou deux heures. On y a surtout recours pour la préparation des tisanes où entrent le bois, les racines ou les feuilles de certaines plantes qui n'abandonnent leur suc que par une ébullition prolongée. Une simple bouilloire est souvent le meilleur vase pour cette petite opération.

Macération. — La macération, c'est l'infusion à froid. Il suffit, pour l'obtenir, de mettre les fleurs, les poudres, les graines ou les racines dans un récipient quelconque, tout simplement une carafe, puis de verser par-dessus de l'eau froide ordinaire. Ce moyen est surtout indiqué pour les substances qui retiennent à froid certains principes désagréables qu'elles abandonneraient au contraire dans l'eau bouillante. Ainsi, par exemple, la graine de lin préparée à chaud communique à l'eau un arrière-goût d'huile fermentée, tandis que, préparée à froid, on n'y en trouve pas de traces.

Une macération, pour arriver au degré voulu, exige, en général, de vingt à vingt-quatre heures, quelquefois même un temps beaucoup plus long. Il est des cas où il faut filtrer le liquide.

— Je crois inutile de m'étendre davantage sur les tisanes; car, pour ce qui est de certains détails, un médecin est peut-être moins en mesure de donner des leçons que d'en recevoir. J'ignore pourquoi les Anglais n'en font jamais usage. La tisa-

ne, surtout dans les affections aiguës, a le double
avantage de nourrir légèrement le malade et de
lui faire supporter la diète sans laquelle souvent
il n'y a pas de guérison possible.

SANGSUES.

Les *Sangsues* dont on se sert en médecine constituent deux variétés d'une même espèce plutôt
que deux espèces différentes : ce sont les sangsues *vertes* et les sangsues *noires*. Il est difficile
de se prononcer sur leur valeur comparative. La
seule chose à la quelle vous devrez veiller, c'est
qu'elles soient moyennes en grosseur, bien vi-
vantes, et assez agressives pour vouloir s'attaquer à la main qui les manie. C'est un bon signe
encore quand elles se tiennent hors de l'eau dans
leur bocal ; cela prouve qu'elles sont à jeun et en
quête de nourriture : or, ce qu'il faut éviter avant
tout, ce sont les sangsues gorgées.

SANGSUES GORGÉES.

On appelle « Sangsues gorgées » celles qui
contiennent du sang au moment où on va s'en
servir. Voici la manière de les reconnaître :

On prend la sangsue par son extrémité cau-
dale, et on la presse de haut en bas entre le

pouce et l'index, comme si on voulait la passer au laminoir. Si elle contient du sang, ce sang, sous la pression que j'indique, reflue vers la bouche et s'en échappe sous la forme de grosses gouttes noires. Vous avez alors la preuve matérielle de la fraude, car c'en est une, la loi défendant formellement la vente des sangsues gorgées.

Quelque blâmable que soit cette fraude, il ne faudrait pas cependant s'en exagérer les inconvénients au point de vue de la santé, en se figurant que le sang dont il s'agit est toujours un sang malade. Voici, en effet, le procédé qu'emploient d'habitude les marchands en gros pour augmenter le poids des sangsues, par conséquent leur valeur commerciale puisque c'est au poids qu'elles se vendent.

Ils les empilent, comme des harengs, au fond d'un panier, puis les recouvrent d'un énorme caillot de sang qu'ils se sont procuré chez quelque charcutier ou aux abattoirs, de manière à leur fermer toute issue. Les sangsues, pour se débarrasser de la compression exercée par ce sang et aller trouver un air respirable, sont obligées de se frayer un passage à travers le caillot; chemin faisant, elles en avalent la partie la plus liquide. Ainsi s'explique comment, au moment où vous les achetez, elles peuvent contenir du sang.

Mais il peut se faire également que ce sang provienne au contraire d'une source très impure. Supposez des sangsues appliquées au voisinage d'un ulcère, par conséquent dans un rayon où les vaisseaux charient un sang adultéré par un virus, ne pourra-t-il pas arriver que ce sang inoculé par la morsure des sangsues communique à l'individu sain, sinon l'ulcère lui-même, du moins la maladie dont il est l'expression ? Et, si cette maladie n'est autre que le syphilis, quelles ne devront pas en être les terribles conséquences ? On ne saurait donc se tenir trop en garde contre les sangsues gorgées.

POSE DES SANGSUES.

Je suppose votre choix fait. Il s'agit maintenant de préparer la place où les sangsues devront être posées ; il s'agit surtout de les faire prendre.

Ces annélides ont le flair très fin, et le palais non moins délicat. Aussi ne mordent-elles pas aux endroits d'où s'exhale quelque mauvaise odeur ou qui n'ont pas été suffisamment nettoyés. Il faut donc laver, savonner, essuyer, surtout s'il y a eu précédemment des cataplasmes, ceux-ci laissant à leur suite un résidu gluant qui leur répugne.

On est dans l'usage, pour les mettre en appétit, d'enduire la peau d'un peu de lait ou d'eau sucrée. C'est une friandise à laquelle elles sont peu sensibles. Mieux vaut au contraire la frictionner avec un morceau de viande crue, la « chair fraîche » étant beaucoup plus en rapport avec leurs goûts carnassiers.

Il n'est pas mal non plus d'irriter la sangsue elle-même en la roulant un peu rudement dans une serviette. Vous arrivez de la sorte à la jeter dans une exaspération telle qu'elle allonge et dresse la tête de tous côtés, cherchant quelle proie elle dévorera : *quærens quem devoret*. Vous en profitez pour lui livrer la surface où elle doit mordre : seulement, pour éviter qu'elle ne commence par mordre l'opérateur lui-même, s'il la tenait à la main, il aura recours à l'un des procédés suivants :

1° **Le linge.** — On dispose un linge en forme de godet, puis, après y avoir placé les sangsues, on applique ce linge sur la peau. On l'y maintient en évitant d'appuyer, jusqu'à ce que le malade soit averti, par la cessation de nouvelle piqûres, que toutes les sangsues ont pris, du moins toutes celles qui devaient prendre : alors on retire le linge.

2° **Le verre.** — Mais il est des personnes à qui les sangsues inspirent une telle répugnance que, pour rien au monde, elles ne se résigneraient à les sentir ainsi « grouiller » sous leur main.

Dans ce cas, elles pourront remplacer le linge par un verre à boire, qu'elles retourneront en l'appliquant sur la peau. Seulement qu'arrive-t-il trop souvent? C'est que ces petits animaux rampent et se promènent sur les parois du vase avec un phlegme désolant, ou se pelotonnent en un coin, dans l'attitude de la méditation. L'opérateur ressemble alors à ces infortunés pêcheurs à la ligne qui attendent vainement que leur amorce attire quelque proie.

3° La pomme acide. — Heureusement il existe un moyen de les contraindre à mordre, c'est l'emploi de la pomme acide. Coupez en travers une de ces pommes vers sa partie supérieure, creusez-la avec un couteau rond, puis, une fois que vous aurez introduit vos sangsues dans sa cavité, retournez-la comme vous aviez retourné le verre. L'acide de la pomme les agacera et surtout les piquera tellement que, furieuses, elles se jetteront sur la peau et y implanteront leurs suçoirs.

4° Le tube. — Enfin certaines régions telles que les gencives ou le coin de l'œil offrent une surface trop peu large pour qu'on puisse y appliquer plus d'une sangsue à la fois : souvent aussi il faut que la sangsue morde précisément à l'endroit désigné. Vous emploierez dans ce cas un tube de verre un peu étroit à l'un de ses orifices, de telle sorte qu'une fois introduite dans le tube, elle pourra y passer la tête, mais non le reste du corps ; elle sera donc obligée de mordre à la place même où le tube aura été posé. Surtout n'allez pas, à l'exemple de ceux qui croint que les sangsues « piquent par les deux bouts », vous tromper d'extrémité, et mettre la queue à la place de la tête. La tête seule, qu'on me pardonne ce détail par trop naïf, est garnie de dents ; vous la distinguerez facilement, en ce qu'elle est beaucoup plus effilée.

CHUTE DES SANGSUES.

Quel que soit le procédé employé, voilà vos sangsues prises. Généralement on les laisse se rassasier à leur aise ; quand elles sont bien repues, elles tombent d'elles-mêmes. Quelquefois cependant deux ou trois paresseuses s'endorment, à la manière du furet, sur leur proie. Les touchez-vous du doigt, elles se réveillent, boivent un peu, puis font un nouveau somme : et le malade se fatigue et la peau se refroidit. Il faut alors en hâter la chute.

N'essayez pas de les arracher par force avec les doigts, car leurs crocs, à la manière des dents barrées, emporteraient avec elles le morceau. Mieux vaut leur saupoudrer le dos avec une pincée de sel, de poivre, de tabac, en un mot, avec une poudre irritante quelconque. Sollicitées par la douleur, elles se retournent pour en connaître la cause, et vous en profitez pour les enlever.

Une fois les sangsues tombées, vous favorisez, s'il est besoin, l'écoulement du sang en empêchant le caillot de se former, ou en l'enlevant à mesure qu'il se forme. C'est dans ce but qu'on conseille soit de laver les petites plaies avec de l'eau tiède, soit de les recouvrir de cataplasmes fréquemment renouvelés, soit enfin, lorsque les sangsues ont été appliquées au siège, d'exposer leurs piqûres aux exhalaisons de la vapeur d'eau : on s'assied alors au-dessus d'un bassin rempli d'eau bouil·lante. Cela vaut mieux que de recourir au bain, comme le font quelques personnes, l'eau, par son poids, s'opposant à la sortie du sang au lieu de l'activer.

Il peut se faire au contraire que, quelque veinule ou quelque artériole ayant été ouverte, l'écoulement provoqué par les sangsues ne puisse s'arrêter. Cet accident est assez commun surtout chez les enfants, et, si on n'y portait remède, il prendrait facilement des proportions alarmantes. Je ne puis que renvoyer, pour ce qu'il convient de faire en pareil cas, à ce que j'en ai dit (p. 58) au chapitre où je traite des *Hémorrhagies par piqûres de sangsues.*

CATAPLASMES.

Le *Cataplasme* est un médicament destiné à être appliqué sur la peau. Comme il faut qu'il puisse se modeler sur elle, c'est-à-dire se prêter à tous les accidents de sa surface, il devra être mou, élastique et flexible. On veillera de même à ce qu'il ne soit ni trop chaud ni trop froid, sa température devant, autant que possible, se rapprocher de celle du corps. La meilleure manière d'en juger, est de le poser un instant, à titre d'essai, sur le dos de la main, avant de l'appliquer sur la surface malade.

Il existe plusieurs espèces de cataplasmes. Voici les principaux :

CATAPLASMES ÉMOLLIENTS.

Ces cataplasmes ont pour base la farine de graine de lin, et se préparent de la manière suivante :

On dispose dans une casserole la quantité voulue de farine, puis, saisissant d'une main une bouilloire pleine d'eau bouillante, de l'autre une cuillère de bois, on tourne et on retourne à mesure que l'on verse, absolument comme une cuisinière qui veut faire un « roux ». Une fois la pâte bien liée et d'une consistance semi-liquide, on l'étale sur un linge préalablement étendu sur une table, puis, relevant les bords de ce linge sur la pâte, on les ramène à soi en appuyant légèrement avec les deux mains comme avec un rouleau. On obtient de la sorte un gâteau d'une épaisseur uniforme. Le cataplasme doit-il être appliqué à nu, vous avez soin de laisser une partie de la pâte à découvert ; doit-il au contraire être posé entre deux linges, vous veillez à ce que la pâte soit emprisonnée de tous côtés. Quant à l'assujettir une fois en place, servez-vous tout simplement d'une mouchoir plié en cravate ou d'une bande.

Rien donc de plus facile que de préparer un cataplasme. Le grand écueil, c'est le choix du linge.

Le linge trop usé expose à se fendre et à laisser échapper la pâte qu'il doit retenir prisonnière ; celui qui est plus neuf a souvent le tissu trop serré et trop gros, et par suite le cataplasme perd la plus grande partie de ses qualités émollientes. Le linge le meilleur est cette mousseline commune qui se débite dans le commerce pour doublure ou rideaux, et se vend si bon marché. Elle offre assez de consistance pour retenir la pâte, et a des mailles assez larges pour qu'à travers puissent passer les propriétés essentielles de la graine de lin.

Vous devrez surveiller avec d'autant plus de soin la préparation d'un cataplasme qu'il agit tout à la fois par son humidité, sa chaleur, et l'huile dont la graine était imprégnée. Mis en contact avec une partie enflammée et douloureuse, il assouplit la peau, diminue la contractilité musculaire, calme le spasme et engourdit la sensibilité exaltée; il dilate en même temps les capillaires, et facilite ainsi le cours du sang à leur intérieur. C'est donc à tous égards un excellent topique.

CATAPLASMES LAUDANISÉS.

Quelquefois, ainsi que nous l'avons dit dans le cours de ce travail, l'extrême acuité de la douleur réclame l'emploi de préparations opiacées. Une des meilleures manières de les administrer consiste à arroser le cataplasme avec du laudanum pur. J'ai dit « arroser. » C'est qu'en effet, si vous vous contentez, comme on le fait trop souvent, d'en laisser tomber quelques gouttes sur sa surface, le linge qui lui sert d'enveloppe s'en pénètre, et la peau s'en trouve frustrée; par suite, aucune absorption et aucun soulagement n'ont lieu. Ne craignez donc pas d'agir largement et d'en verser au besoin une grande cuillerée à bouche.

Je dois toutefois vous recommander de nou-

veau de vous abstenir, même en topique, de
toute préparation opiacée chez les enfants. L'absorption par la peau est, à cet âge, tellement
active et le système nerveux si impressionnable,
qu'il pourrait en résulter des empoisonnements.

CATAPLASMES RÉSOLUTIFS.

On désigne ainsi les cataplasmes ordinaires
que l'on a arrosés d'*Eau blanche*, cette eau
pouvant effectivement contribuer à amener la
fonte et la disparition des engorgements. Mieux
vaut d'habitude les appliquer froids que chauds
et même tièdes, le froid exerçant déjà par lui-
même une action résolutive. S'en abstenir avec
grand soin aux places où la peau est entamée,
dans la crainte de l'absorption du plomb qui
fait la base de l'Eau blanche.

CATAPLASMES DE FÉCULE.

La farine de graine de lin a quelquefois l'inconvénient d'irriter la peau, à cause surtout des
altérations dont elle est l'objet, celle qui se
débite dans le commerce étant souvent sophisti-
quée par des mélanges avec du son, de la sciure
de bois ou des tourteaux de colza. On a recours,
dans ce cas, aux cataplasmes de fécule. Seulement il faut avoir la précaution, pour les préparer,
de faire fondre d'abord la fécule dans de l'eau

froide, sans quoi elle formerait des grumeaux et se lierait mal. Ces cataplasmes, du reste, sont loin d'être aussi adoucissants que ceux dont la graine de lin fait la base. Il est même bon, avant de les appliquer, de les arroser d'un peu d'huile d'amandes douces.

CATAPLASMES DE FEUILLES DE CHOUX.

J'ai plus d'une fois, à l'exemple de Récamier, mon ancien maître, employé ce genre de cataplasmes, tout bizarre qu'il est, contre les douleurs goutteuses ou rhumatismales, surtout quand elles se sont répercutées sur les entrailles, et j'en ai obtenu les meilleurs résultats. Voici la manière de les préparer :

On détache d'un chou les feuilles les plus externes, celles qui sont partagées vers leur partie moyenne par une très grosse nervure. Cette nervure on la retranche avec des ciseaux, puis on aplatit, en les écrasant, les nervures collatérales. Superposant ensuite trois ou quatre de ces feuilles les unes aux autres, on les faufile ensemble et on a ainsi un cataplasme tout prêt qu'on applique à nu sur la partie malade : seulement pour éviter que leur fraîcheur n'occasionne un trop vif saisissement, on les repasse préalablement avec un fer un peu chaud.

Ce cataplasme, qu'il faut renouveler matin et

soir, agit tout à la fois comme adoucissant et comme dérivatif. Comme adoucissant, il provoque et concentre vers la peau une chaleur bienfaisante qui se traduit par une abondante transpiration ; comme dérivatif, il détermine une sorte d'éruption miliaire qui ôte à la maladie interne de sa force et de sa malignité. Il mérite donc, bien que « remède de bonne femme », d'obtenir dans la pratique médicale droit de bourgeoisie.

SINAPISMES.

Le sinapisme est un topique rubéfiant constitué par la farine de graine de moutarde. Il se prépare absolument comme le cataplasme de farine de graine de lin. Surtout que l'opérateur ait soin en mélangeant la farine et l'eau, de détourner un peu la tête, afin d'éviter d'avoir les yeux piqués par l'huile volatile qui s'en dégage.

Il est des personnes qui, pour rendre le sinapisme plus actif, remplacent l'eau par le vinaigre ; mais elles vont ainsi diamétralement à l'encontre de leur but, le vinaigre neutralisant l'huile qui constitue le principe rubéfiant de la moutarde ; c'est au point qu'un sinapisme préparé de cette manière a environ huit fois moins de force qu'avec de l'eau simple.

Les sinapismes s'appliquent à nu sur la peau. Ils commencent à « piquer », suivant l'expression consacrée, au bout de cinq à six minutes, mais c'est seulement au bout d'un quart d'heure à une demi-heure qu'ils atteignent leur maximum d'intensité : c'est le moment où il convient qu'on les retire. Laissés trop longtemps en place, ils produiraient les effets de la brûlure, depuis la simple vésication jusqu'à peut-être la grangrène.

Les sinapismes peuvent à la rigueur être appliqués sur toutes les parties du corps, sauf, bien entendu le visage. Cependant ce sont les membres inférieurs et tout particulièrement le mollet, qui constituent leur endroit d'élection.

Au lieu d'employer la farine de moutarde pure, on peut se contenter d'en saupoudrer un cataplasme ordinaire de farine de graine de lin. On obtient ainsi ce qu'on appelle « cataplasme sinapisé. » Les effets en sont beaucoup plus doux, le principe onctueux qui s'échappe de la farine de lin palliant ce que l'huile essentielle de la moutarde aurait de trop excitant.

On trouvera peut-être que je m'étends un peu trop sur ces divers modes d'emploi de la farine de moutarde, puisqu'on les a généralement remplacés aujourd'hui par le petit emplâtre appelé Rigollot, du nom de son inventeur.

Il est de fait que le Rigollot est tout ce qu'il y

a au monde de plus commode et de plus simple.
C'est tout bonnement de la farine de graine de
moutarde, étalée sur une feuille de papier
gommé, de sorte qu'on a constamment à sa
disposition un sinapisme toujours prêt. Il suffit
pour s'en servir de faire baigner cette feuille
dans une assiette pleine d'eau, pendant quelques
secondes, de la poser toute mouillée sur la peau,
puis de la fixer avec un mouchoir ou une bande
de linge. Au bout de deux ou trois minutes, l'effet
commence à se produire et ne tarde pas à atteindre son maximum d'intensité.

La même feuille peut également servir pour
plusieurs sinapismes de suite; il suffit de la
mouiller de nouveau avant de la réappliquer sur
d'autres places.

Le Rigollot vous dispense donc de tout cet
attirail de linge, d'eau bouillante, de casserole et
de farine, si difficiles à se procurer en voyage et
dont la malpropreté n'est pas le moindre inconvénient; cela est vrai. Seulement je lui reproche
d'agir d'une manière beaucoup trop brutale, en
ce qu'une fois enlevé, la douleur et la cuisson
persistent longtemps encore presque aussi intenses que pendant son application.

L'ancien sinapisme au contraire ne laisse
d'autres traces de son passage que le souvenir du
service rendu. Il mérite donc d'être conservé.

VENTOUSES.

Il me paraît indispensable, pour faire comprendre le mécanisme de la *Ventouse*, de rappeler sommairement quelques principes élémentaires de physique que, du reste, tout le monde connaît.

L'air qui nous environne, qui nous fait vivre et qui forme autour de la terre une atmosphère de 60 à 65 kilomètres, représente un fluide doué d'un certain poids. Ce poids est équivalent à une colonne d'eau de 32 pieds. En calculant ce que la surface de notre corps supporte ainsi en pesanteur, on arrive à un total d'environ 36.000 livres. Comment se fait-il que nous ne soyons pas écrasés sous un pareil fardeau ? C'est qu'il existe en nous des myriades de cavités ou cellules remplies d'air, de telle sorte que ce fluide, se faisant équilibre à lui-même, empêche sa pression de devenir sensible.

Supposons maintenant que, sur un point quelconque de notre corps, cet équilibre vienne à se rompre par la cessation de la pression du dehors, la pression du dedans continuant à s'effectuer, les tissus se gonfleront en vertu de la tension exercée par le vide. C'est ce fait physique qui a donné l'idée de la ventouse. Voici donc l'action produite par celle-ci :

La peau, dans toutes les places où elle est appliquée, devient un centre fluxionnaire où la circulation éprouve les modifications les plus profondes. Ainsi les vaisseaux capillaires se remplissent et se gonflent outre mesure ; le sang y stagne, retenu par une force supérieure à celle que le cœur tend à lui imprimer ; d'où résulte une diversion mécanique et vitale d'une extrême puissance. C'est au point que l'espèce de botte métallique, appelée « Ventouse-monstre » que l'on applique aux jambes, peut aller jusqu'à produire la syncope, par vacuité du cerveau.

Voilà pour le mode d'action de la ventouse. Un mot maintenant sur la ventouse elle-même.

On distingue deux sortes de ventouses, les ventouses *humides* ou *scarifiées*, et les ventouses *sèches*. Les premières sont ainsi nommées parce qu'elles servent à produire des saignées locales à l'aide d'incisions faites à la peau, soit avec le bistouri, soit avec l'instrument spécial appelé « scarificateur. » Quant aux secondes ou ventouses sèches, elles sont exemptes de toute exécution sanglante, et par suite, rentrent davantage dan s votre ressort; aussi sont-ce les seules dont je veux vous parler.

Ventouses sèches. — La ventouse sèche doit

son nom, avons-nous dit, à ce qu'elle n'amène aucun écoulement de sang. Voici comment on l'applique d'habitude :

On prend de la main droite un simple verre de cuisine et de la main gauche un papier un peu mince. Ce papier on l'allume, puis on le projette tout allumé au fond du verre que l'on retourne vivement pour l'appliquer sur la peau, en ayant soin que les bords s'y adaptent très hermétique-ment. Qu'arrive-t-il ? Le papier allumé s'éteint presque aussitôt parce qu'il ne trouve plus sous la ventouse assez d'air pour alimenter sa com-bustion; cet air, momentanément raréfié par la chaleur se refroidit et par suite se condense, ce qui amène un commencement de vide : ainsi s'ex-plique comment la peau enfermée sous le verre rougit, se tuméfie et devient saillante au point de former un petit dôme dans son étroite prison.

Au bout de trois ou quatre minutes, la ven-touse a produit son effet; alors on la retire. Pour cela, on appuie un peu fortement le doigt sur la peau, près de la circonférence du verre : on établit ainsi une fente par laquelle l'air pénètre. Dès lors le vase ne tient plus, et on l'enlève facile-ment.

Ces petites manœuvres, tout anodines qu'elles paraissent, offrent cependant un inconvénient assez sérieux, celui de brûler plus ou moins la peau du malade avec le papier enflammé. C'est pour y remédier que je leur ai fait subir la modification suivante :

Au lieu de placer le verre, l'orifice en haut, je le renverse l'orifice en bas, à la manière d'une cloche, et dans cette attitude je brûle le papier au-dessous ; la flamme seule s'engouffre ainsi dans son intérieur. Quand je juge que l'air est raréfié suffisamment, j'éloigne le papier et j'applique le verre. Le même vide se forme et on a le même boursouflement de la peau, moins la brûlure.

VÉSICATOIRE ANGLAIS, AMMONIACAL ; MOUCHES DE MILAN.

Le mot « Vésicatoire » s'entend de deux manières en ce qu'il désigne, non seulement l'ampoule ou cloche formée par l'application de l'emplâtre, mais l'emplâtre lui-même. Parlons d'abord de l'emplâtre.

Celui dont on fait le plus communément usage, porte le nom de *Vésicatoire anglais*, bien que rien ne prouve que ce soit une importation britannique. Comme tous les topiques du même genre, il doit son action irritante aux cantharides. Cette action se répercute quelquefois sur la vessie. Alors la membrane qui tapisse la face

interne de cet organe peut s'irriter et s'enflammer au point que les urines deviennent troubles,
floconneuses, sanguinolentes même, et que leur
émission s'accompagne d'épreintes excessivement
douloureuses. C'est un accident qui peut devenir
grave, surtout chez les enfants.

La meilleure manière de le prévenir consiste à
saupoudrer de camphre la surface du vésicatoire
avant de l'appliquer sur la peau. On a, de plus,
l'avantage d'amoindrir en même temps la sensibilité des papilles qui s'épanouissent sous l'épiderme et dont l'irritation, chez les personnes
nerveuses, provoque parfois de véritables crises
de douleur.

Un vésicatoire met en général de quinze à
vingt heures à produire une cloche.

Nous supposons celle-ci formée. Il s'agit maintenant de la percer. Voici comment je vous conseille d'agir :

Prenez d'une main une soucoupe, de l'autre
une paire de ciseaux; mettez la soucoupe au-
dessous de la cloche, puis donnez un ou deux
coups de ciseaux à sa partie la plus bombée.
Cela suffira pour faire évacuer toute l'eau
emprisonnée sous l'épiderme. Vous recouvrirez
ensuite la plaie d'un papier enduit de beurre
frais ou de cérat, et maintiendrez le tout à l'aide
d'une large carde de coton ouaté. C'est seulement

au second ou au troisième pansement que vous enlèverez la cloche, si le vésicatoire doit rester à demeure : dans le cas contraire, n'y touchez pas : elle se détachera d'elle-même par lambeaux dans les pansements qui suivront.

—Quelquefois, nous l'avons vu, on a recours aux vésicatoires pour soulever l'épiderme et ouvrir ainsi une porte aux médicaments qu'on veut faire pénétrer dans l'organisme.

Si le cas presse, on emploiera la *Pommade ammoniacale* dite de *Gondret*, laquelle offre l'avantage de prendre en quelques minutes. Comme le pharmacien l'envoie à l'état de pâte, on prépare soi-même le vésicatoire eu en étalant une couche sur un morceau de gant qu'on applique ensuite sur le point désigné.

Si, au contraire, on a du temps devant soi, on préférera les petits emplâtres vésicants, dits *Mouches de Milan*, comme étant bien moins douloureux. On en varie le diamètre à volonté, suivant qu'on en étale plus ou moins la pâte sur le morceau de soie noire qui les accompagne.

Quel que soit du reste le procédé employé, une fois que la cloche est formée, vous y faites une petite ouverture par laquelle vous laissez tomber la poudre médicamenteuse, de manière qu'elle se trouve en contact immédiat avec la peau privée de son épiderme ; vous pansez ensuite avec du cérat. En quelques minutes, cette poudre sera dissoute puis passée dans le sang, tant sont rapides ici les phénomènes d'absorption !

———

EMPLATRE DE THAPSIA.

Le « Thapsia » est une plante de la famille des ombellifères, très commune en Algérie. On extrait de son écorce une résine vésicante dont l'action n'est pas sans analogie avec celle de l'huile de croton tiglium. C'est cette résine qui fait la base des emplâtres de thapsia récemment introduits dans la pratique.

Ces emplâtres s'emploient comme les vésicatoires ordinaires. On en découpe une rondelle que l'on applique sur la peau et qu'on laisse à demeure jusqu'à ce qu'elle provoque une sensation de chaleur voisine de la brûlure. Il faut en général de douze à quinze heures pour que l'effet soit produit. Lorsqu'on retire l'emplâtre, la peau paraît rouge et semée d'un pointillé excessivement fin, qui se change bientôt en une myriade de petits boutons. Ces boutons blanchissent, se dessèchent et tombent par écailles sans qu'il soit besoin ensuite d'aucun pansement : tout au plus, pour éviter le frottement du linge, peut-on les saupoudrer d'un peu de poudre de riz.

Le thapsia agit à la manière des médications dérivatives. Il constitue un moyen beaucoup plus anodin en apparence que les vésicatoires. Je dis « en apparence. » C'est que, de même que le Rigollot, il laisse quelquefois après lui un prurit insupportable, qui résiste aux topiques les plus calmants. J'ai vu des malades en éprouver un tel agacement que tout leur système nerveux en était ébranlé. Evitez donc d'y recourir chez les personnes très impressionnables et préférez la *Teinture d'iode* qui n'a point cet inconvénient.

MOXAS.

Le *Moxa* constitue un moyen excessivement brutal, fort en usage chez les Japonais et les Chinois, ce qu'explique l'insensibilité naturelle ou affectée de ces peuples pour la douleur. Quant à nous, qui avons à cet égard des opinions tout autres, nous le prisons infiniment peu. Je dirai plus, il nous inspire une véritable frayeur, frayeur du reste bien excusable, car voici en quoi il consiste :

C'est une bande de vieux linge, roulée sur elle-même, et à laquelle on met le feu par l'un de ses bouts : l'autre bout est appliqué immédiatement sur la peau. La flamme gagne ainsi de proche en proche, et, pour hâter ses progrès, on l'active avec un soufflet. Arrive le moment où elle touche aux téguments; alors ceux-ci se fendillent, craquent, se carbonisent, et dans toute la pièce se répand une affreuse odeur de chairs brûlées.

Voilà le moxa classique. Franchement, il ne faudrait pas beaucoup de moyens comme celui-là pour convertir tout le monde à l'Homœopathie; aussi n'est-ce pas de ce moxa que je veux vous parler, mais d'un autre, qui se présente dans des conditions plus acceptables.

Marteau de Mayor. — Mayor, ancien chirurgien distingué de Lausanne, a substitué à la bande roulée un simple marteau que l'on plonge préalablement dans de l'eau bouillante. Ce marteau se charge d'assez de calorique pour que, appliqué ensuite sur la peau, il en brûle les couches superficielles. mais sans s'attaquer aux parties plus profondes. La douleur, ainsi produite, est modérée, et, au moins, vous n'avez ni flamme, ni soufflet, ni étincelles, ni surtout cette abominable crépitation des tissus.

Je n'ai pas besoin de vous recommander d'user avec une extrême réserve de ce genre de médication. Cependant, dans les cas de goutte remontée ou d'angine de poitrine, alors que la mort par suffocation est imminente si on n'obtient de suite une

puissante dérivation, il ne faudrait pas hésiter
à faire deux ou trois applications de ce Marteau
à l'épigastre ou sur la région du cœur.

BAINS DE PIEDS

Nous avons déjà signalé, en parlant des Convulsions chez les enfants (*page* 291), les inconvénients
ou plutôt les dangers résultant d'un « Bain de
pieds » trop chaud. Mais c'est là un sujet trop important pour que je n'y revienne pas de nouveau.

Oui, sans doute, un bain de pieds doit être pris
aussi chaud que possible ; seulement, vous ne pourrez parvenir à faire supporter à la peau une température élevée qu'autant que vous procéderez par
gradation : commencez donc par de l'eau simplement tiède. Quand les pieds y seront accoutumés,
vous verserez de l'eau plus chaude, en ayant soin
de bien agiter le liquide à mesure, de manière à
en opérer intimement le mélange. Attendez ensuite quelques instants, puis réchauffez encore ;
vous arriverez ainsi à faire supporter un degré
de chaleur qui, sans ces ménagements, eût provoqué d'emblée un intolérable saisissement.

Si vous voulez donner au bain plus d'activité,
plus de mordant, ajoutez-y deux ou trois poignées
de sel gris, de cendre ou de moutarde. Évitez tou-

tefois de vous servir de moutarde dans les maladies des yeux, l'huile volatile qu'elle dégage pouvant irriter ces organes.

Comme il faut, autant que possible, empêcher
l'eau de se refroidir, vous entourerez, pendant le
bain, les genoux du malade d'une couverture de
laine traînant jusqu'à terre, et formant cloche au-
dessus de la vapeur qui s'échappe du vase.

L'eau ne doit pas dépasser les chevilles. Autrement ce serait non plus un bain de pieds, mais
un bain de jambes, et par suite, son action, moins
localisée, serait moins dérivative.

La durée moyenne d'un bain de pieds est de dix
minutes environ. Plus prolongé, il aurait l'inconvénient de distraire trop longtemps du cerveau
la quantité de sang nécessaire pour l'intégrité de
son jeu, et il pourrait en résulter des défaillances,
voire même une syncope.

Si, à leur sortie de l'eau, les pieds offrent, jusqu'au niveau de l'immersion, une teinte rougeâtre
uniforme, c'est une preuve que le bain a produit les effets locaux désirables.

FRICTIONS ET MASSAGE.

Les « Frictions » constituent un révulsif à la fois
doux et puissant pour appeler le sang vers la périphérie, activer les mouvements vitaux et remé-

dier à l'atonie de la circulation. Elles sont dites *sèches*, quand on se contente de frotter la peau plus ou moins rudement, et *humides*, quand on y adjoint un liniment quelconque. Elles conviennent aux individus d'un tempérament lymphatique, aux vieillards et généralement aux personnes dont la fibre manque de ressort. On en obtient également de bons effets après le bain froid pour hâter la réaction, et après le bain chaud pour prévenir le refroidissement.

Presque toujours aux frictions on associe le « Massage ». Ce moyen consiste à presser et à pétrir avec les mains toutes les régions musculaires du corps, à exercer des tractions sur les jointures, à les fléchir et à les étendre, de manière à rendre aux ligaments leur élasticité et leur souplesse. On favorise ainsi le glissement des surfaces articulaires, en même temps qu'on fait affluer le sang dans les tissus plus profonds.

En Orient, cette terre classique du massage, on termine d'habitude l'opération en vous appuyant fortement un genou sur les reins, tandis qu'on vous ramène la tête et les pieds en arrière jusqu'à ce qu'on entende un petit craquement (1).

----

(1) J'en ai donné la description, pour l'avoir expérimenté sur moi-même, dans mon récit de l'*Inauguration du canal de Suez* à laquelle j'avais été convié par le Khédive. (Voir *Guide aux eaux*, page 575, 12ᵉ édition.)

C'est le bouquet : croyez moi, sachez, en France,
vous contenter de masseurs moins artistes.

LAVEMENTS

Les lavements qui ont simplement pour objet
de débarrasser le rectum des matières qui l'ob-
struent, sont tantôt constitués par de l'eau pure et
tantôt par de l'eau additionnée de quelque principe plus ou moins laxatif (eau de son, miel, mé-
lasse, huile, sel gris, sulfate de soude, etc.). On
injecte, dans ce cas, le plus possible de liquide,
afin de provoquer de copieux résultats.

Il faut éviter toutefois de pousser les choses
trop loin, car, ainsi que le rappelait dans sa thèse,
par un plaisant jeu de mots, un jeune aspirant au
doctorat : « le *rectum* a des limites au delà
desquelles il faut savoir s'arrêter » :

> . . . . *Sunt denique fines*
> *Quas ultra citraque nequit consistere* RECTUM.

Du reste, il existe sur les confins du gros et du
petit intestin une soupape membraneuse et résistante, qui, en se redressant, oppose à leur passage
un obstacle infranchissable : c'est ce qui lui a valu,
dans le langage des écoles, le nom parfaitement
justifié de « Barrière des Apothicaires. »

Les lavements ont quelquefois un autre but. Il

ne s'agit plus de vider l'intestin, mais au contraire d'y introduire, pour y être absorbés, certains médicaments qui passeront de là dans l'organisme. Seulement l'absorption ne pourra en avoir lieu qu'autant qu'ils y séjourneront assez de temps pour s'imbiber dans les vaisseaux capillaires, et être entraînés par les courants sanguins qui les traversent : de là le précepte de n'employer en pareil cas que des quarts de lavement, soit la valeur d'un verre ordinaire, comme étant plus faciles à garder.

Lorsque les médicaments que l'on veut faire pénétrer par cette voie sont solubles dans l'eau, il suffit de les dissoudre dans celle du lavement. Mais, quand ils ne le sont pas, il faut les amener à l'état de suspension. Pour cela, vous délayez un jaune d'œuf dans la quantité voulue de véhicule, puis, après l'avoir bien battu, vous y ajoutez le médicament en question que vous fouettez vivement de même pour en rendre le mélange plus intime. Surtout prenez garde de vous servir d'eau trop chaude, sans quoi l'œuf se trouverait cuit et, au lieu d'une émulsion, vous n'auriez plus qu'une..... omelette.

Voilà donc vos munitions prêtes. Il s'agit maintenant de choisir l'arme, la charger, puis la manœuvrer habilement. C'est là un complément de détails sur lesquels je vous demanderai la per-

mission de garder le silence, car, si je tiens à être
pratique jusqu'au bout, je ne voudrais pas cependant aller par trop sur les brisées de M. Fleurant.

DU DOSAGE DES MÉDICAMENTS.

Nous avons supposé, sur   pour ce qui se
rattache à notre Traité des /   iers soins, que le
malade se trouve dans l'obligation de ne s'en
rapporter qu'à lui seul pour l'emploi des médicaments. Ces médicaments, nous lui en avons
indiqué le maniement. Oui. Mais comment
sera-t-il fixé sur leurs doses ? On n'a pas toujours
sous la main une balance de précision. C'est pour
lui éviter les tâtonnements ou les erreurs qui pou-
raient en être la conséquence que nous allons
entrer dans quelques détails sur leur dosage.

Certains médicaments liquides sont trop actifs
pour pouvoir être employés autrement que sous
forme de gouttes. Celles-ci, qui équivalent à
cinq centigrammes, sont assez difficiles à compter
en ce que, si vous n'inclinez pas assez la fiole,
rien ne tombe; si, au contraire, vous l'inclinez
trop, un flot s'échappe, et vous ne pouvez plus
vous retrouver dans vos calculs. Aussi a-t-on
imaginé le Compte-gouttes.

Compte-gouttes. — Ce petit instrument se compose d'un tube en caoutchouc, lequel s'adapte hermétiquement à un tube de verre, dont l'extrémité se termine en une pointe effilée. Voici comment il se manœuvre :

Il faut d'abord le charger, c'est-à-dire y faire pénétrer le liquide médicamenteux. Pour cela, vous pressez le caoutchouc entre le pouce et l'index, puis vous plongez l'extrémité du tube dans le vase qui contient le liquide. Cessez alors la pression : à l'instant le vide tend à se former, et, comme « la nature en a horreur », le liquide monte immédiatement dans le tube.

Voulez-vous maintenant l'en faire sortir ? Il vous suffira d'appuyer légèrement sur le caoutchouc. L'air, ainsi refoulé, pèsera sur le liquide et le fera tomber gouttes par gouttes assez lentement pour qu'il vous soit très facile de les compter sans aucune possibilité d'erreur.

—Voilà pour les médicaments qu'on administre par simples gouttes. Mais, quant à ceux qui s'emploient par quantités plus ou moins considérables, comment procéder ?

Pour ceux-là vous avez une plus grande latitude dans les doses, leur activité étant infiniment moindre. Aussi pourrez-vous arriver à des résultats suffisamment justes en substituant tout simplement aux indications en poids toujours difficiles à évaluer des mesures de capacité équivalentes et d'un emploi usuel.

Voici un tableau comparatif de ces mesures :

Le litre représente . . . .   1000 grammes.
Le demi-litre.   500   —
Le quart de litre   250   —
Le verre.   120   —
La cuillerée à bouche   15   —
La cuillerée à café   5   —

Ce sont là sans doute des « à peu près », mais qui suffiront pour faire face aux indications les plus urgentes.

Je ferai remarquer toutefois, à propos de cette évaluation des mesures de capacité en grammes, qu'il s'agit simplement d'eau. S'il s'agissait d'un sirop ou d'une huile, ces appréciations cesseraient d'être exactes, le sirop étant plus pesant que l'eau, et l'huile plus légère. Il faudrait alors forcer les doses dans le premier cas et les diminuer dans le second.

Enfin, bien que, depuis l'adoption du système métrique, les anciens poids n'aient plus cours légal, on s'en sert cependant encore tous les jours dans le langage ordinaire. Je crois donc utile d'en indiquer également la valeur en grammes :

La livre ancienne équivaut à . . . . . .   500 grammes.
L'once à   32   —
Le gros à   4   —
Le grain à . . . .   0,05 centig.

PHARMACIE PORTATIVE.

Vous savez maintenant, vous qui entreprenez une pérégrination quelconque, dans quels cas, sous quelle forme et à quelles doses s'emploient les médicaments. Il ne vous manque plus qu'une chose, il est vrai qu'elle est capitale, c'est d'être assuré d'avoir le remède sous la main. Car, enfin, où et comment vous le procurer ?

En voyage, l'absence du médecin implique forcément celle du pharmacien, le second n'étant, par sa résidence et la nature de ses fonctions, que le complément du premier. Par conséquent, *uno avulso, deficit alter*.

A la campagne, les remèdes vous feront également défaut, un simple village ne pouvant pas plus se donner le luxe d'un pharmacien que le luxe d'un médecin. Il vous faudra donc, pour avoir les médicaments voulus, envoyer jusqu'au chef-lieu de canton ou à la ville la plus proche. Pendant ce temps-là, si le cas est grave, le malade pourra succomber.

C'est pour obvier à ces dangereuses éventualités, qu'on a imaginé les *Pharmacies portatives*. Disons donc de quoi elles se composent.

Ce sont en général de petites caisses, ressemblant par leur forme et aussi un peu par leur distribution à une cave à liqueur, car elles sont divisées intérieurement comme celle-ci en une série de cases où on loge des flacons. Ces flacons renferment les médicaments. Dans un compartiment à part se trouvent quelques instruments de chirurgie usuelle, semblables à ceux qui garnissent nos trousses.

C'est sur ce modèle que j'ai fait confectionner, moi aussi, une petite pharmacie. On y a disposé tout l'arsenal thérapeutique que réclament les maladies décrites dans mon livre. On y a, de plus, ménagé une place pour le volume lui-même : le précepte se trouve ainsi à côté du remède.

J'ignore quel est le sort réservé à cette « Pharmacie portative » dont j'ai moi-même surveillé minutieusement l'exécution. Dans le cas où elle obtiendrait quelque succès, l'honneur ne devrait pas en revenir à moi seul, car j'ai été très utilement secondé par M. Heintz, directeur de la Pharmacie de la Madeleine (1), lequel en est aujourd'hui le dépositaire.

(1) Rue Chauveau-Lagarde, 5, et rue de l'Arcade, 10, Paris.

FIN.

TABLE ANALYTIQUE

FIN DE LA TABLE ANALYTIQUE.

TABLE ALPHABÉTIQUE

Bar-le-Duc. — Typ. L. Philipona et Cie. — 403

MÊME LIBRAIRIE

MOÏSE ET DARWIN
L'HOMME DE LA GENÈSE
COMPARÉ A L'HOMME SINGE
OU L'ENSEIGNEMENT RELIGIEUX OPPOSÉ A L'ENSEIGNEMENT ATHÉE

Par le Dr **CONSTANTIN JAMES**, ancien collaborateur de Magendie,
Chevalier de la Légion d'honneur,
Commandeur de l'Ordre pontifical de St-Sylvestre, etc.
1 vol. in-18 Jésus de 412 pages. Prix : **3 fr.** — Franco-poste : **4** fr.

**GUIDE PRATIQUE AUX EAUX MINÉRALES, AUX BAINS
DE MER ET AUX STATIONS HIVERNALES.** — Augmenté
d'un traité d'hydrothérapie. Par le même. — 12ᵉ édit. — 1 vol.
in-18 de 700 pages. — Cartonné, tranches rouges. —
Prix : **10 fr.** — *Franco-poste : 10 fr. 75.*

DICTIONNAIRE CLASSIQUE
DE LA LANGUE FRANÇAISE

Le plus exact et le plus complet de tous les ouvrages de ce genre
et le SEUL où l'on trouve la solution de toutes les difficultés
grammaticales et généralement de toutes les difficultés inhérentes
à la langue française, suivi d'un *Dictionnaire géographique,
historique, biographique et mythologique,* par **H. DESCHE-
RELLE Jeune,** Officier d'Académie, Membre de plusieurs
Sociétés savantes, Auteur du *Dictionnaire des Synonymes,* etc. —
Un très fort vol. gr. in-8 raisin sur fort papier (à 2 colonnes) de
1.232 pages, imprimé en caractères NEUFS et renfermant la
matière de 8 volumes in-8 ordinaires. — PRIX, *franco :*
Broché, **11 fr.** — Relié demi-basane, **12 fr.** — Relié toile pleine,
13 fr. — Relié demi-chagrin, **13 fr. 60.**

LES ILLUSTRATIONS DU XIXᵉ SIÈCLE
Chaque série forme 1 beau vol. in-8 et se vend séparément **4 fr.**

PREMIÈRE SÉRIE :

LÉON XIII, par *Louis Teste.* — LE GÉNÉRAL VINOY, *par le général
Ambert.* — LE FRÈRE PHILIPPE, *par J. d'Arsac.* — MONTALEMBERT,
par M. Fourier. — DROUOT, *par le général Ambert.* — SŒUR ROSALIE,
par J.-H. Olivier. — JASMIN, *par Camille d'Arvor.* — COMTESSE DE
CHAMBORD, *par P. Vedrenne.* — LE MARÉCHAL MONCEY, *par le général Ambert.* — ARMAND DE MELUN, *par Dom Piolin.* — EUGÉNIE ET
MAURICE DE GUÉRIN, *par C. d'Arvor.*

DEUXIÈME SÉRIE :

LE GÉNÉRAL DE LA MORICIÈRE, *par A. Rastoul.* — LE DOCTEUR
LARREY, *par le général Ambert.* — AUGUSTIN COCHIN, *par G. Pinta.* —
HENRI MONNIER, *par J.-M. Villefranche.* — LE MARÉCHAL DE SAINT-
ARNAUD, *par le général Ambert.* — LE NOUVEL ACADÉMICIEN PASTEUR,
par H. Dary. — LOUIS VEUILLOT, *par H. de Mongeot.* — CHATEAU-
BRIAND, *par P. Vedrenne.* — R. P. DE RAVIGNAN, *par A. Vivier.*

Il paraît deux séries chaque année.

Bar-le-Duc. — Typ. L. Philipona et Cᵉ — 103

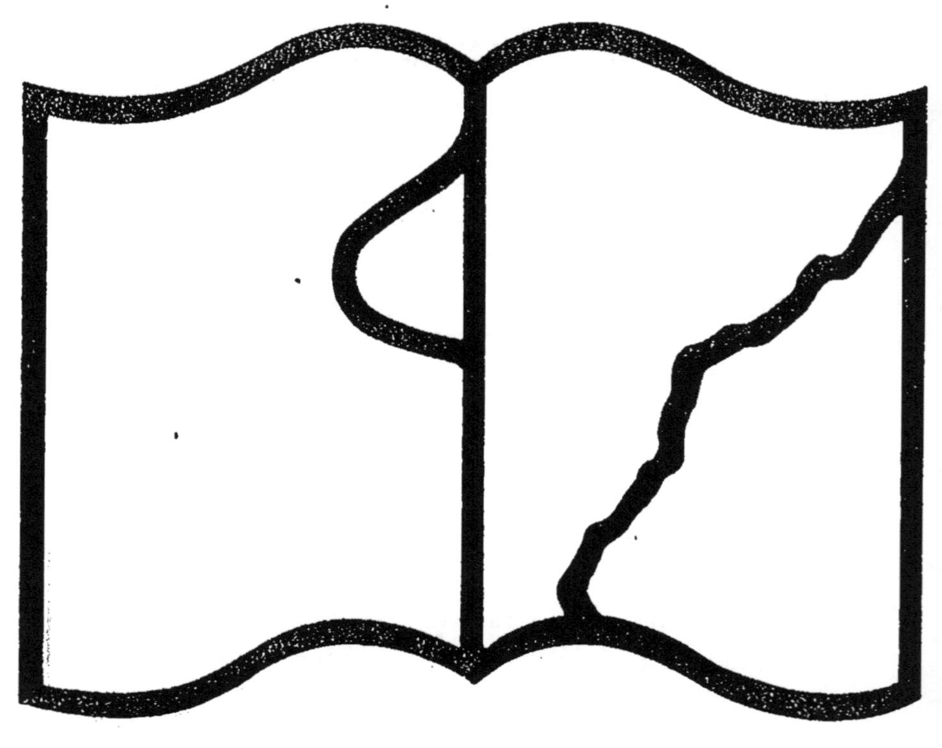

Texte détérioré — reliure défectueuse

NF Z 43-120-11

www.ingramcontent.com/pod-product-compliance
Ingram Content Group UK Ltd.
Pitfield, Milton Keynes, MK11 3LW, UK
UKHW022051120726
13694UKWH00001B/82